麻醉与疼痛治疗相关脊柱超声切面解析

主 审 黄宇光
主 编 崔旭蕾
编 委（以下排名不分先后）
唐　帅　北京协和医院
校　搏　北京协和医院
谭　骁　北京协和医院
费昱达　北京协和医院
汤　洋　江苏省中医院
柴　斌　厦门大学附属中山医院

中华医学电子音像出版社
CHINESE MEDICAL MULTIMEDIA PRESS
北 京

图书在版编目（CIP）数据

麻醉与疼痛治疗相关脊柱超声切面解析/崔旭蕾主编.—北京：中华医学电子音像出版社，2019.11

（2023.12重印）

ISBN 978-7-83005-214-0

Ⅰ.①麻… Ⅱ.①崔… Ⅲ.①脊柱病－超声波诊断 Ⅳ.①R681.504

中国国家版本馆CIP数据核字（2024）第010523号

麻醉与疼痛治疗相关脊柱超声切面解析
MAZUI YU TENGTONG ZHILIAO XIANGGUAN JIZHU CHAOSHENG QIEMIAN JIEXI

主　　审：	黄宇光
主　　编：	崔旭蕾
策划编辑：	冯晓冬　史仲静
责任编辑：	赵文羽
校　　对：	龚利霞
责任印刷：	李振坤
出版发行：	中华医学电子音像出版社
通信地址：	北京市西城区东河沿街69号中华医学会610室
邮　　编：	100052
E-Mail：	cma-cmc@cma.org.cn
购书热线：	010-51322675
经　　销：	新华书店
印　　刷：	廊坊市佳艺印务有限公司
开　　本：	787mm×1092mm　1/16
印　　张：	10
字　　数：	200千字
版　　次：	2019年9月第1版　2023年12月第4次印刷
定　　价：	150.00元

版权所有　　侵权必究

购买本社图书，凡有缺、倒、脱页者，本社负责调换

内容提要

　　本书依据颈椎、胸椎、腰椎及骶尾椎的顺序，对区域阻滞与疼痛相关治疗领域中常用的脊椎超声扫查切面进行了系统而详细的解析。本书共分4章，共75个超声扫查切面。概述了各个节段脊椎的解剖及超声成像特点，分别按照纵轴扫查和横轴扫查的方法详细介绍了获得每个切面的扫查步骤，同时配以精美的超声解剖图像及探头位置示意图加以说明，并以表格的形式汇总各个超声扫查切面的应用，便于临床医生实际操作过程中快速查阅。此外，本书还在同一部位并列对比了专用于脊椎扫查的手持超声与传统超声的扫查图像，为读者提供了全面的参考信息。

　　本书具有很强的实用性和可操作性，可作为有一定超声基础的麻醉科、疼痛科及介入科等临床医师快速掌握超声引导下脊柱相关操作的参考用书。

序

随着我国社会与经济水平和医学技术的飞速发展，高水准医疗成为人民群众对高质量生活追求的重要组成部分，国家适时提出了响应民众需求的"健康中国"伟大战略。2018年8月，国家七部委发布了《关于印发加强和完善麻醉医疗服务意见的通知》，麻醉学科发展迎来了新的春天。在当前国家对麻醉学科的大力扶持下，作为麻醉工作者，我们更有义务不断提高专业水平，不断满足人民群众对舒适诊疗的新需求。

《麻醉与疼痛治疗相关脊柱超声切面解析》一书重点介绍脊椎超声在麻醉和疼痛治疗中的应用。床旁超声时代的来临极大地推动了临床新型可视化麻醉技术和疼痛治疗技术的进步，本书即在此大背景下应运而生。书中内容从解剖学基础入手，用大量翔实、精美的图片深入浅出地介绍了如何从超声图像中识别脊柱组织结构，并进行麻醉和疼痛穿刺操作，是麻醉科及疼痛科医生临床实际操作过程中不可多得的有力助手。

感谢北京协和医院崔旭蕾副教授对这本专著所做出的努力和贡献。希望这本书对临床安全、学术推广、品质提升和人文医疗做出些许的贡献。

黄宇光
2019年9月

前言

随着超声技术和医学水平的快速发展,超声引导定位、穿刺和注射技术在区域阻滞与疼痛介入治疗领域的应用已涉及全身各个部位,相较于以往的经验性盲穿及放射性影像设备引导下定位、穿刺,超声引导技术为麻醉科和疼痛科医生提供了目标靶点精准定位,以及无放射性损伤引导治疗的可能,已成为辅助临床成功开展有创操作的利器。近年来,超声在脊椎相关区域阻滞与疼痛介入治疗中的应用逐渐受到重视。然而,由于脊椎位置深在、以骨性结构为主及形状不规则等原因,对临床医生在实际操作过程中如何利用好"超声"这一利器提出了挑战。熟悉并掌握脊椎相关超声解剖特点及扫查技巧是成功开展超声引导下脊椎相关区域阻滞及疼痛介入治疗的基础。

本书依据颈椎、胸椎、腰椎及骶尾椎的顺序,对区域阻滞与疼痛相关治疗领域中常用的脊椎超声扫查切面进行了系统而详细的解析。本书共分4章,共75个超声扫查切面。概述了各个节段脊椎的解剖及超声成像特点,分别按照纵轴扫查和横轴扫查的方法详细介绍了获得每个切面的扫查步骤,同时配以精美的超声解剖图像及探头位置示意图加以说明,并以表格的形式汇总各个超声扫查切面的应用,便于临床医生实际操作过程中快速查阅。此外,本书还在同一部位并列对比了专用于脊椎扫查的手持超声与传统超声的扫查图像,为读者提供了全面的参考信息。本书可作为有一定超声基础的麻醉科、疼痛科及介入科等临床医生快速掌握超声引导下脊柱相关操作的参考用书。

成书之际,由衷地感谢北京协和医院麻醉疼痛科黄宇光教授及麻醉科全体同仁在本书编写、图片采集过程中给予的大力支持,感谢所有编者对此书做出的贡献。本书中解剖示意图版权归2019版Visible Body所有,已取得Visible Body软件开发公司的授权许可使用。

本书在编写过程中尽量收集本专业领域最新进展,鉴于医学发展的日新月异,且受编者水平和编写时间所限,书中难免存在疏漏和不足之处,敬请广大读者不吝指正。

崔旭蕾
2019年9月

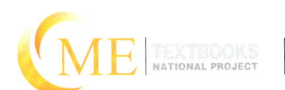 | 国家级继续医学教育项目教材

出版说明

医疗卫生事业发展是提高人民健康水平的必然要求，医药卫生人才队伍建设是推进医药卫生事业改革发展、维护人民健康的重要保障。继续医学教育作为医学终身教育体系的重要组成部分，是实施人才强卫战略和卫生人力资源开发的主要途径和重要手段。

《国家级继续医学教育项目教材》系列于2006年经全国继续医学教育委员会批准，由中华医学会组织编写，具有以下特点：一是权威性，由全国众多在本学科领域内有较深造诣和较大影响力的专家撰写；二是时效性，反映了经过实践验证的最新学术成果和研究进展；三是实用性、指导性和可操作性，能够直接应用于临床；四是全面性和系统性，以综述为主，代表了相关学科的学术共识。

纵观《国家级继续医学教育项目教材》系列，自2006年出版以来，每一分册都是众多知名专家智慧的结晶，其科学、实用的内容得到了广大医务工作者的欢迎和肯定，被全国继续医学教育委员会和中华医学会共同列为国家继续医学教育推荐教材，同时连续被列入"十一五""十二五""十三五"国家重点出版物出版规划。

本套教材的编辑与出版得到了全国继续医学教育委员会、国家卫生健康委员会科教司、中华医学会及其各专科分会与众多专家的支持和关爱，在此一并表示感谢！

限于编写时间紧迫、经验不足，本套教材会有很多不足之处，真诚希望广大读者谅解并提出宝贵意见，我们将在再版时加以改正。

《国家级继续医学教育项目教材》编委会

目 录

第一章 颈椎超声与应用 ……………………………………………………………… 1
  第一节 颈椎解剖及其超声成像特征 ……………………………………………… 2
    一、横突 ……………………………………………………………………………… 2
    二、棘突 ……………………………………………………………………………… 2
    三、关节突关节 ……………………………………………………………………… 4
    四、寰椎 ……………………………………………………………………………… 5
  第二节 颈椎超声扫查 ………………………………………………………………… 6
    一、颈椎中段（C3～C6）超声扫查 ……………………………………………… 6
    二、高位颈椎（C1、C2）超声扫查 ……………………………………………… 21
    三、第7颈椎（C7）超声扫查 …………………………………………………… 36
  第三节 临床应用扫查切面选择 …………………………………………………… 43

第二章 胸椎超声与应用 ……………………………………………………………… 45
  第一节 胸椎解剖及其超声成像特征 ……………………………………………… 46
    一、横突 …………………………………………………………………………… 46
    二、棘突 …………………………………………………………………………… 46
    三、椎板 …………………………………………………………………………… 46
    四、关节突关节 …………………………………………………………………… 46
    五、肋横突关节 …………………………………………………………………… 47
  第二节 胸椎超声扫查 ……………………………………………………………… 50
  第三节 临床应用扫查切面选择 …………………………………………………… 70

第三章 腰椎超声与应用 ……………………………………………………………… 71
  第一节 腰椎解剖及其超声成像特征 ……………………………………………… 72
    一、棘突 …………………………………………………………………………… 72
    二、椎板 …………………………………………………………………………… 72

三、横突·· 72

　　四、椎体·· 72

　　五、腰椎周边肌肉··· 72

　第二节　腰椎超声扫查·· 75

　　一、腰椎中段（L2～L4）超声扫查·· 75

　　二、第1腰椎（L1）超声扫查·· 98

　　三、第5腰椎（L5）超声扫查·· 101

　第二节　临床应用扫查切面选择·· 119

第四章　骶尾椎超声与应用·· 121

　第一节　骶尾椎解剖及其超声成像特征·· 122

　　一、骶正中嵴·· 122

　　二、骶中间嵴·· 123

　　三、骶外侧嵴·· 123

　　四、骶管裂孔·· 123

　　五、骶髂关节·· 123

　第二节　骶尾椎超声扫查·· 124

　第三节　临床应用扫查切面选择·· 142

参考文献·· 143

第一章

颈椎超声与应用

第一节

颈椎解剖及其超声成像特征

一、横突

颈椎横突特征如图 1-1 至图 1-4 所示,具体如下。
- 与脊柱其他部位明显不同的是,颈椎横突位于椎体旁,并且微微指向下方和前方。
- 颈椎 C1～C7 的所有横突都具有横突孔,自 C6 横突孔至 C1 横突孔走行有椎动脉(vertebral artery,VA)和交感神经丛。
- 只有 C3～C6 始终有前结节(通常较大)和后结节出现,两者之间的结节间沟内有脊神经根穿行。
- C3～C5 的后结节通常位于前结节的下方和外侧。
- 横突是重要的超声定位标志,颈椎的各个横突特点如下。
  - 除寰椎(C1)和 C7 外,其他横突均相对短小。
  - 寰椎(C1)横突比其他横突更向外侧突出。
  - C2 横突通常发育不全,原因在于其前结节发育不明显。
  - C6 横突前结节通常被认为是最大的结节(又称"胡萝卜结节"或 chssaignac 结节),但其尺寸差异很大,即使是同一个体的两侧横突差异也很大。
  - C7 横突没有前结节。
  - 所有横突的尺寸和长度都可能存在差异。

二、棘突

颈椎棘突特征如图 1-1 至图 1-3 所示,具体如下。
- 寰椎(C1)没有棘突,取而代之的是"后结节"。
- 大部分 C2～C6 的棘突末端分叉,且通常不对称,大小不等且发育不全也较为常见,或者仅 C5 或 C6 节段可见。
- C7 棘突不分叉。
- 颈椎棘突通常向右或向左偏斜。

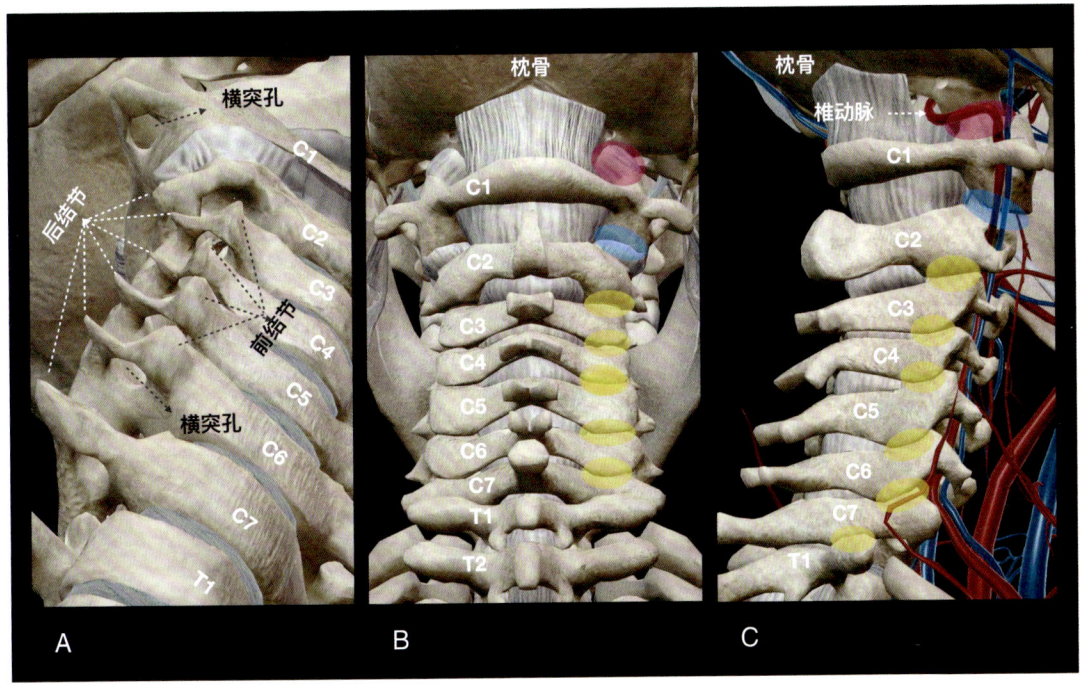

图 1-1 颈椎解剖结构

透明黄色椭圆区域所指为颈椎关节突关节，透明蓝色区域所指为寰枢关节，透明粉色区域所指为寰枕关节；A.颈椎前侧下方观；B.颈椎后面观；C.颈椎侧后方观

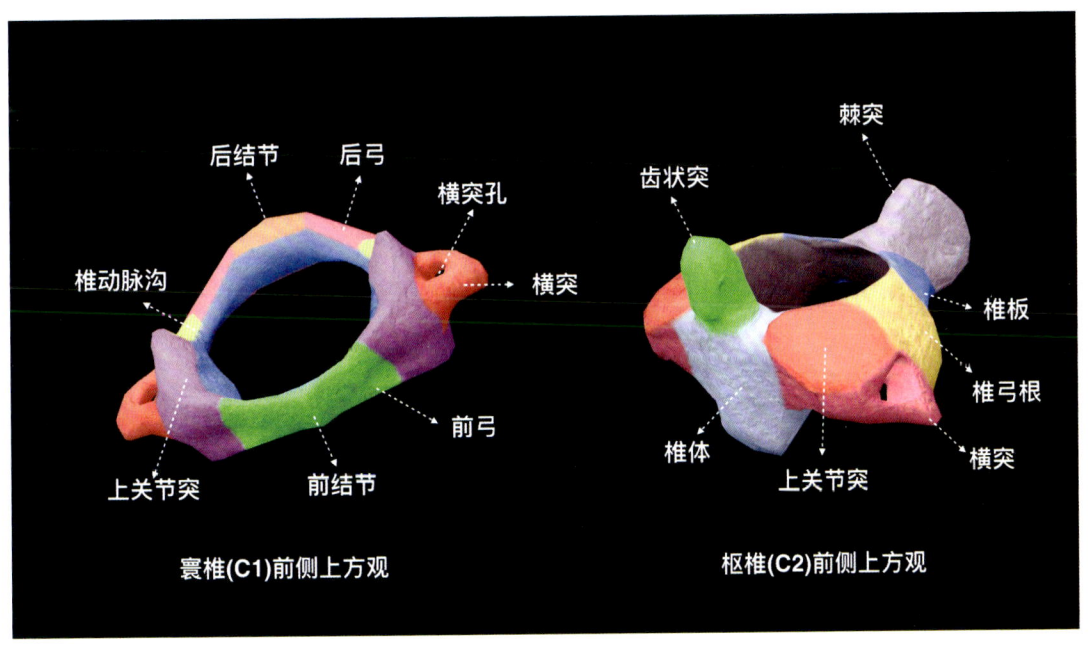

图 1-2 寰椎（C1）及枢椎（C2）解剖结构

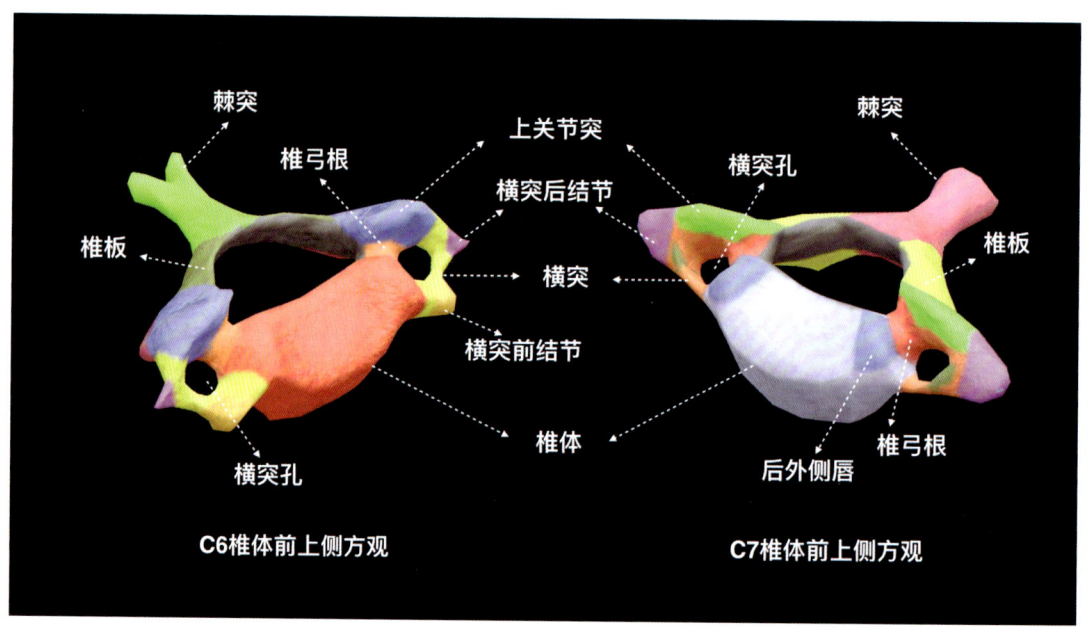

图1-3 C6椎体及C7椎体解剖结构

三、关节突关节

颈椎关节突关节特征如图1-1、图1-4所示，具体如下。
- 下方关节面朝前和朝下，而上关节面朝前和朝上时为普通关节。
- 关节间隙狭窄。侧位观最易观察到狭窄的间隙。
- C3的2个关节面呈142°角，因此，仅C2与C3之间的关节突关节间隙不同。
- 从后方、上方和下方观察时，相邻2个关节突关节之间有明显腰部，使C1～C7的外侧缘呈波浪状。

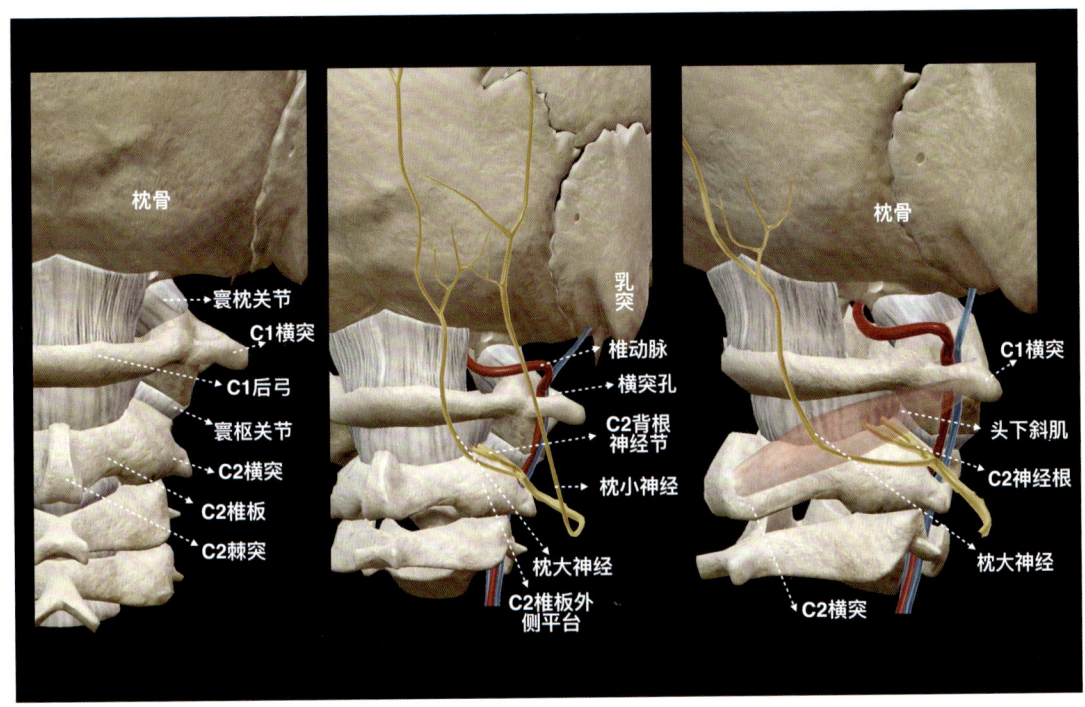

图1-4 上段颈椎相关特征性解剖结构

C1下关节突与C2上关节突共同构成寰枢关节。寰枢关节内侧为被硬脊膜包绕的椎管内组织。椎动脉从C2横突孔穿出，走行于寰枢关节外侧，穿入C1横突孔。C2背根神经节位于寰枢关节背侧表面，C2神经根位于C2椎板外侧平台，并发出C2后支（枕大神经）。头下斜肌起自C2棘突尖端，附着于C1横突，寰枢关节和C2背根神经节位于头下斜肌前方，枕大神经走行于头下斜肌背侧表面

四、寰椎

寰椎（C1）特征如图1-1、图1-2、图1-4所示，具体如下。

- 寰椎没有棘突，由后结节代替，弧形的后结节位于脊柱中线。这在椎体中是独一无二的。
- 横突位于侧块外侧，横突孔内有椎动脉走行。
- 寰椎没有椎体和椎板，但有前弓和后弓。后弓通常非常纤细，其厚度约为正常椎板的1/2，且其后结节常常发育不良或缺失。因此，与C1～C7的椎板间及棘突间的间隙相比，寰-枕及寰-枢间间距相对宽大。
- 寰枕关节及寰枢关节在颈椎可动关节中也是独一无二的，前者是椭圆关节，后者有一部分是（功能上的）旋转关节，关节间隙非常宽。
- 寰-枢关节邻接C2背根神经节和椎动脉（外侧）。正常情况下，椎动脉走行于寰枕关节的下内侧；在椎动脉延长的情况下，也可从背面跨过寰-枕和寰-枢2个关节。

第二节

颈椎超声扫查

一、颈椎中段（C3～C6）超声扫查

中段颈椎（C3～C6）各椎体解剖结构及超声扫查成像相似，也是临床麻醉及疼痛治疗中最常涉及的颈椎节段。

（一）纵（长）轴扫查

患者体位：自背侧向腹侧扫查，可依次采用俯卧低头位、侧卧位及仰卧位。

探头：线阵探头或凸阵探头。

沿颈椎纵（长）轴自背侧向腹侧扫查，目前常用的扫查切面共有以下7个（图1-5）。

1. 椎板背侧纵（长）轴扫查切面　探头纵行延长轴扫描置于棘突旁（旁正中位）（图1-5A，图1-6）椎板水平，于椎板间可见黄韧带、硬脊膜、脊髓等结构。

>> **目标结构及临床应用**
- 椎板及椎板间椎管结构：在进行有创操作时，扫查该切面目的在于明确椎管所在位置，避免穿刺时针尖进入此切面而穿刺至椎管内。

2. 关节突关节背侧纵（长）轴扫查切面　探头自椎板水平（图1-5A，图1-6）平行略向外侧移动（图1-5B），当出现呈"阶梯"状（或称"叠瓦"状）连续高回声骨线时，为关节突关节背侧面扫查图像（图1-7）。"阶梯"交界处为关节间隙。"阶梯"为上一椎体的下关节突覆盖在下一椎体上关节突的表面形成。可利用后述C2-C3关节突关节背侧纵（长）轴扫查切面（图1-27）自头端向尾端依次扫查，定位相应节段关节突关节。

>> **目标结构及临床应用**
- 关节突关节：由尾侧向头侧进针，行长轴平面内穿刺，针尖穿刺至关节突关节内行疼痛相关治疗（图1-8）。穿刺过程中应避免穿刺针向内侧倾斜而穿刺到椎板间椎管内。

注：本书中出现的"纵（长）轴"均指与脊柱的纵（长）轴平行的切面；"横（短）轴"均指与脊柱纵（长）轴垂直的切面；"斜轴位"是指与脊柱纵（长）轴角度呈45°～135°的切面。

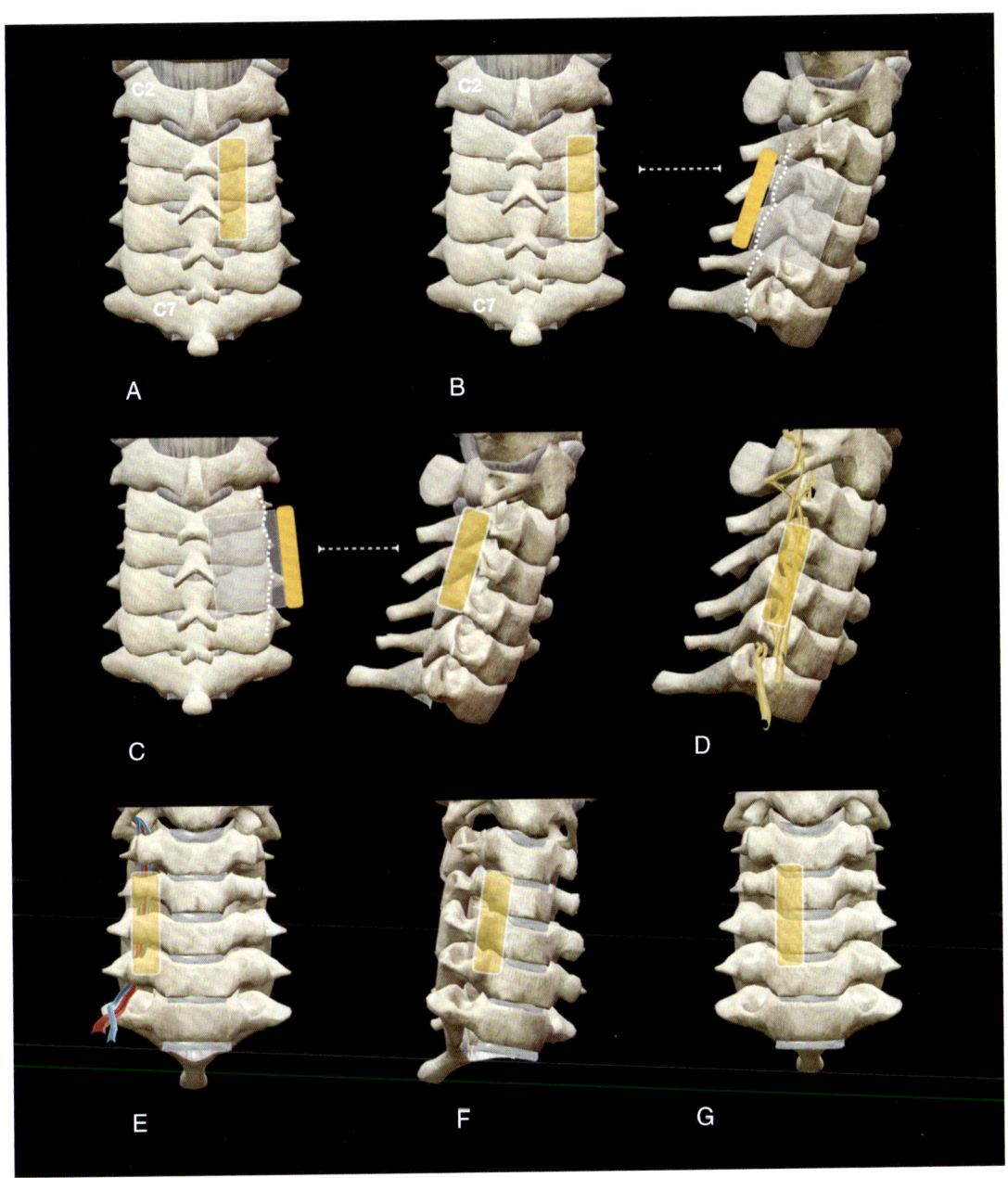

图1-5 中段颈椎（C3～C6）纵轴超声扫查各切面探头位置

A.椎板背侧纵轴扫查探头背面观；B.关节突关节纵轴背侧扫查探头背面观（左）及侧面观（右）；C.关节突关节外侧纵轴扫查探头背面观（左）及侧面观（右）；D.横突结节间沟侧方纵轴扫查探头背面观；E.横突及椎动脉前方纵轴扫查探头背面观；F.钩椎关节前外侧纵轴扫查探头背面观；G.椎体及椎间盘前方纵轴扫查探头背面观

注：本书示意图中黄色或绿色半透明长方形代表超声探头背面观；黄色不透明长方形代表超声探头侧面观，包括探头短轴侧面观或探头长轴侧面观；灰色半透明长方形或扇形代表超声波束。

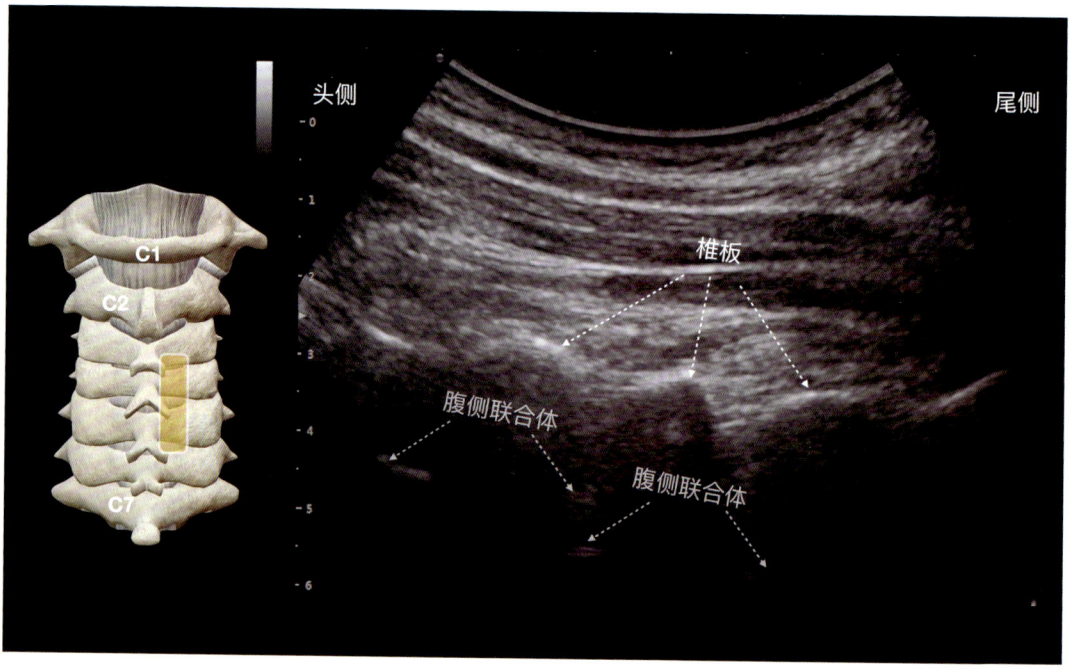

图1-6 中段颈椎椎板腹侧纵（长）轴扫查探头位置及超声成像

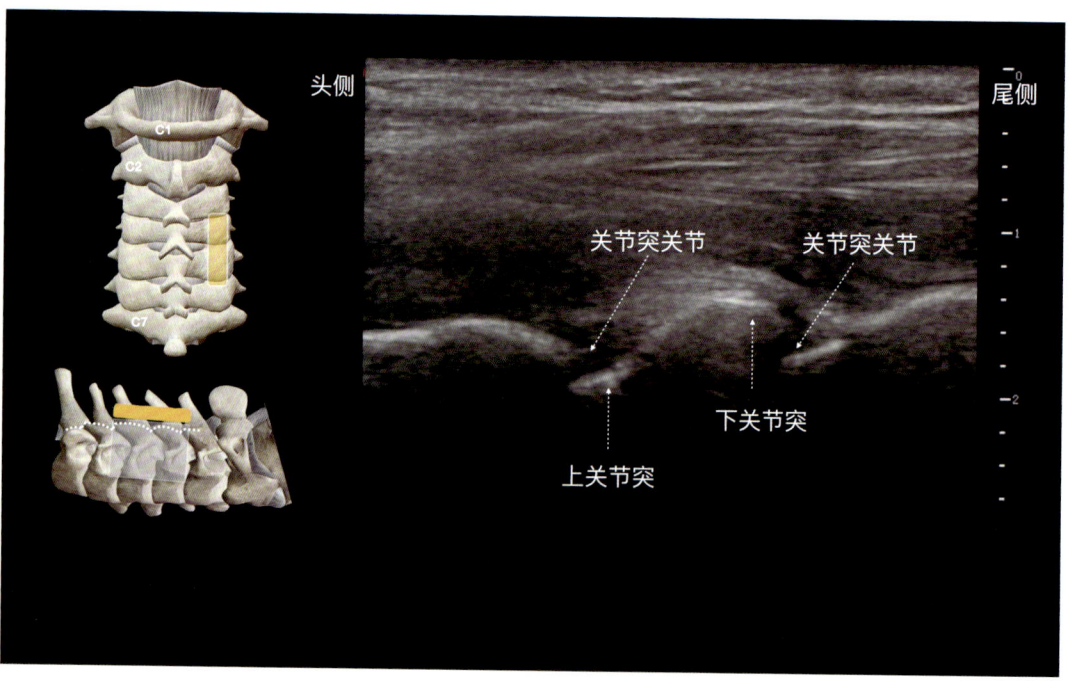

图1-7 中段颈椎关节突关节背侧纵（长）轴扫查探头位置及超声成像

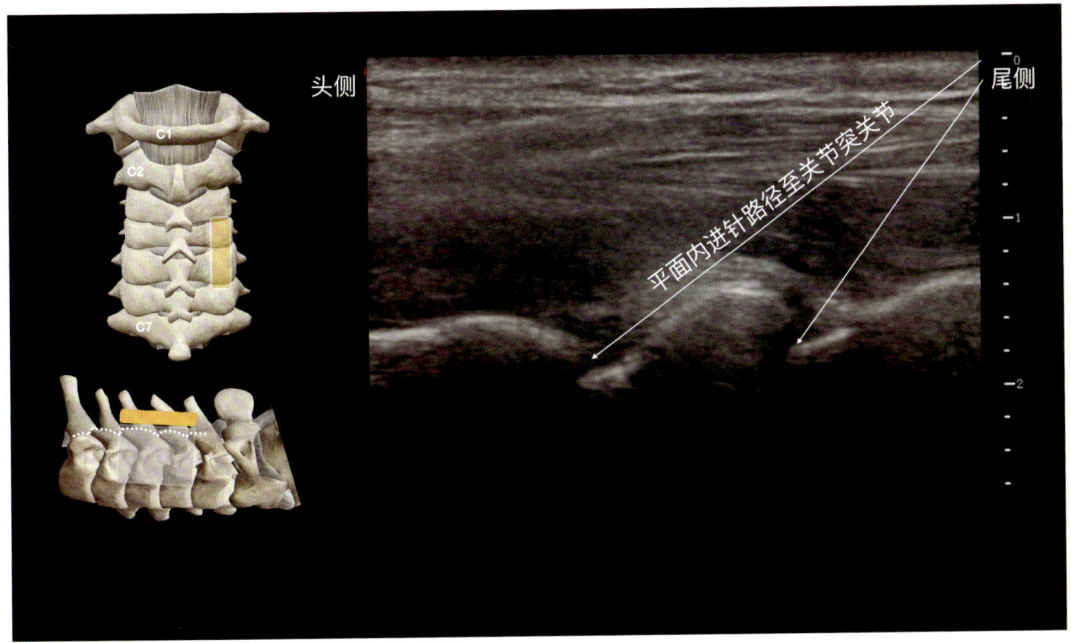

图1-8 利用中段颈椎关节突关节背侧纵（长）轴扫查切面行关节突关节注射治疗的进针路径

3. 关节突关节外侧纵（长）轴扫查切面 自关节突关节背侧纵（长）轴扫查切面（图1-5B、图1-7）将探头略向外侧移动（图1-5C），可获得呈连续"波浪"形的关节突关节外侧扫查切面（图1-9）。在此切面中，关节间隙位于"波浪"形骨线的"波峰"，"波谷"处走行于颈椎脊神经背内侧支。通常情况下，侧卧位时有利于获得此切面成像。此外，因颈椎（C1～C7）关节突关节平面自头端向尾端倾斜，因此，欲获得关节间隙成像，需略将探头尾端下压令其超声束略指向头端。可利用后述C2-C3关节突关节背侧纵（长）轴扫查切面（图1-27）自头端向尾端依次扫查，定位关节突关节及关节柱的节段。

>> 目标结构及临床应用

- 脊神经背内侧支：建议尽量采取由尾侧向头侧进针的平面内穿刺技术，针尖穿刺至关节柱"波谷"脊神经背内侧支走行处（图1-10）行疼痛相关治疗。穿刺过程中应避免穿刺针向超声束平面外侧倾斜而伤及外侧的脊神经、椎血管等结构。如采用平面外入路，应选择穿刺针自腹侧向背侧进针穿刺技术。由于脊髓位于该切面水平内侧，为避免针尖误入椎间孔造成脊髓损伤，禁止采用从背侧向腹侧穿刺技术。
- 关节突关节：亦可利用该切面，在不改变进针点仅改变进针路径的情况下，同时完成脊神经背内侧支和关节突关节注射治疗（图1-10）。但该切面关节突关节腔间隙有限，穿刺针不易进入关节腔内。

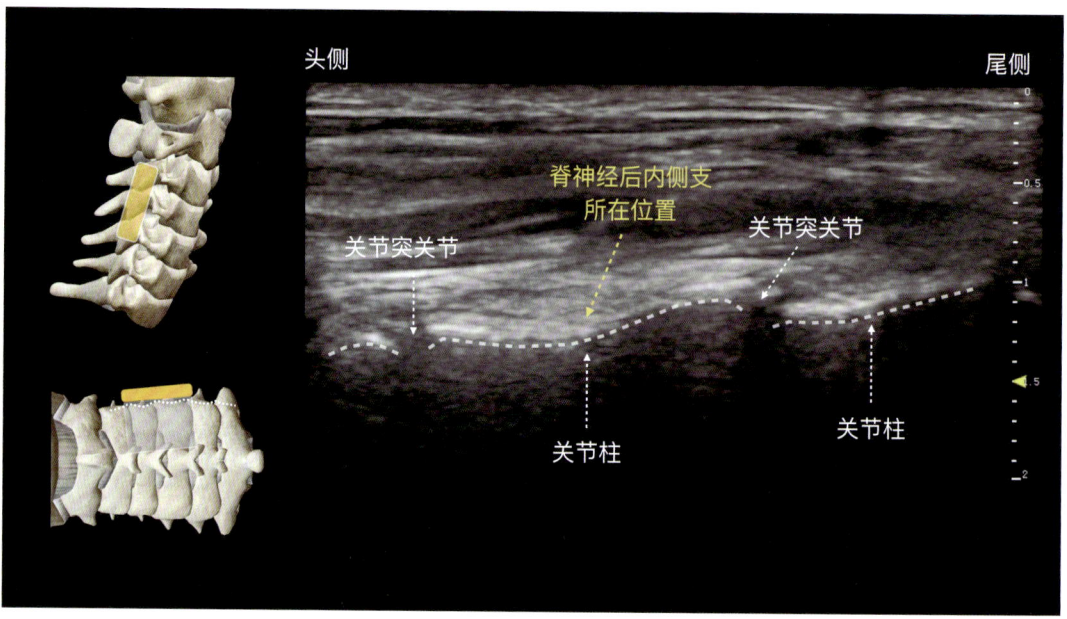

图1-9 中段颈椎关节突关节外侧纵（长）轴扫查探头位置及超声成像

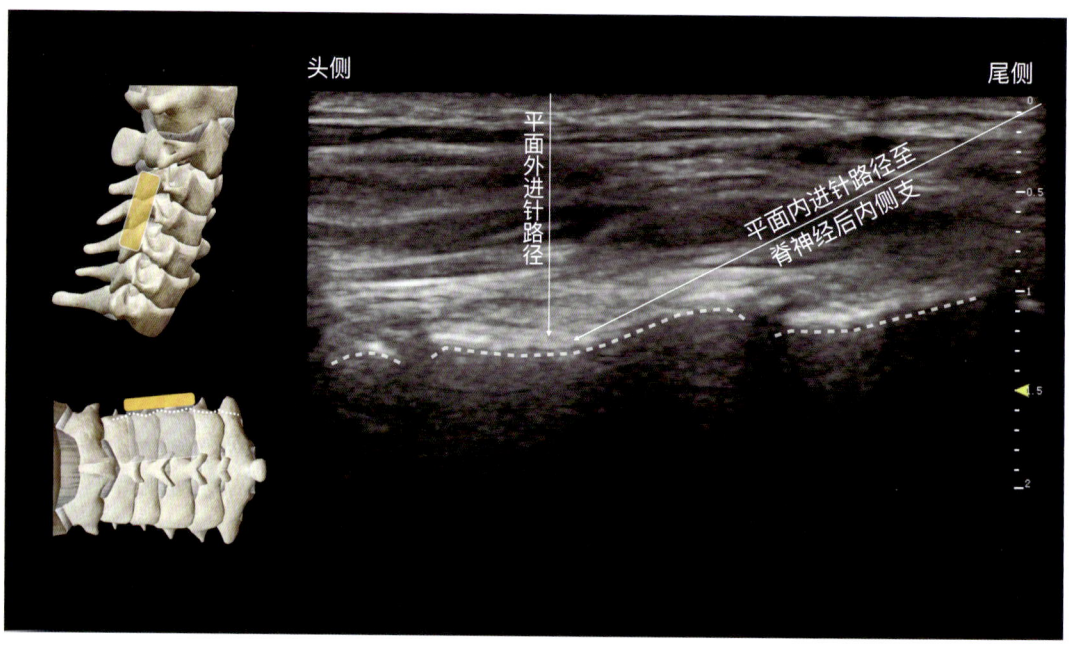

图1-10 利用中段颈椎关节突关节外侧纵（长）轴扫查切面行脊神经后内侧支穿刺治疗的进针路径

4. 横突结节间沟侧方纵（长）轴扫查切面　将探头在关节突关节外侧纵（长）轴扫查位置（图1-5C、图1-10）基础上继续向颈部腹侧移动（图1-5D），可扫查至颈椎横突结节间沟水平。在这一水平适当移动探头可观察到低回声的神经根纵行穿行于结节间沟（图1-11）。

> **目标结构及临床应用**
> - 颈神经根：该切面比横断面结节间沟切面所获得颈神经根的信息更完整。利用这一切面不仅可以观察到较完整的神经根形态，判断神经根走行过程中是否存在肿胀、卡压；亦可由尾端向头端平面内进针穿刺，使针尖达到更靠近神经根部的位置行神经阻滞或疼痛相关治疗（图1-12）。

5. 横突-椎动脉水平前方纵（长）轴扫查切面　患者平卧位，探头自横突结节间沟侧方纵（长）轴切面（图1-5D、图1-12））继续向颈部腹侧移动（图1-5E），在横突前结节的内侧扫查到横突及走行于其下方的（穿横突孔）椎动脉，通过超声彩色多普勒功能可探查到椎动脉搏动（图1-13）。如自关节突关节外侧纵（长）轴扫查切面（图1-5C、图1-10）略向外侧移动超声探头，在跨越横突后结节之前亦可得到类似的超声图像，通过超声彩色多普勒功能可探查到椎动脉搏动。

> **目标结构及临床应用**
> - 椎动脉：在进行有创操作时，在横突前结节内侧或后结节外侧纵轴扫查明确椎动脉所在位置，避免穿刺时针尖损伤椎动脉。在利用关节突关节外侧纵（长）轴扫查切面（图1-9）行脊神经背内侧支穿刺时，避免针尖穿刺至内侧而伤及椎动脉；在利用颈椎前路椎体-椎间盘纵（长）轴扫查切面（图1-15）行椎间盘穿刺时，避免针尖越过钩椎关节穿刺到其外侧的椎动脉。

6. 颈椎前路钩椎关节纵（长）轴扫查切面　探头自横突-椎动脉水平前（后）方纵（长）轴扫查切面（图1-5E、图1-13）继续向内侧移动（图1-5F），直至出现连续"波浪"状高回声骨皮质，在接近波峰处可见微小低回声切际，为钩椎关节间隙（图1-14）。

> **目标结构及临床应用**
> - 钩椎关节及椎体：作为解剖标志，在此切面内侧为椎体-椎间盘切面（图1-15），外侧为横突-椎动脉切面（图1-14）。

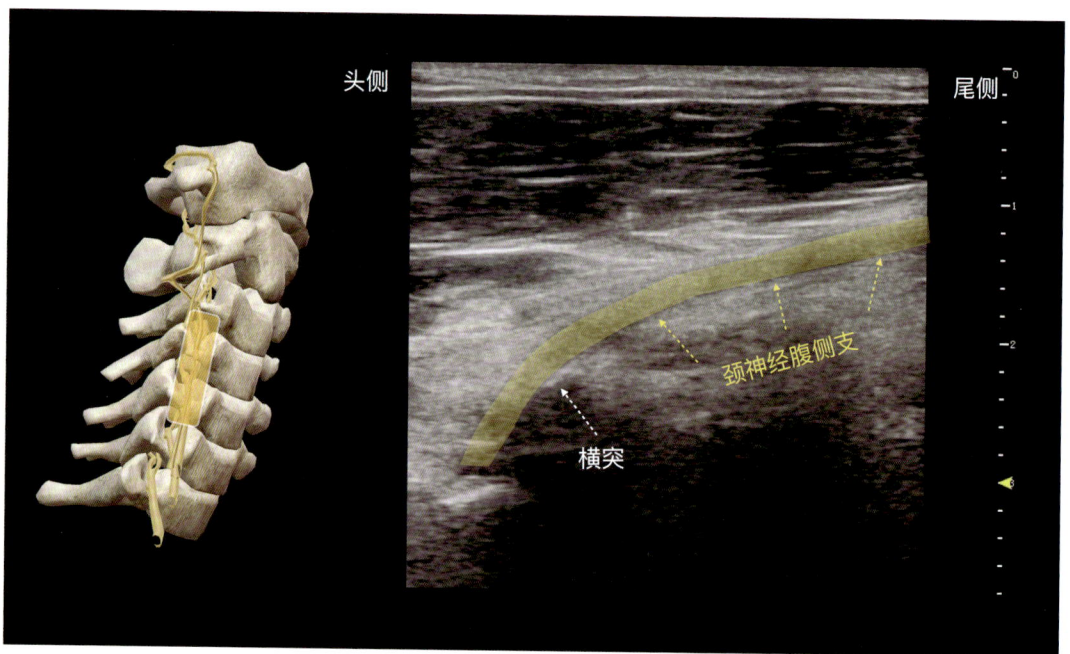

图 1-11 中段颈椎横突结节间沟侧方纵（长）轴扫查探头位置及超声成像

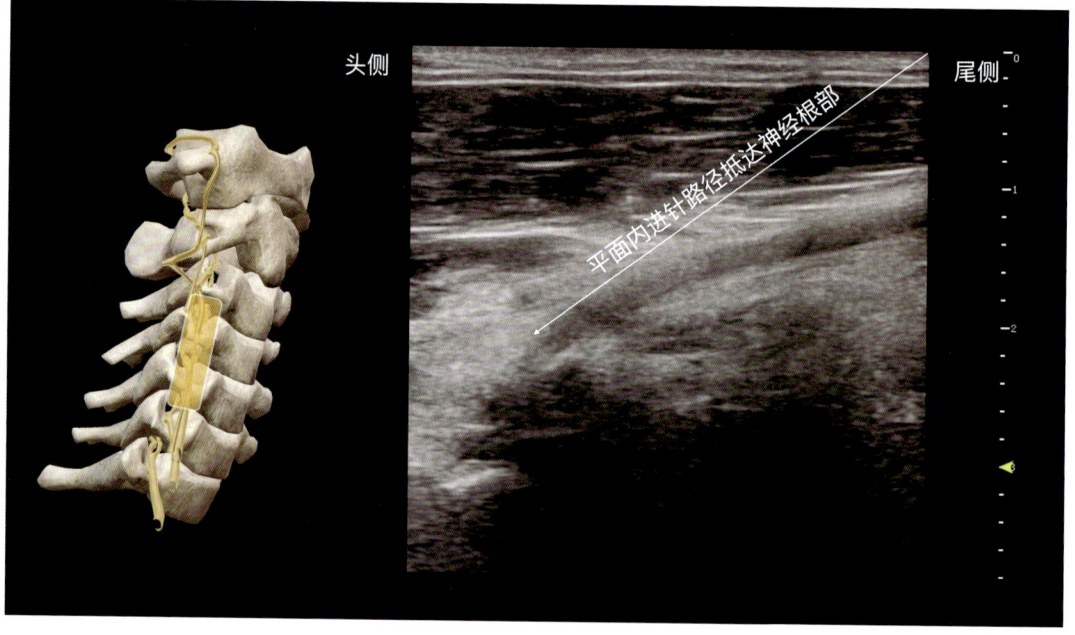

图 1-12 利用中段颈椎横突结节间沟侧方纵（长）轴扫查切面行神经根阻滞或疼痛相关治疗的进针路径

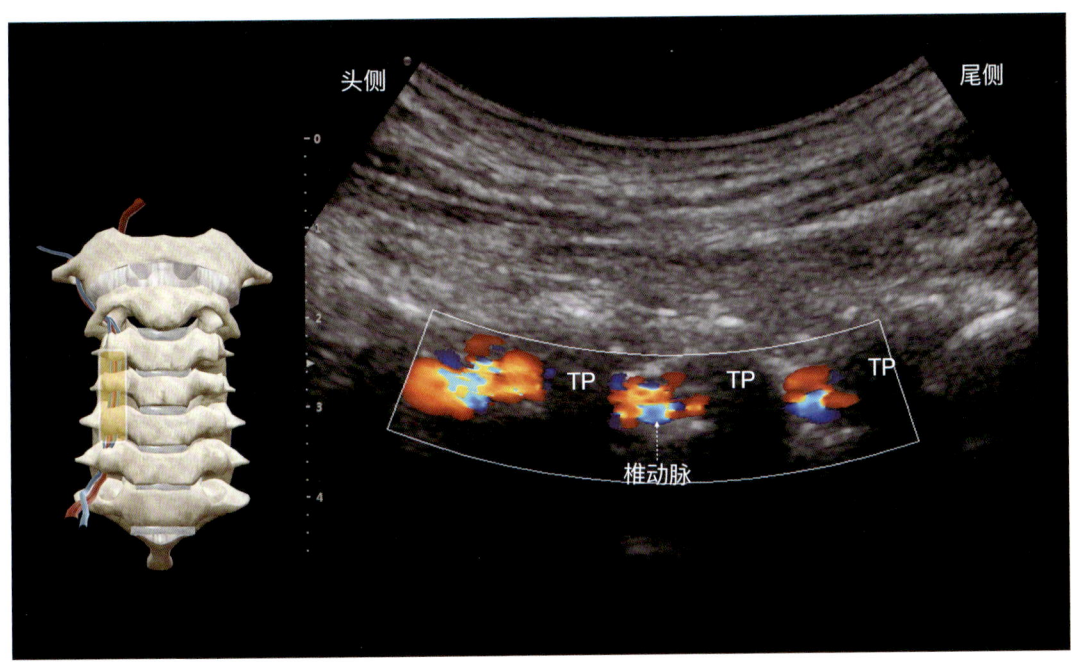

图1-13 中段颈椎横突-椎动脉水平前方纵（长）轴扫查探头位置及超声成像
TP.横突

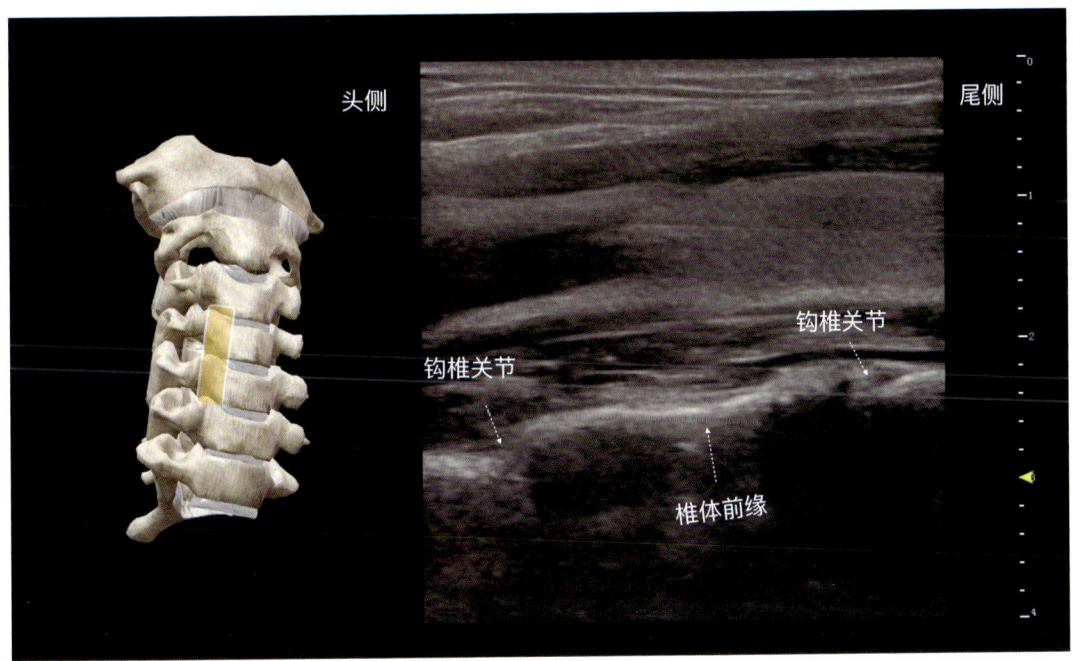

图1-14 中段颈椎前路钩椎关节纵（长）轴扫查探头位置及超声成像

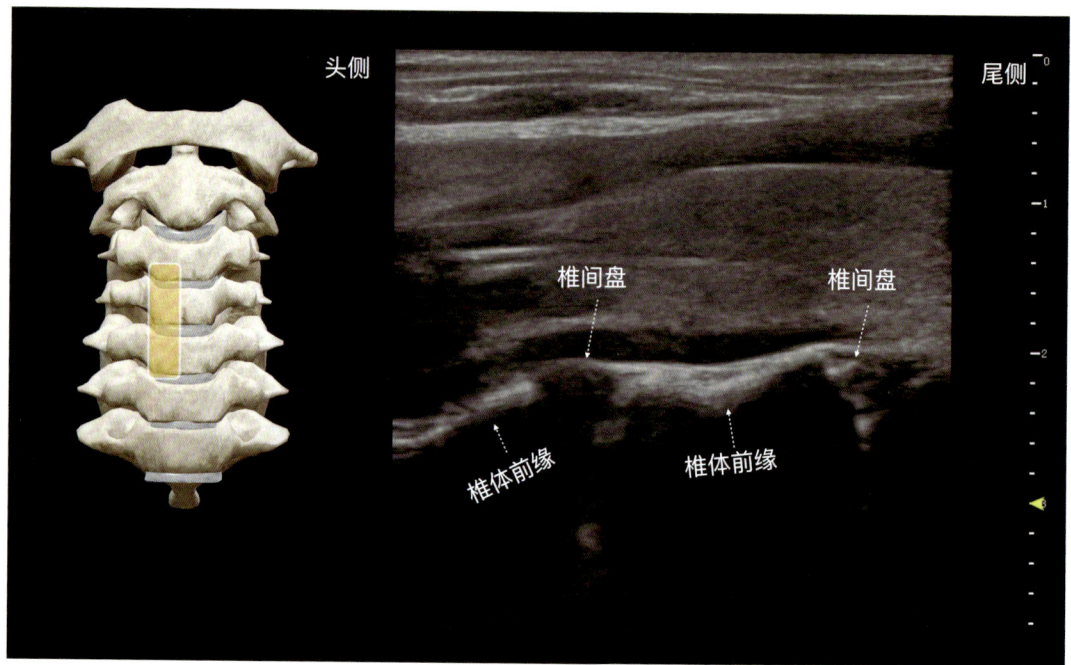

图1-15 中段颈椎前路椎体-椎间盘纵（长）轴扫查探头位置及超声成像

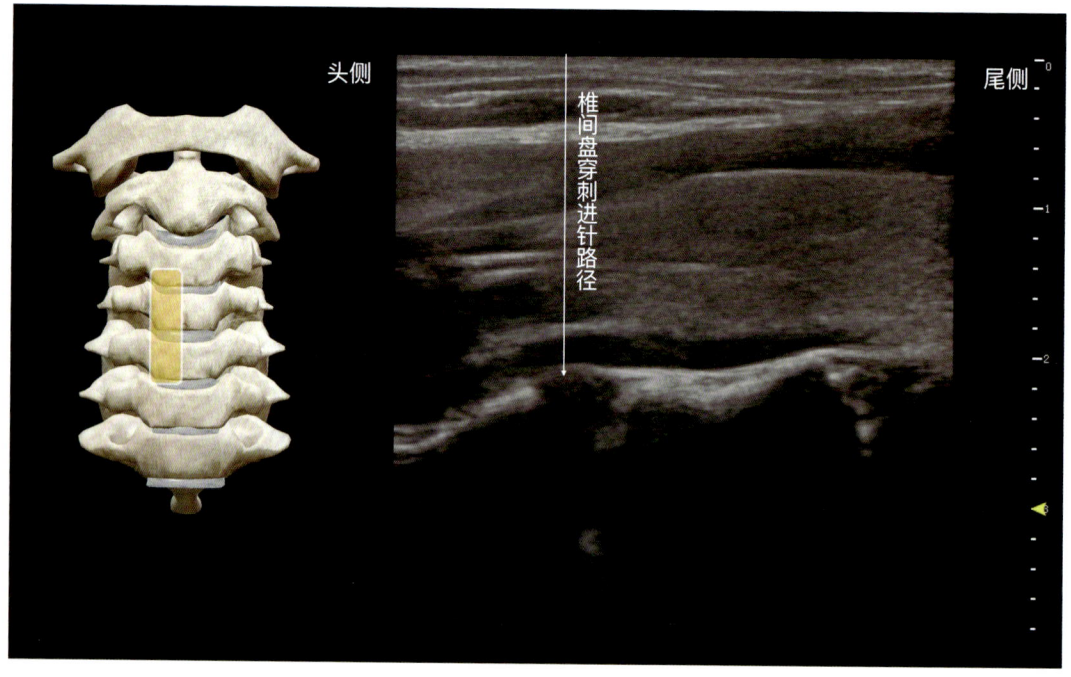

图1-16 利用中段颈椎前路椎体-椎间盘纵（长）轴扫查行椎间盘穿刺时的进针路径

7. 颈椎前路椎体-椎间盘纵（长）轴扫查切面 探头自颈椎前路钩椎关节纵（长）轴扫查切面（图1-5F、图1-14）继续向内侧移动（图1-5G），纵行置于颈动脉与椎体之间，略施压获得呈"大波浪"状的椎体及椎间盘水平切面（图1-15）。"波谷"为椎间盘所在位置，整个凸起"波浪"为椎体。

>> 目标结构及临床应用

- 椎间盘：经皮肤垂直进针，行短轴平面外穿刺（图1-16），将针尖穿刺至椎间盘行疼痛相关治疗。

（二）横（短）轴扫描

患者体位：腹侧面扫查时，患者采用仰卧位，头偏向对侧，或侧卧位；背侧面扫查时，患者采用俯卧低头位或侧卧位。

探头：高频线阵探头。

颈椎中段横（短）轴腹外侧面自下而上扫查C6～C3，因其图像特征及临床应用各有不同，可分为4个切面。颈椎中段横（短）轴背外侧面自下而上扫查各椎体，因其超声图像特征及临床应用较为相似，本文仅展示并说明其中1个切面。

1. C6～C3腹外侧横（短）轴扫查4个切面 将探头先置于锁骨上窝，随后向头端方向移动，很容易识别C7横突（特征详见后述图1-53）；继续向头侧推进探头，可看到呈高回声的C6横突骨皮质及结节间沟穿行的C6神经根横断面（低回声）（图1-17）。多数人的椎动脉从C6水平进入横突孔，所以，C6横突水平无法看到椎动脉。继续向头端移动探头，C5～C3横突及神经根也可以使用相同的方法进行定位（图1-19，图1-21，图1-23）。C6横突结节间沟呈大"U"形，前结节通常高于后结节（图1-17）；C5横突结节间沟呈"V"形（图1-19）；C4横突结节间沟呈小"v"形（图1-21），后结节通常高于前结节；C3横突前、后结节间沟呈"V"形（图1-23）。在C4水平的胸锁乳突肌深面，封套筋膜与椎前筋膜之间可见低回声、蜂窝状排列的颈神经丛（图1-21）。颈交感干走行于椎间筋膜深层、颈长肌及头长肌浅层；其中，颈上神经节通常位于C3～C4水平（图1-23）。

>> 目标结构及临床应用

- C3～C6神经根：由外侧向内侧进针，行短轴平面内穿刺，针尖划（越）过后结节，在神经根外下方行神经根阻滞或疼痛相关治疗（图1-18，图1-20，图1-22，图1-24）。
- 颈神经丛：当探头自尾端向头端滑动过程中超声图像中前斜角肌逐渐"消失"并被肩胛提肌所"取代"时，通常即到达C4水平。该水平可由外侧向内侧进针，行短轴平面内穿刺，在胸锁乳突肌深面、封套筋膜深面、椎前筋膜浅面给药，进行颈神经丛阻滞（图1-22）。
- 颈上神经节：在C3水平，颈上神经节走行于头长肌与椎前筋膜之间。由外侧向内侧进针，行短轴平面内穿刺，针尖突破椎前筋膜，在头长肌表面对颈上神经节进行阻滞或疼痛相关治疗（图1-24）。

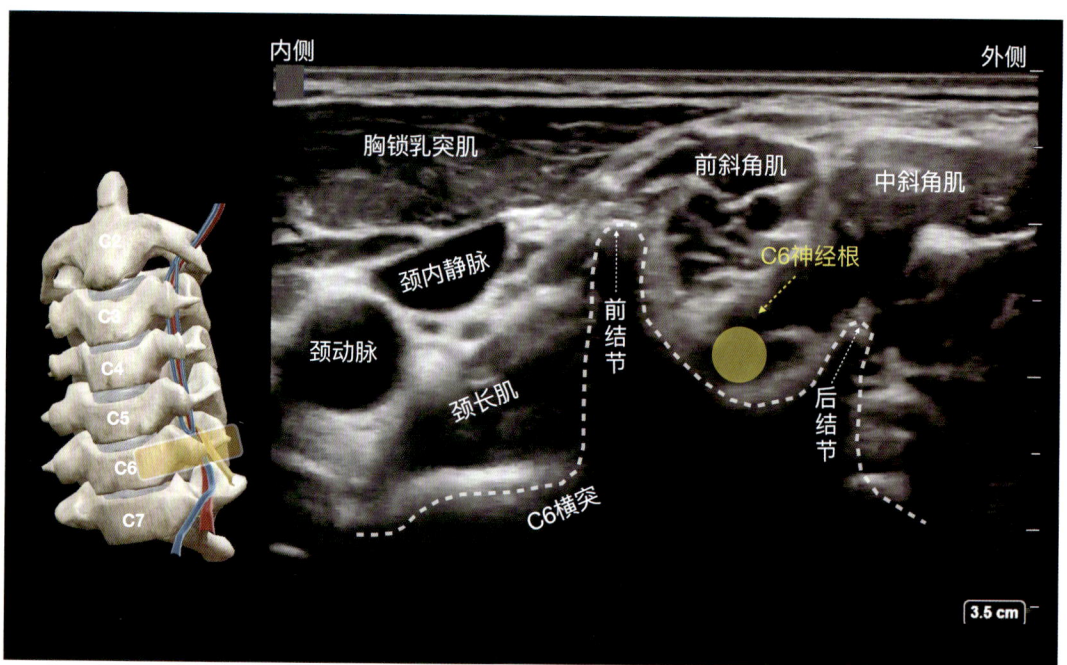

图1-17 C6横突（腹侧）横（短）轴扫查探头位置及超声成像

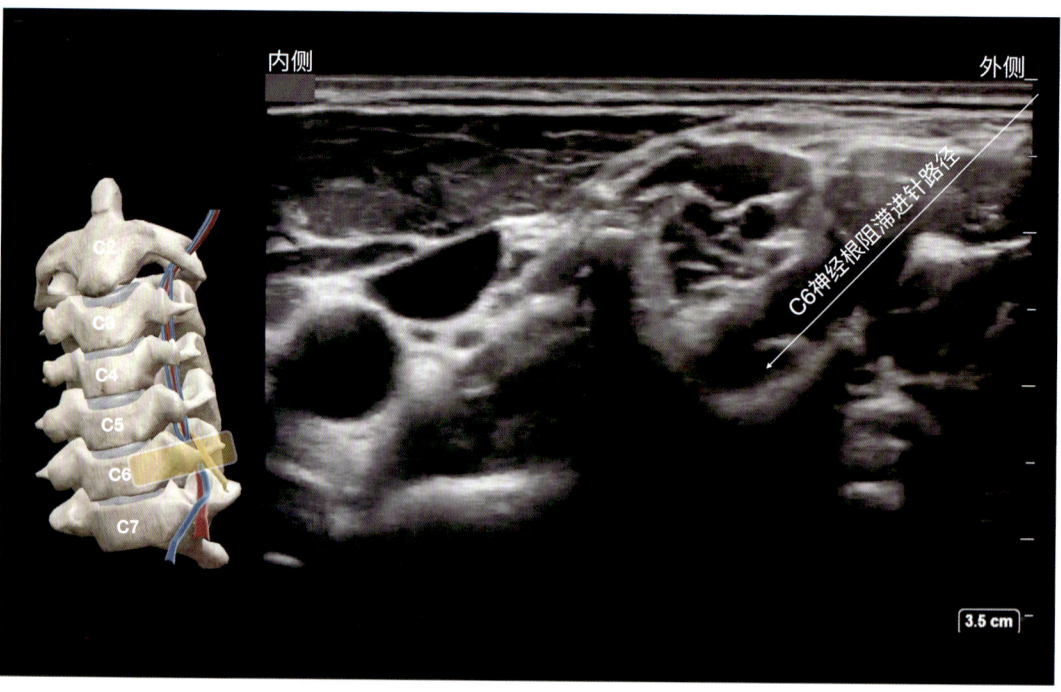

图1-18 利用C6横突（腹侧）横（短）轴扫查切面行C6神经根阻滞或疼痛相关治疗的进针路径

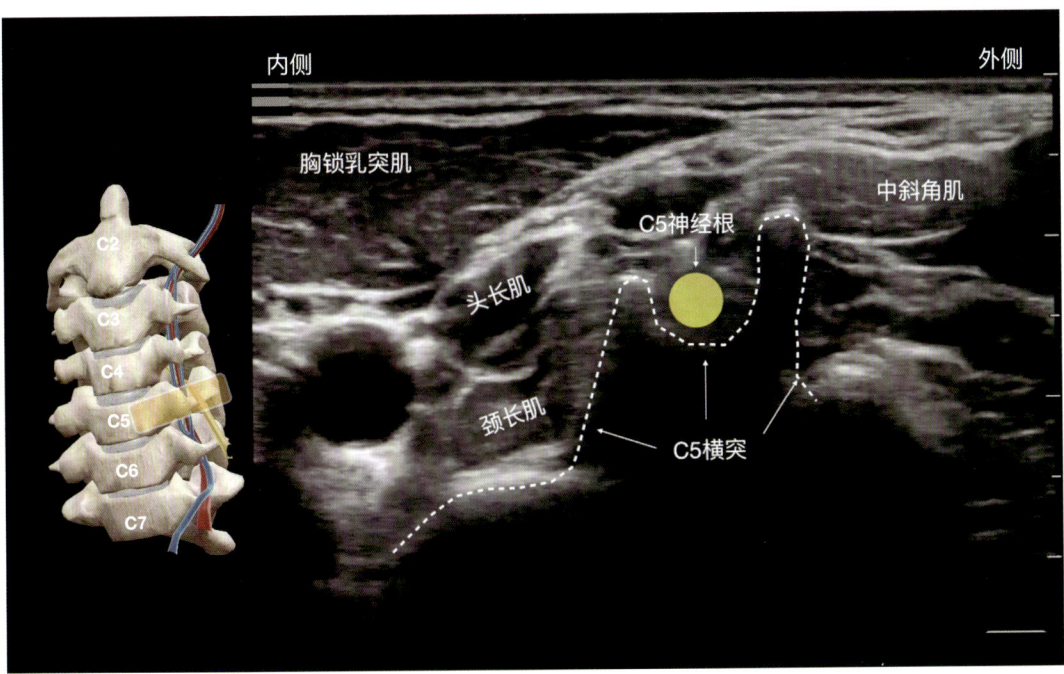

图1-19　C5横突（腹侧）横（短）轴扫查探头位置及超声成像

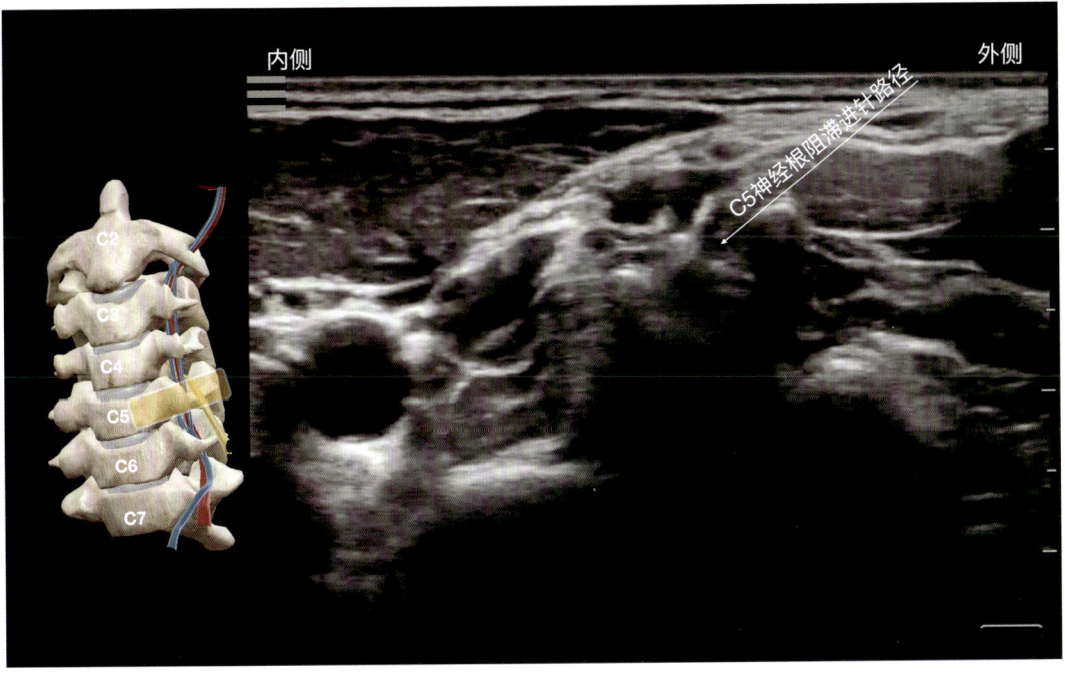

图1-20　利用C5横突（腹侧）横（短）轴扫查切面行C5神经根阻滞或疼痛相关治疗的进针路径

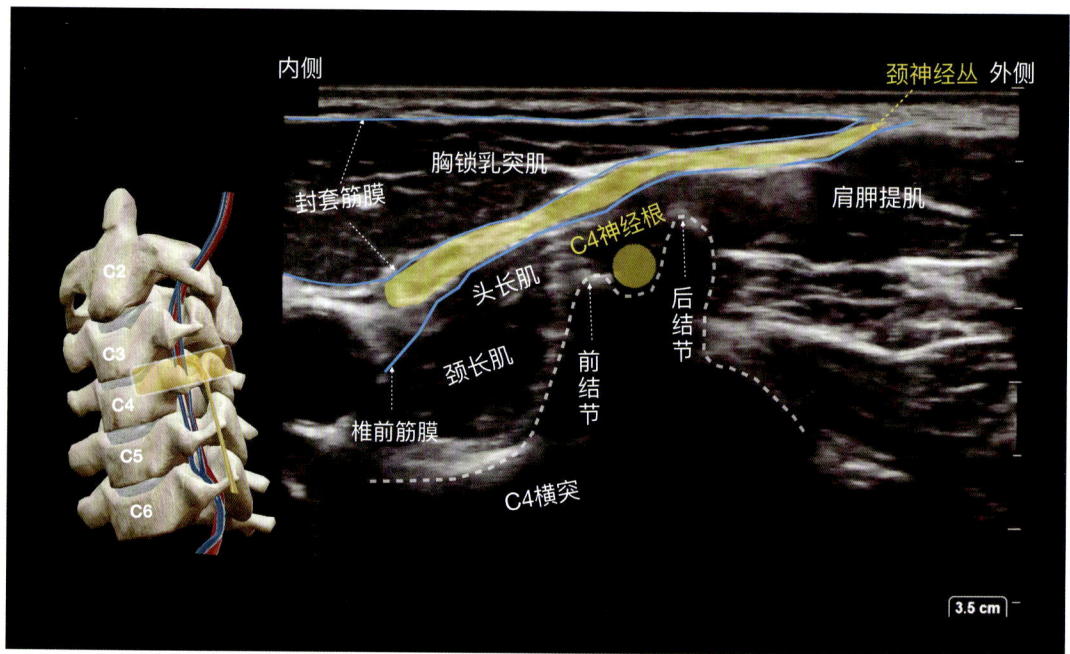

图1-21　C4横突（腹侧）横（短）轴扫查探头位置及超声成像

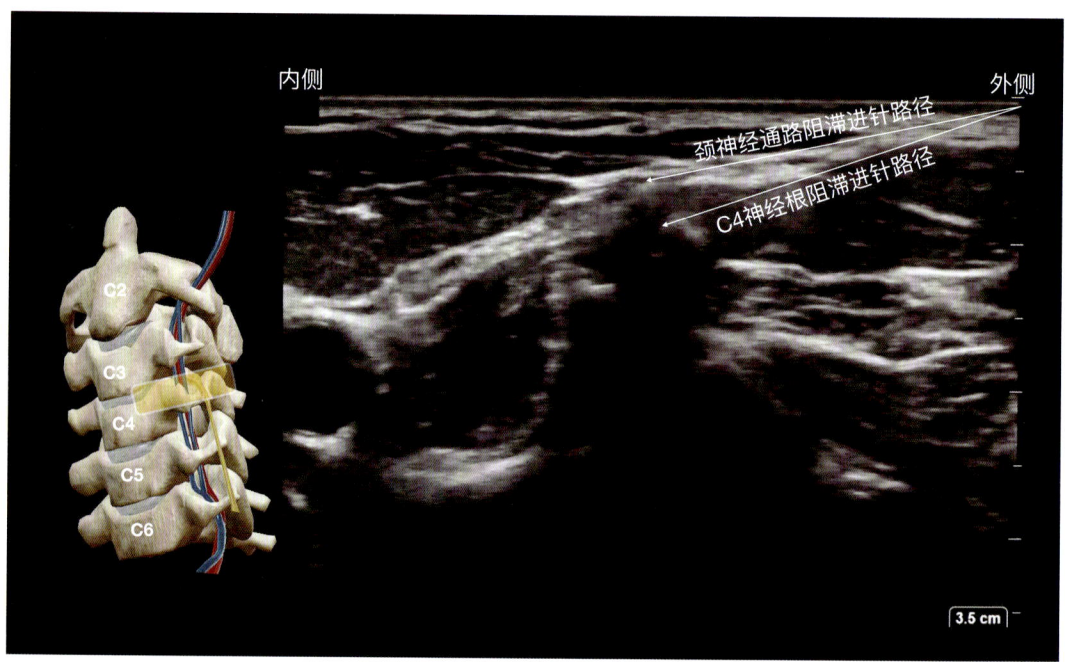

图1-22　利用C4横突（腹侧）横（短）轴扫查切面行C4神经根阻滞或疼痛相关治疗的进针路径及颈神经通路阻滞的进针路径

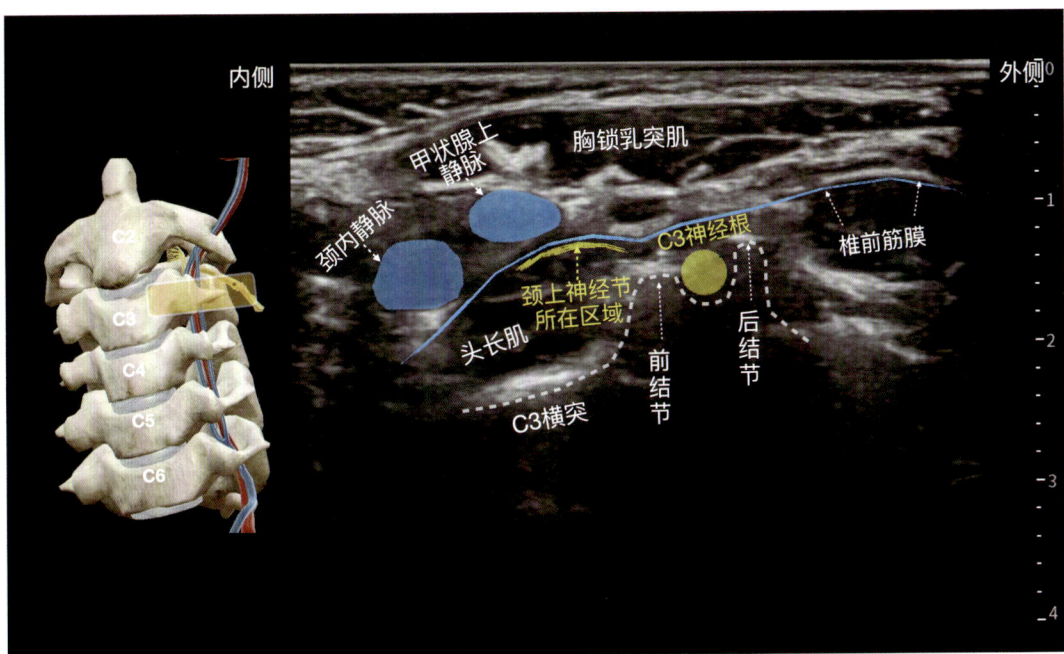

图1-23 C3横突（腹侧）横（短）轴扫查探头位置及超声成像

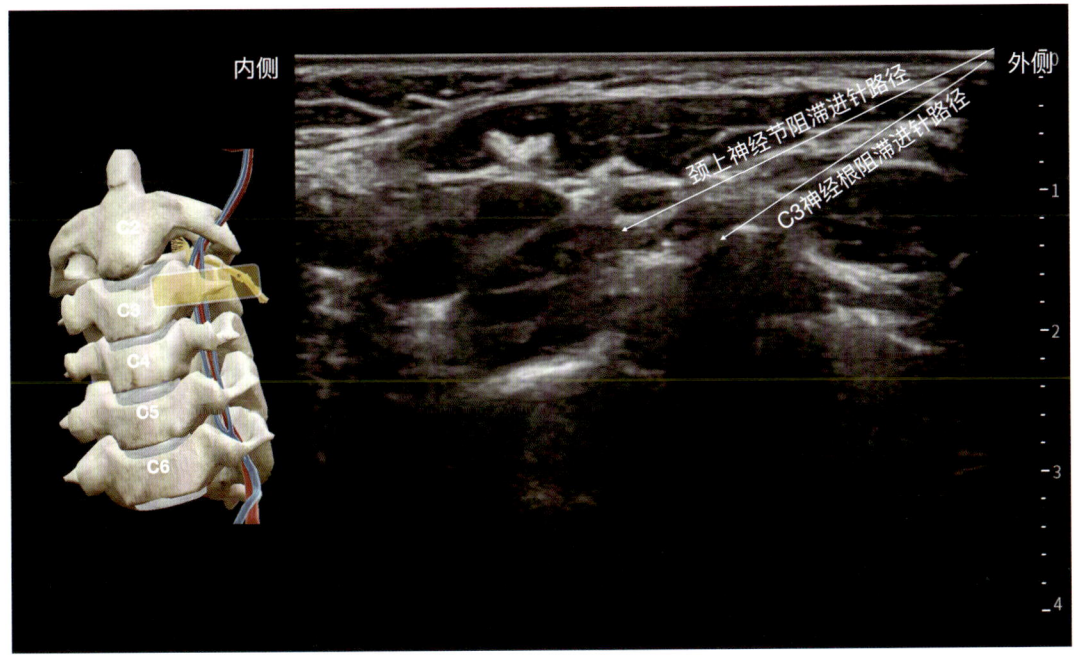

图1-24 利用C3横突（腹侧）横（短）轴扫查切面行颈上神经节阻滞的进针路径

2. 中段颈椎背外侧横（短）轴扫查切面 可首先定位C2-C3关节突关节背侧纵（长）轴扫查切面（图1-30），探头自头端向尾端移动定位目标节段关节柱，并将探头旋转90°行背外侧横断面扫查，调整探头位置至超声图像可见相应节段横突后结节及关节柱（图1-25）。中段脊神经自椎间孔发出后，其后内侧支越过横突后结节与关节柱夹角走行于关节柱表面。

>> 目标结构及临床应用

- 脊神经背内侧支：自背侧向腹侧平面内进针，针尖穿过头半棘肌后抵达关节柱表面进行脊神经背内侧支阻滞或疼痛相关治疗（图1-26）。脊神经背内侧支出椎间孔后，穿行于横突后结节与关节柱的夹角，此处亦可作为脊神经背内侧支的治疗靶点；然而该位点腹侧紧邻椎血管，应谨慎选择。

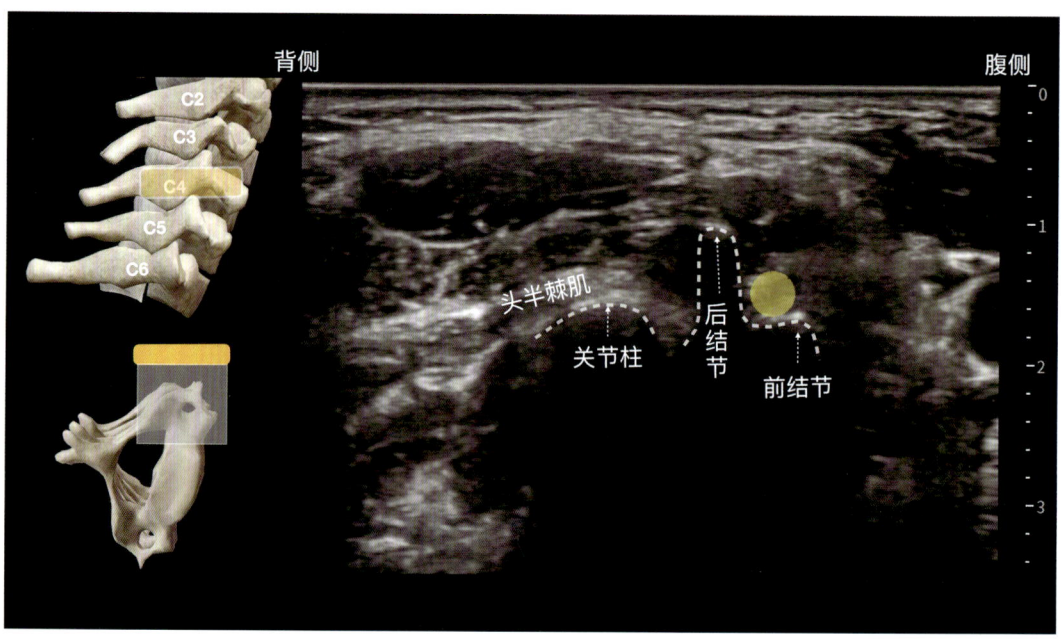

图1-25 中段颈椎背外侧横（短）轴扫查探头位置及超声成像

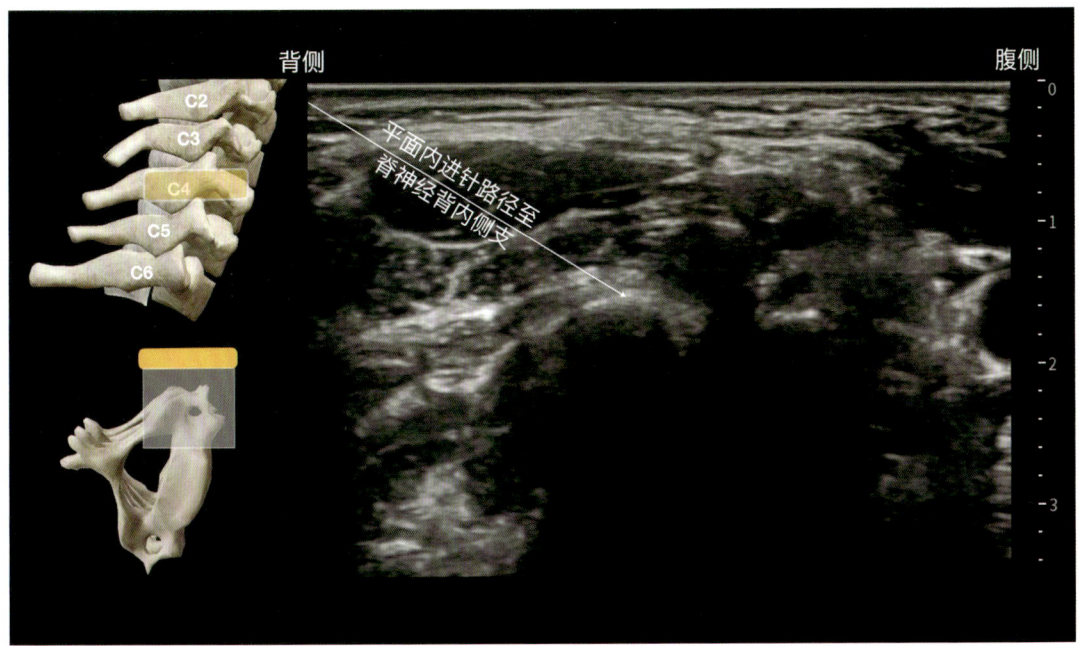

图1-26 利用中段颈椎背外侧横（短）轴扫查切面行脊神经背内侧支阻滞或疼痛相关治疗的进针路径

二、高位颈椎（C1、C2）超声扫查

高位颈椎（C1、C2）结构独特，超声扫查及临床应用均与中段颈椎有明显不同。

（一）纵（长）轴扫查技术

患者体位：患者采用头低俯卧位或侧卧位。

探头：高频线阵探头或低频凸阵探头。

高位颈椎（C1、C2）纵（长）轴扫查通常在患者颈部侧后方进行，临床可用的扫查切面自外上向外下、内下、内上逐次扫查可归纳为以下7个切面（图1-27）。

1. 乳突-C1横突侧方纵（长）轴扫查切面 首先将探头平行脊柱放置于乳突尾端，垂直于颈部侧面，获取长轴视图（图1-27A，图1-28）。超声图像上可见表面高回声影的乳突和C1横突。

>> 目标结构及临床应用
- 乳突和C1横突：该切面主要用于定位C1，并进一步定位C2及其他颈椎各节段。

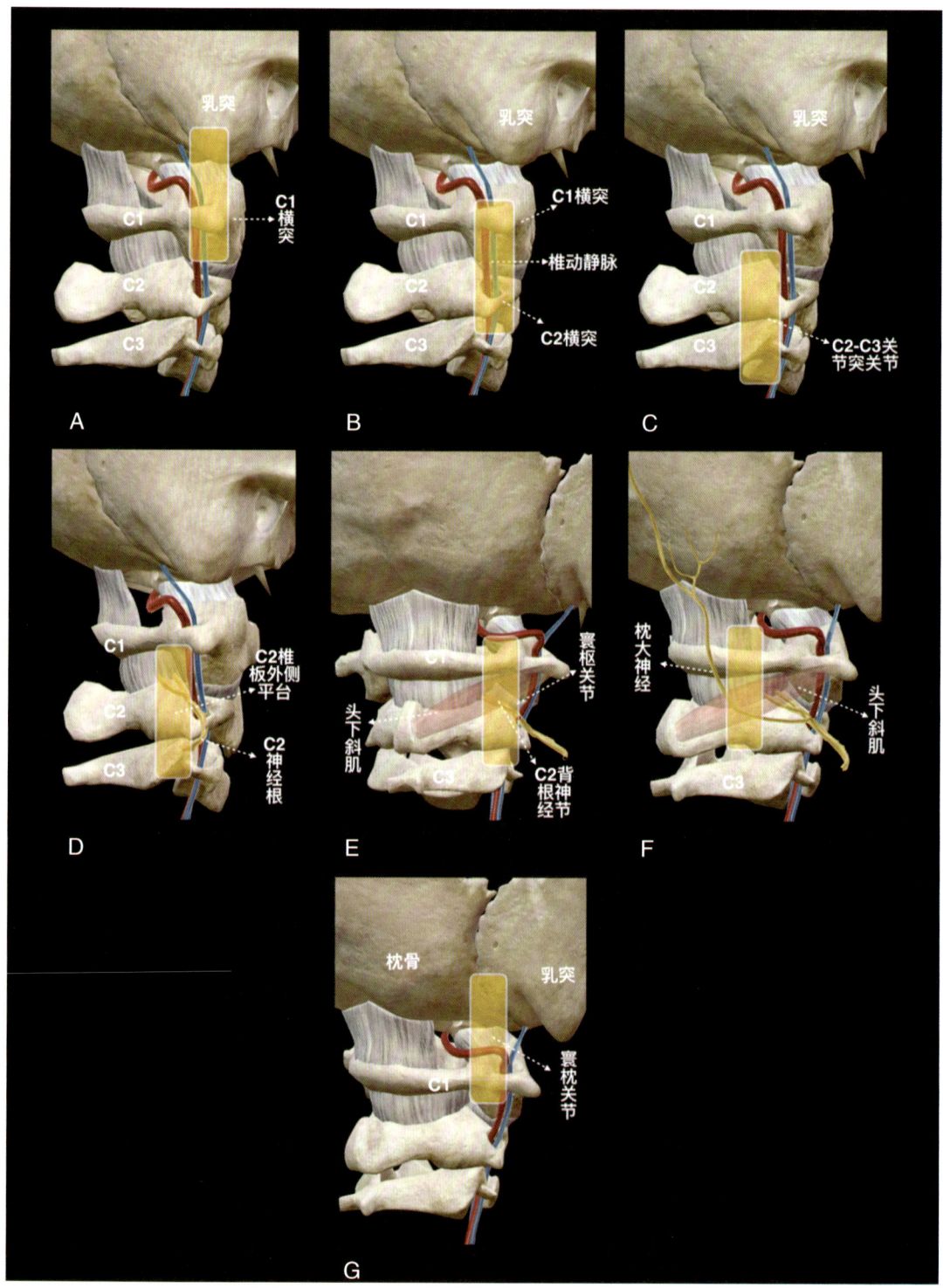

图1-27 高位颈椎（C1、C2）纵（长）轴超声扫查各切面探头位置

A.乳突-C1横突侧方纵轴扫查探头背面观；B.C1横突-C2横突侧方纵轴扫查探头背面观；C.C2-C3关节突关节侧方纵轴扫查探头背面观；D.C2椎板外侧平台侧方纵轴扫查探头背面观；E.寰枢关节背后方纵轴扫查探头背面观；F.C1后弓-C2椎板背侧纵轴扫查探头背面观；G.枕骨-C1椎板背侧纵轴扫查探头背面观

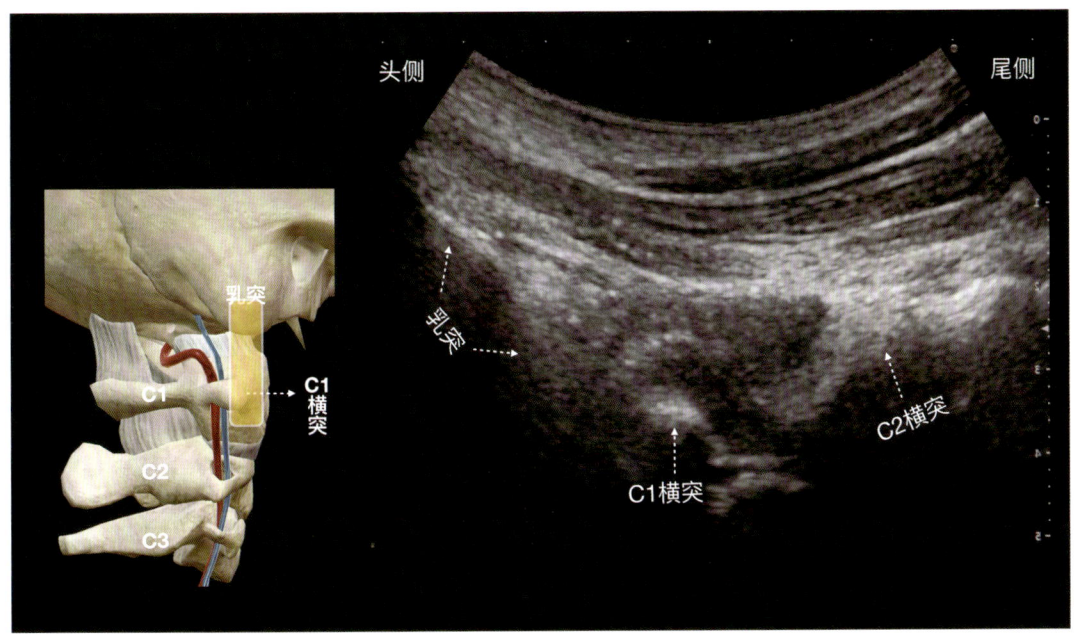

图1-28 高位颈椎（C1、C2）乳突-C1横突侧方纵（长）轴扫查探头位置及超声成像

2. C1横突-C2横突背侧纵（长）轴扫查切面 找到C1横突（图1-27A、图1-28）后将探头略微向尾端移动（图1-27B），超声图像上可见表面高回声影的C1横突（高耸）和C2横突（短小），C1横突和C2横突间可见椎动脉从C2横突孔穿出，进入C1横突孔（图1-29）。

>> 目标结构及临床应用

- C2横突：该切面主要用于定位C2，并进一步定位C2-C3关节突关节。
- 椎动脉：明确椎动脉所在切面位置，避免在其他切面进行有创操作时损伤椎血管。

3. C2-C3关节突关节背侧纵（长）轴扫查切面 将探头自C1横突-C2横突背侧纵（长）轴扫查切面（图1-27B、图1-29）略微向尾侧、背侧平行移动（图1-27C），超声图像上出现的第一个关节突关节为C2-C3关节突关节（图1-30）。它由C2下关节突和C3上关节突构成，呈"波峰"状，在"波峰"上存在一切迹，为关节间隙。C3脊神经背内侧支的浅支，即第三枕神经从C2-C3关节突关节表面经过，超声下可见一黑色"小眼睛"位于"波峰"表面（图1-30）。

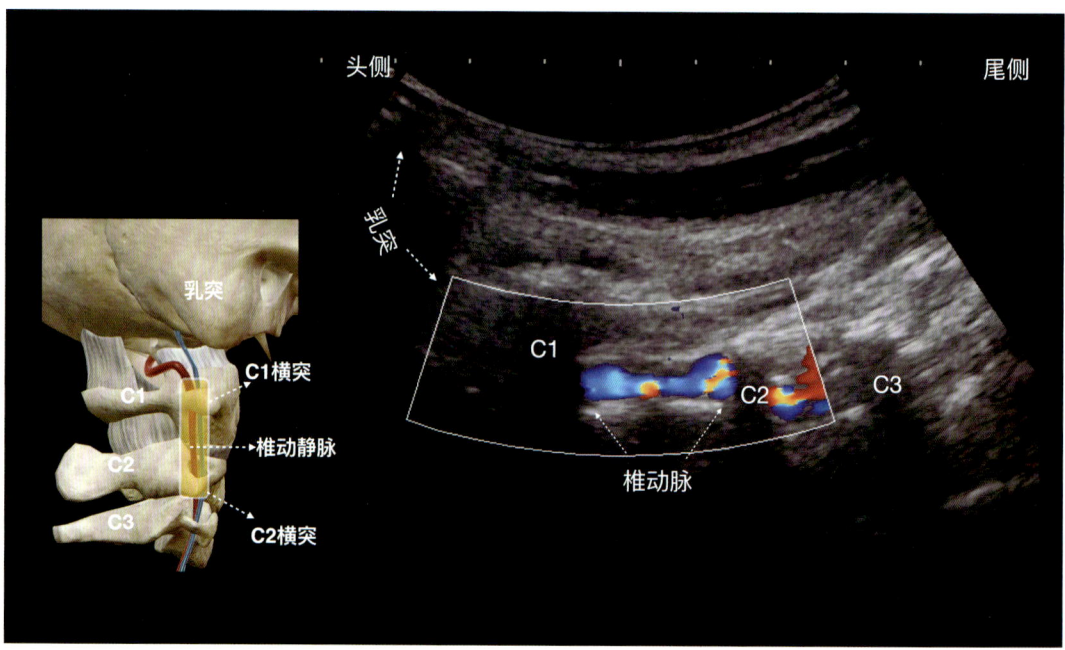

图1-29　高位颈椎（C1、C2）乳突-C1横突侧方纵（长）轴扫查探头位置及超声成像

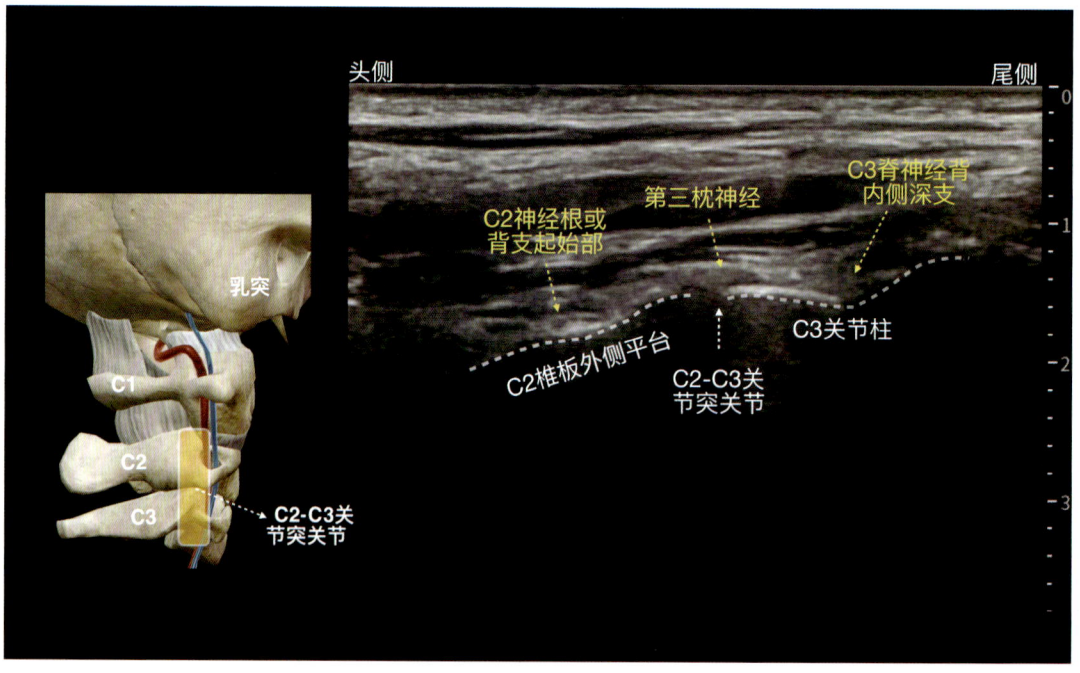

图1-30　高位颈椎（C1、C2）C2-C3关节突关节背侧纵（长）轴扫查探头位置及超声成像

>> 目标结构及临床应用

- C2-C3 关节突关节:由尾端向头端进针,行长轴平面内穿刺,针尖进入关节间隙,行 C2-C3 关节突关节腔注射(图1-31)。此外,亦可利用该切面进行颈椎各关节突关节及关节柱的定位,自此切面向尾端扫查依次定位 C3 关节柱、C3-C4 关节突关节、C4 关节柱等,依此类推。
- 第三枕神经:由尾端向头端进针,行长轴平面内穿刺,在 C2-C3 关节突关节表面行第三枕神经阻滞及疼痛相关治疗(图1-31)。

4. C2外侧平台纵(长)轴扫查切面 找到 C2-C3 关节突关节(图1-27C、图1-30)后,探头略微向头端移动(图1-32),超声图像上可见其下为骨性高回声影的 C2 外侧平台;在 C2 外侧平台的头侧,高回声影突然中断,呈"断崖征"(图1-32)。在 C2 外侧平台表面可见 C2 背支起始部或 C2 神经根。

>> 目标结构及临床应用

- C2神经根或C2脊神经背支:在该切面,由尾端向头端行长轴平面内穿刺,在 C2 外侧平台表面行 C2 背支或 C2 神经根阻滞或疼痛相关治疗(图1-33)。

5. 寰枢关节侧后方纵(长)轴扫查切面 将前述"断崖征"移动至超声屏幕中央,可以发现此处实际为头下斜肌(横断面扫查)(图1-34)。寰枢关节为前方关节,从背侧观察,其所处位置比其他关节突关节更靠近腹侧,将超声深度调深(或换用低频凸阵探头),在头下斜肌深面出现一高回声关节影,其下为骨性暗区,此处便是寰枢关节。C2背根神经节位于头下斜肌深面、寰枢关节表面、寰枢关节内侧为椎管,可见背侧联合体及腹侧联合体;外侧走行椎动脉,需用彩色多普勒反复探查明确其位置。

>> 目标结构及临床应用

- C2背根神经节:在该切面,由尾端向头端行长轴平面内穿刺,在寰枢关节表面进行 C2 背根神经节阻滞或疼痛相关治疗(图1-35)。穿刺过程中应避免损伤椎动脉及误入椎管内。

6. C1后弓-C2椎板纵(长)轴扫查切面 将探头自前述寰枢关节侧后方纵(长)轴扫查切面(图1-34)略向背侧移动,寰枢关节的高回声影消失。由于 C1 后弓纤细,超声波在 C1 后弓和 C2 椎板间没有椎板阻挡,将超声深度调深(或换用低频凸阵探头),超声图像上可见背侧联合体及腹侧联合体(图1-36),在头下斜肌表面可见枕大神经。

>> 目标结构及临床应用

- 枕大神经:在该切面,由尾端向头端行长轴平面内穿刺,在头下斜肌表面阻滞枕大神经(图1-37)。

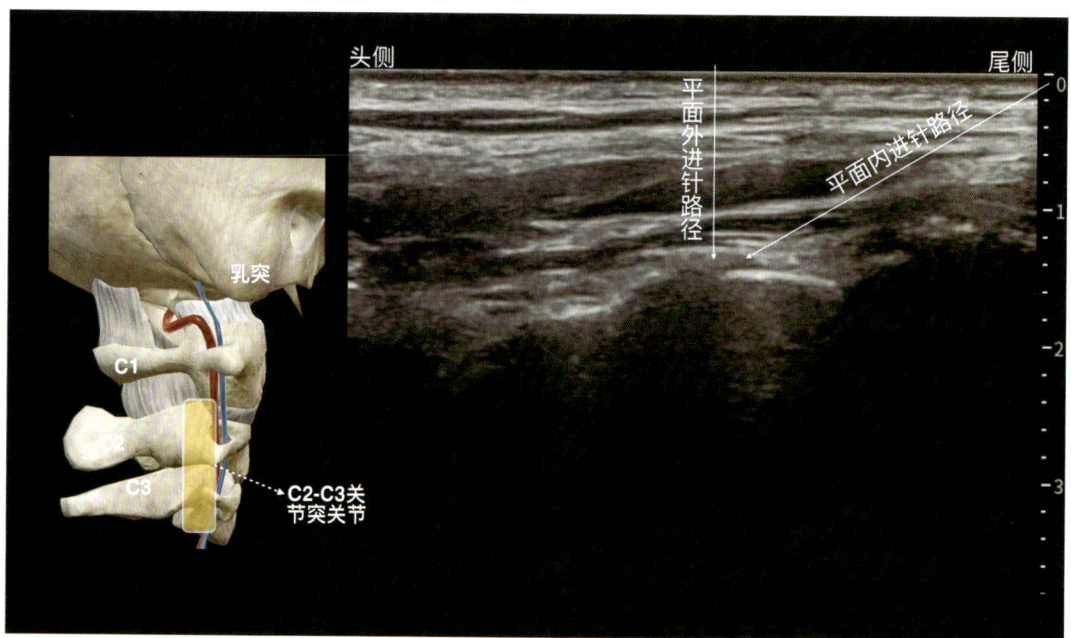

图1-31 利用高位颈椎（C1、C2）C2-C3关节突关节背侧纵（长）轴扫查切面行C2-C3关节突关节注射治疗、第三枕神经阻滞及疼痛治疗的进针路径

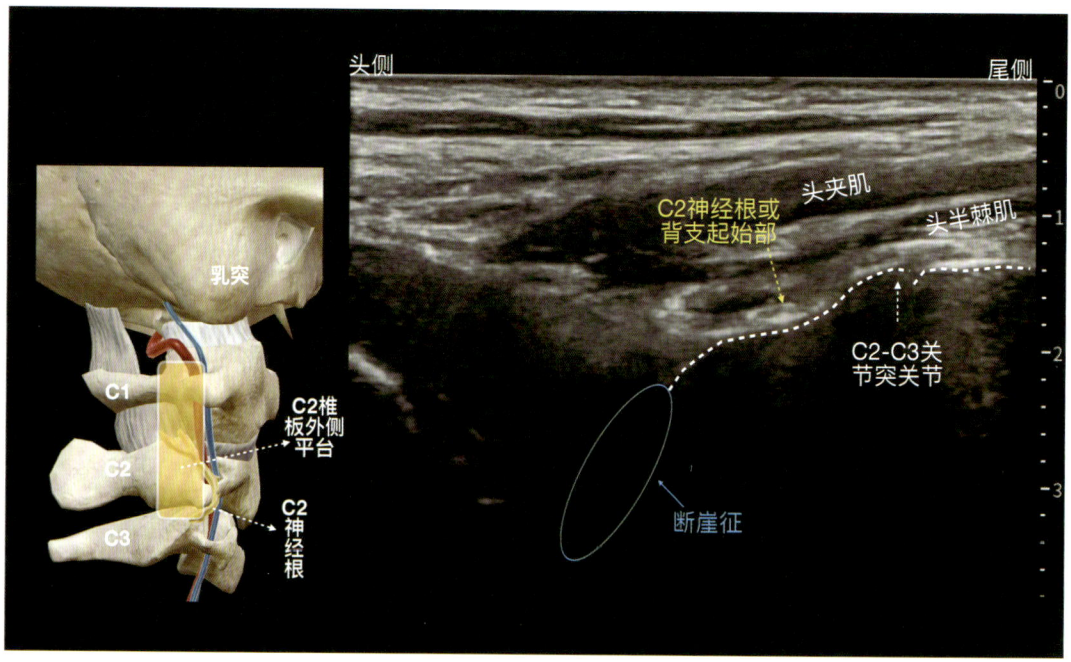

图1-32 高位颈椎（C1、C2）C2椎板外侧平台纵（长）轴扫查探头位置及超声成像

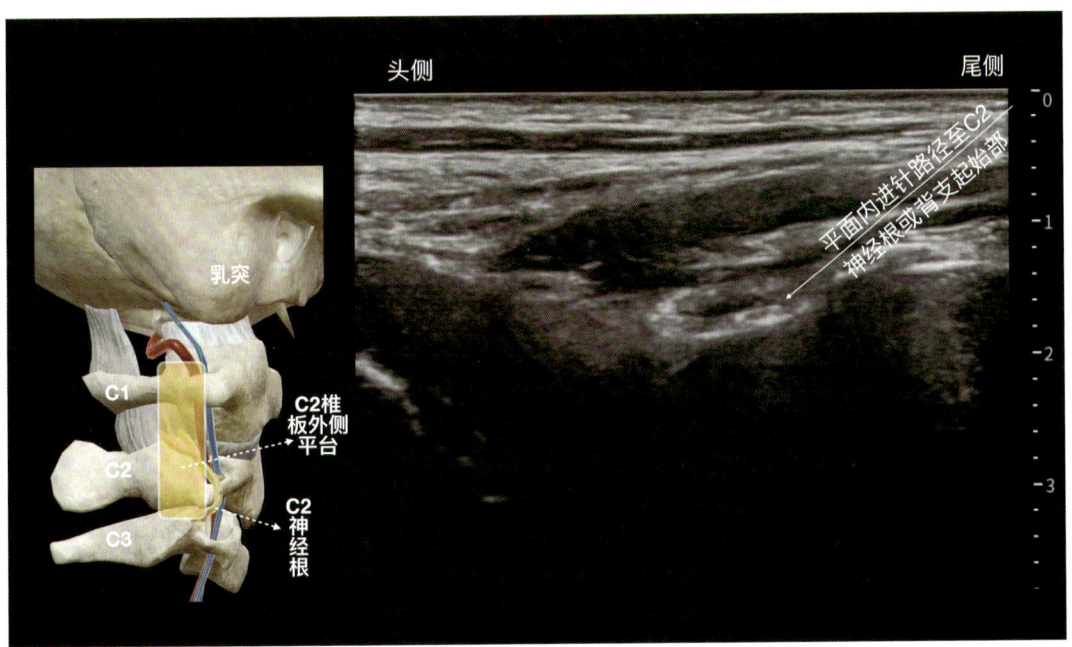

图1-33 利用高位颈椎（C1、C2）C2椎板外侧平台纵（长）轴扫查切面行C2神经根或背支起始部阻滞或疼痛相关治疗的进针路径

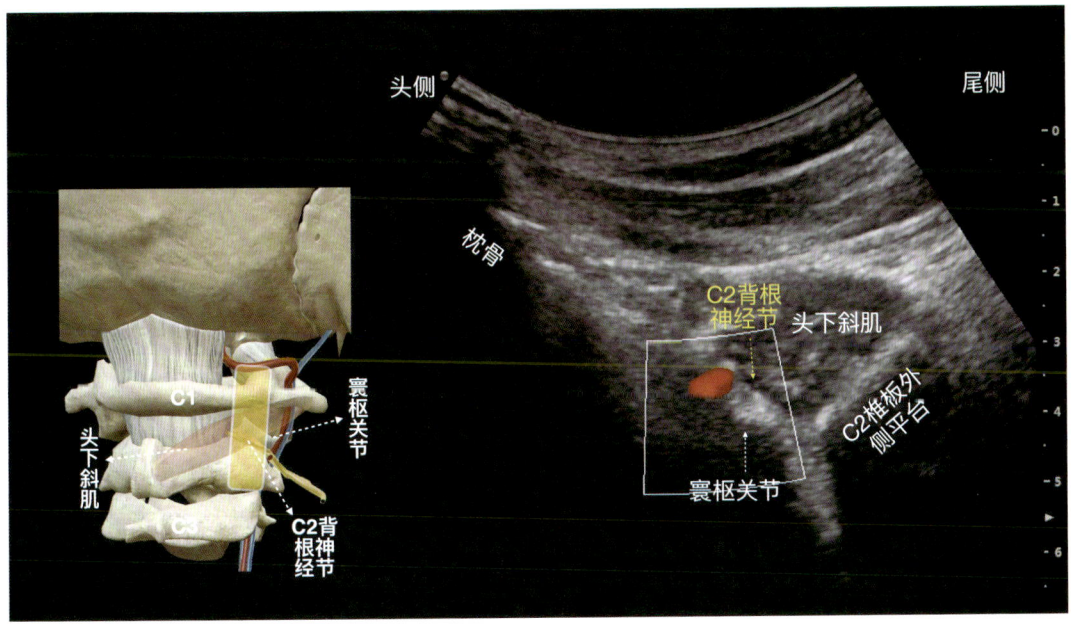

图1-34 高位颈椎（C1、C2）寰枢关节侧后方纵（长）轴扫查探头位置及超声成像

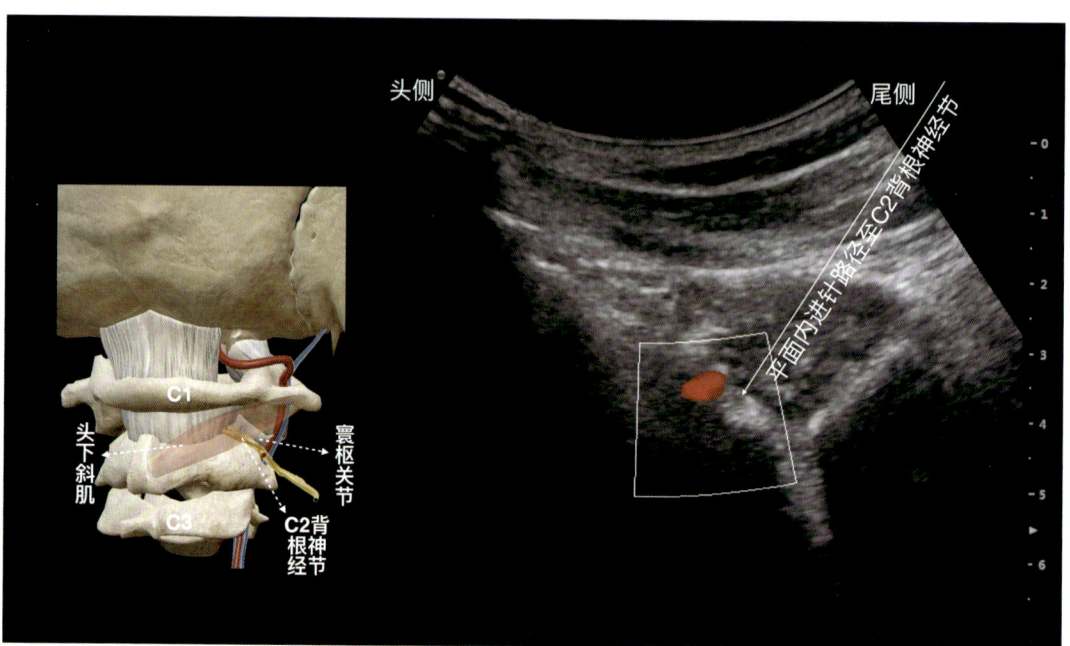

图1-35 利用高位颈椎（C1、C2）寰枢关节侧后方纵（长）轴扫查切面行C2背根神经节阻滞或疼痛相关治疗的进针路径

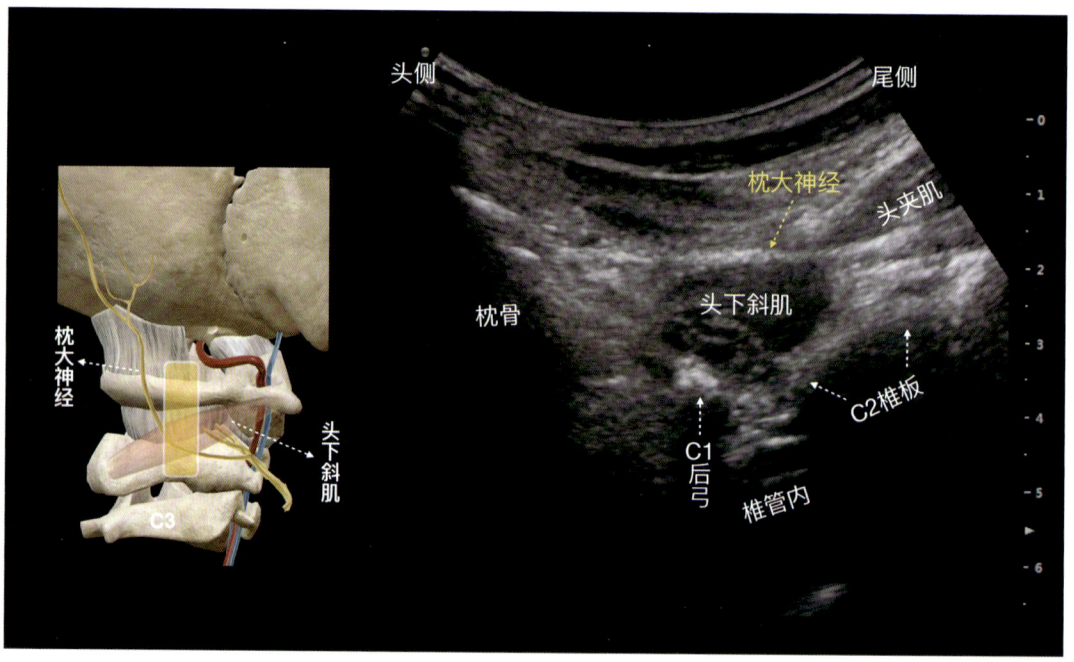

图1-36 高位颈椎（C1、C2）C1后弓-C2椎板纵（长）轴扫查探头位置及超声成像

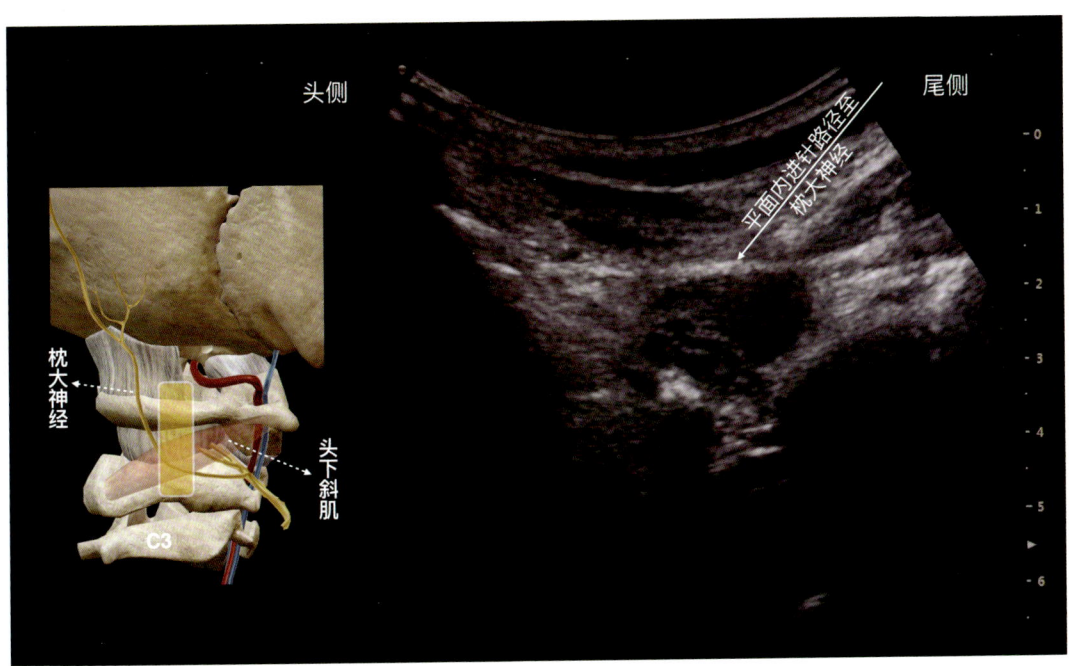

图1-37　利用高位颈椎（C1、C2）C1后弓-C2椎板纵（长）轴扫查切面行枕大神经阻滞或疼痛相关治疗的进针路径

7. 枕骨-C1横突纵（长）轴扫查切面　自C1后弓-C2椎板纵（长）轴扫查切面（图1-36）将探头继续向头侧移动，将探头头端置于乳突和枕骨隆突之间（图1-38），超声图像上可见高回声枕骨和C1横突之间略低于两者的寰枕关节（图1-38）。椎动脉出C1横突孔后，在寰椎侧块后内侧绕行入枕骨大孔，途经寰枕关节；颈动脉及颈静脉走行于寰枕关节前外侧、穿入颈动/静脉孔；C1脊神经出枕骨大孔绕行于寰枕关节内外侧；脊髓、硬脊膜位于寰枕关节内侧。在行寰枕关节扫查时，务必利用彩色多普勒探查并明确血管位置。

>> 目标结构及临床应用

- 寰枕关节：在该切面，采用平面外穿刺技术，由外向内穿刺进针，进行寰枕关节注射治疗（图1-39）。穿刺前务必明确椎动静脉位置，穿刺过程中应避免损伤血管（椎动脉）、神经，避免误入椎管内。

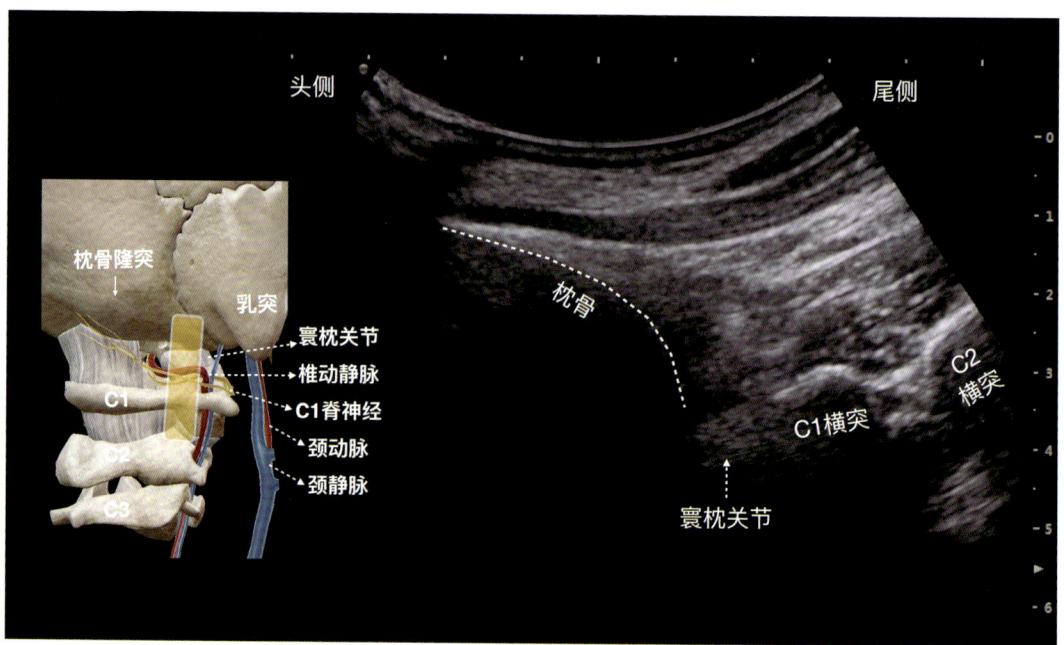

图1-38 高位颈椎（C1、C2）枕骨-C1横突纵（长）轴扫查探头位置及超声成像

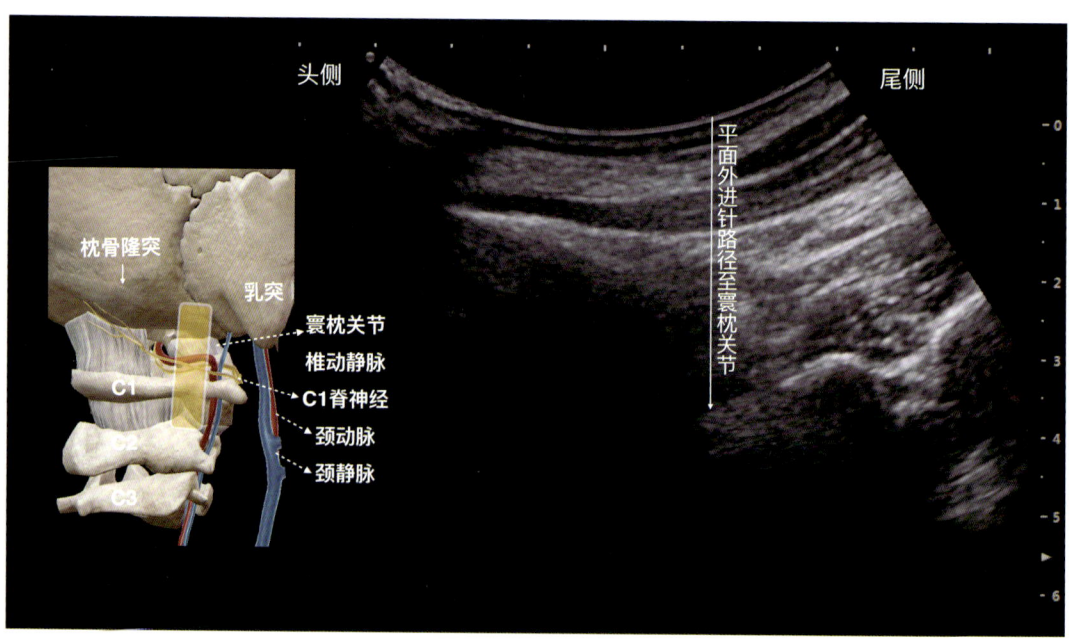

图1-39 利用高位颈椎（C1、C2）枕骨-C1横突纵（长）轴扫查切面行寰枕关节穿刺治疗的进针路径

（二）横（短）/斜轴位扫查技术

患者体位：患者采用俯卧位或低头位。

探头：高频线阵探头或低频凸阵探头。

高位颈椎（C1、C2）横（短）/斜轴位扫查通常在患者颈部侧后方进行，临床可用的扫查切面自上而下、再斜向外可归纳为以下5个切面（图1-40）。

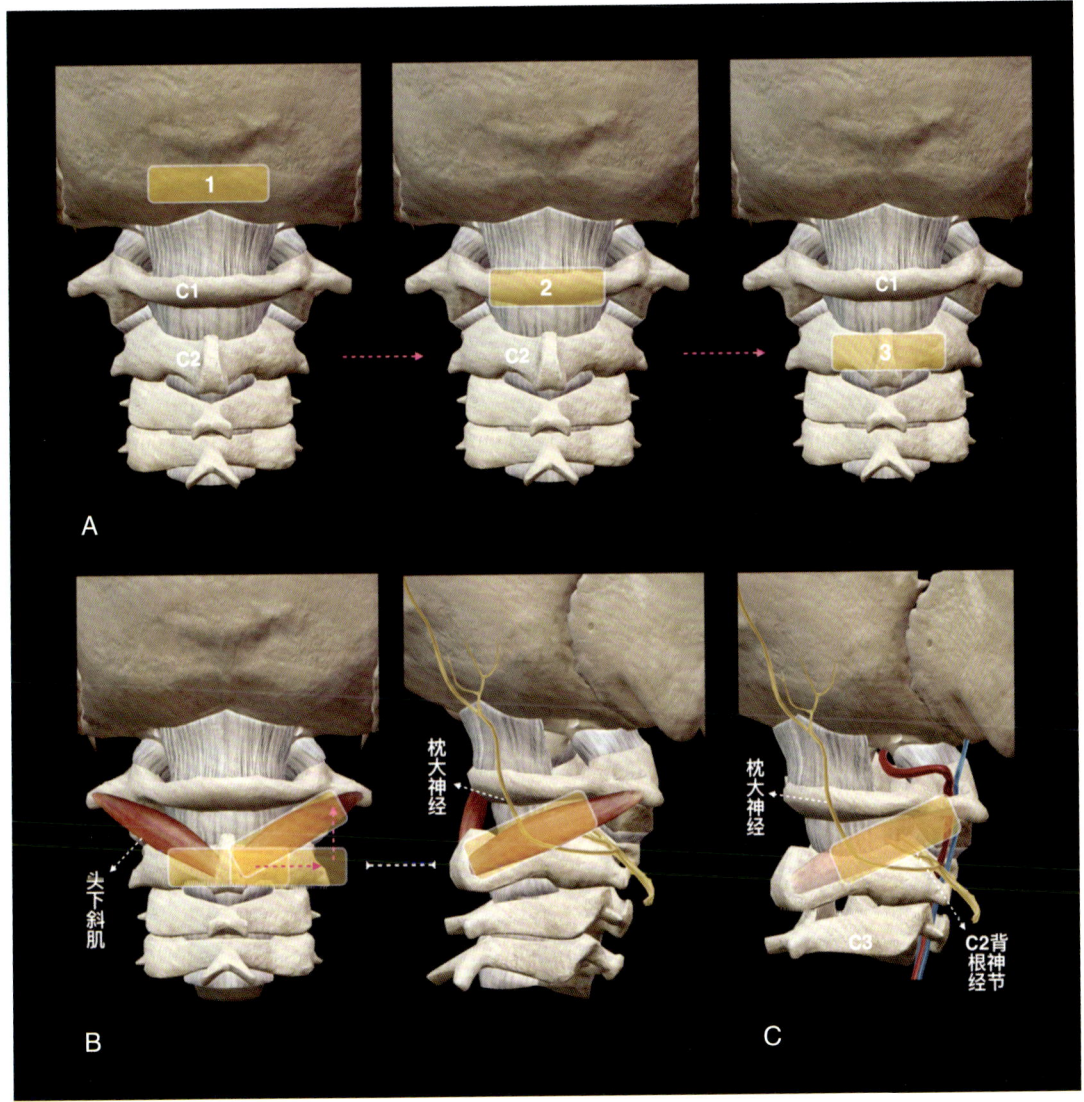

图1-40　高位颈椎横（C1、C2）（短）/斜轴位扫查路径及探头位置

A.定位C2棘突横（短）轴连续扫查3个切面探头背面观；B.C2棘突-C1横突斜轴位扫查探头移动路径（左）及探头背面观（右）；C.寰枢关节斜轴位扫查探头背面观

1. 定位C2棘突横（短）轴连续扫查3个切面　首先将探头横向放置于枕骨正中（图1-40A1），超声图像上可见平坦的高回声影，其下为骨性暗区（图1-41）。探头略向尾端移动（图1-40A2），C1后弓及后结节出现，超声图像上呈倒"V"形高回声影，其下为骨性暗区（图1-42）。探头继续向尾端移动（图1-40A3），可见C2棘突，超声图像表现为高耸圆拱形骨性高回声影，棘突尖端左右分叉，此为C2棘突特征性超声影像（图1-43）。

>> 目标结构及临床应用
- C2棘突：自枕骨连续扫查，定位C2棘突，以便进一步定位起自C2棘突尖端、附着于C1横突内部或背部的头下斜肌及其浅层的枕大神经。

2. C2棘突-C1横突斜轴位扫查切面　找到C2棘突（图1-43）后，探头向棘突一侧平移，随后探头外侧端向C1横突方向倾斜，使探头与头下斜肌完全平行（图1-40B）。超声图像上可显示3层肌肉（图1-44），由浅至深分别为斜方肌、头半棘肌、头下斜肌，在头半棘肌和头下斜肌之间，可见一低回声"小眼睛"走行，即枕大神经。

>> 目标结构及临床应用
- 枕大神经：由外侧或内侧进针均可，行短轴平面内穿刺，在头下斜肌表面行枕大神经阻滞或疼痛相关治疗（图1-45）。

3. 寰枢关节斜轴位扫查切面　将探头自C2棘突-C1横突斜轴位扫查切面（图1-40B，图1-43）略微向头侧、外侧移动至图像中出现C1横突（图1-46），将超声深度加深（或换用低频凸阵探头），此时在头下斜肌深面出现一高回声关节影，其下为骨性暗区，即寰枢关节。C2背根神经节位于头下斜肌深面、寰枢关节表面。寰枢关节内侧可见背侧联合体及腹侧联合体，外侧可见搏动的椎动脉，需用彩色多普勒反复探查明确位置。在头下斜肌及其浅层的头半棘肌之间亦可见呈低回声的"小眼睛"，即枕大神经。

>> 目标结构及临床应用
- C2背根神经节：由内下向外上方行短轴平面内穿刺，在头下斜肌深面，寰枢关节表面行C2背根神经节阻滞或疼痛相关治疗（图1-47）。穿刺过程中应避免损伤椎动脉，避免针尖向内侧穿刺至椎管内（图1-46）。
- 枕大神经：由内下向外上方行短轴平面内穿刺，在头半棘肌深面、头下斜肌表面行枕大神经阻滞或疼痛相关治疗（图1-47）。

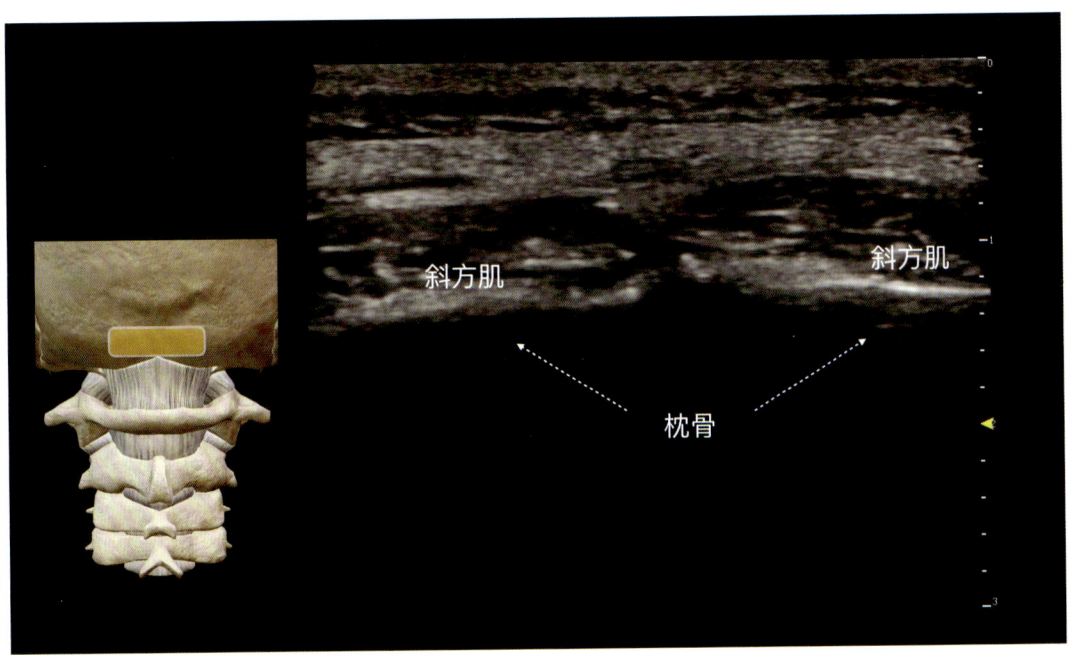

图1-41　高位颈椎（C1、C2）枕骨横轴扫查探头位置及超声成像

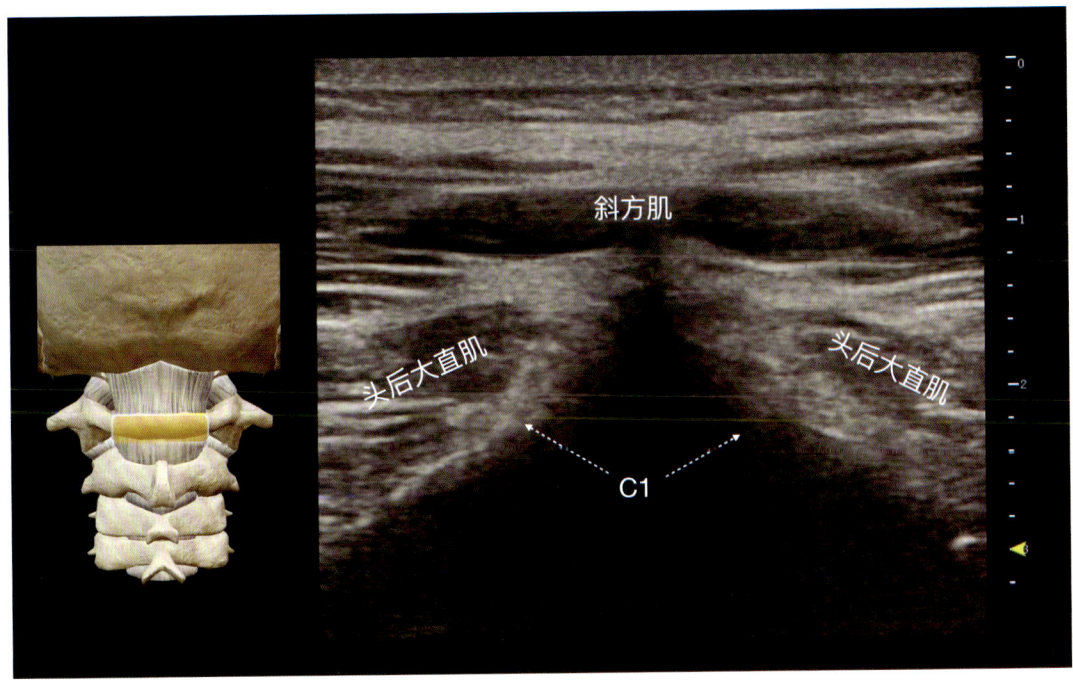

图1-42　高位颈椎（C1、C2）C1棘突横轴扫查探头位置及超声成像

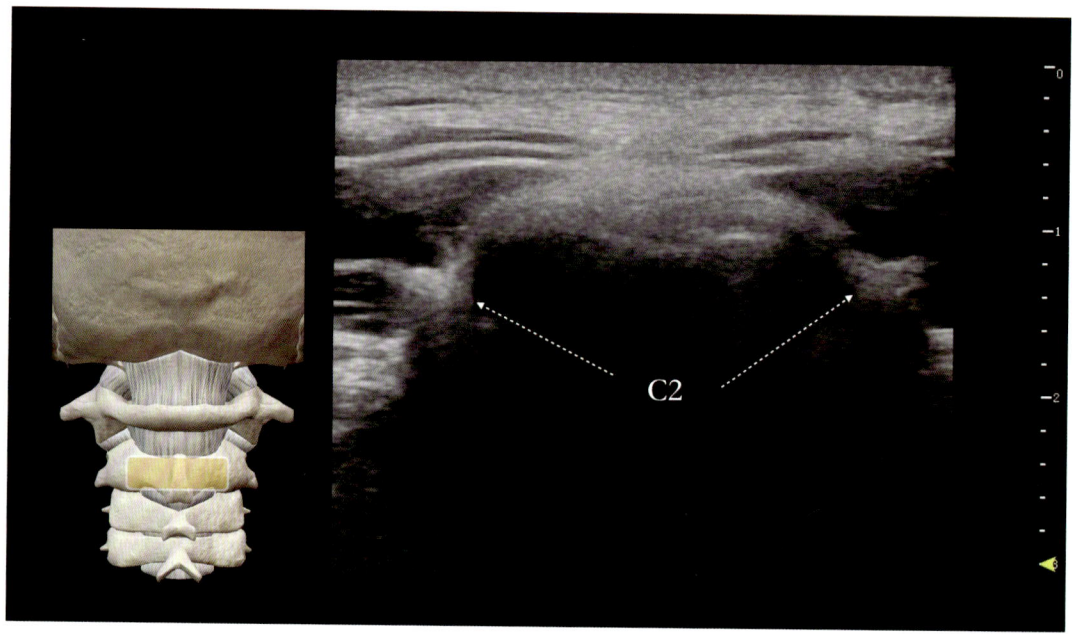

图1-43 高位颈椎（C1、C2）C2棘突横轴扫查探头位置及超声成像

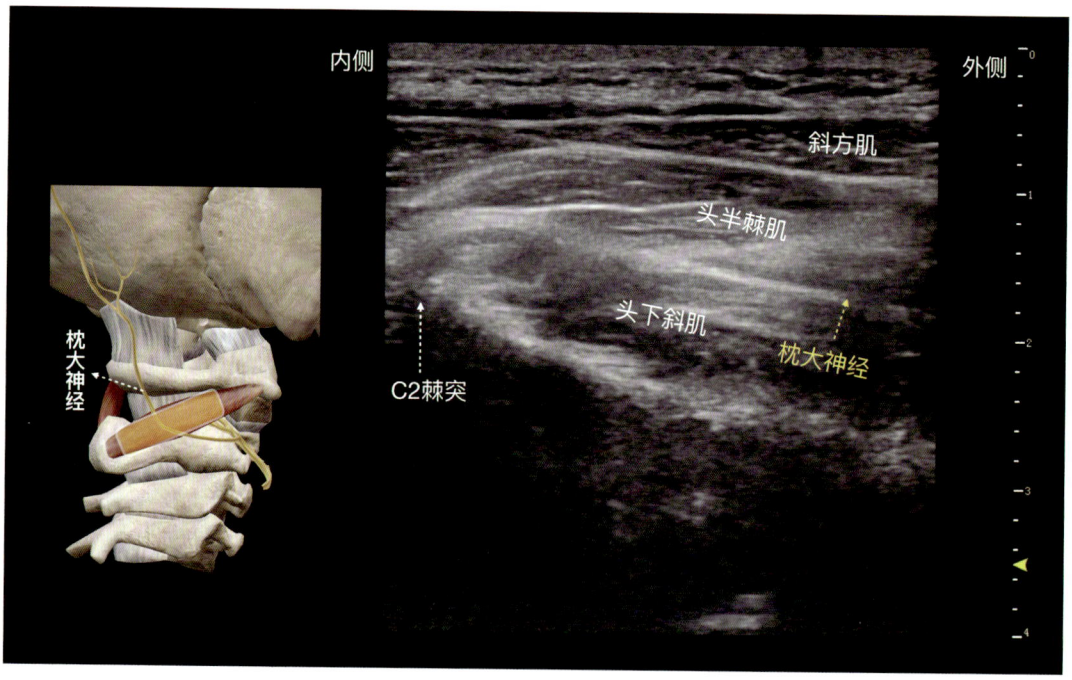

图1-44 高位颈椎（C1、C2）C2棘突-C1横突斜轴位扫查探头位置及超声成像

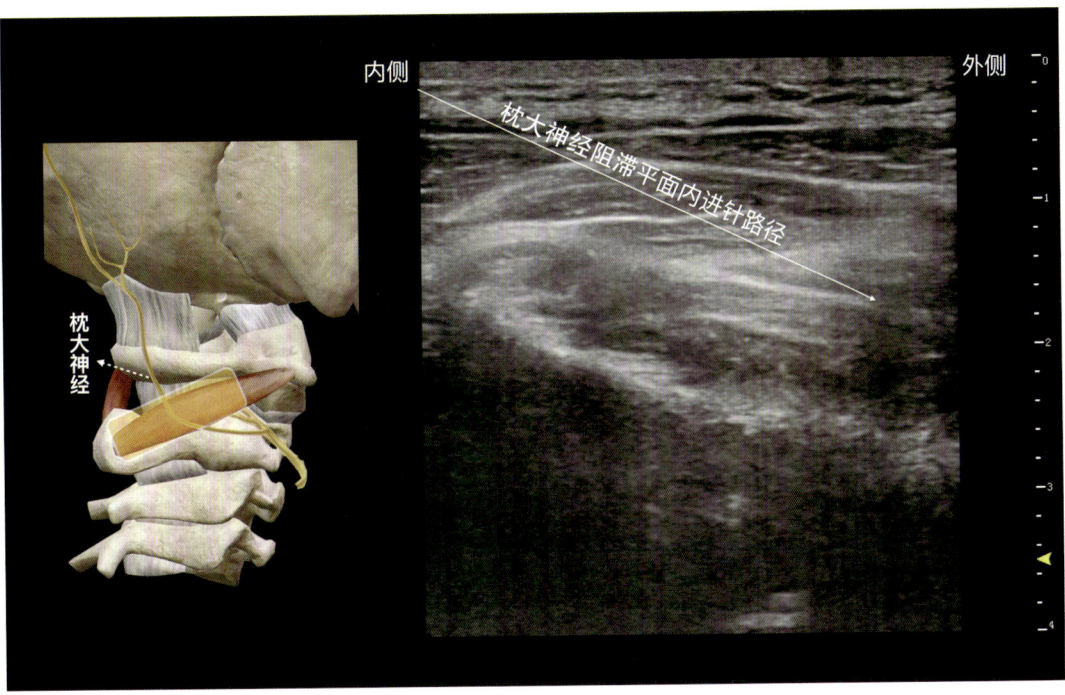

图1-45 利用高位颈椎（C1、C2）C2棘突-C1横突斜轴位扫查切面行枕大神经阻滞或疼痛相关治疗的进针路径（由内下向外上方穿刺进针）

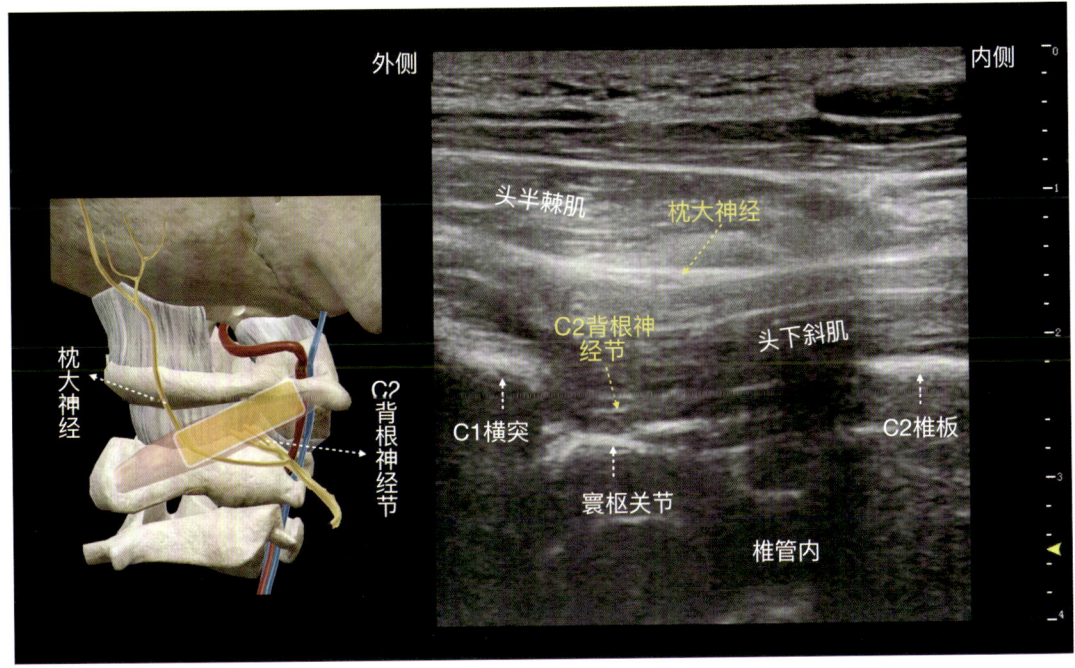

图1-46 高位颈椎（C1、C2）寰枢关节斜轴位扫查探头位置及超声成像

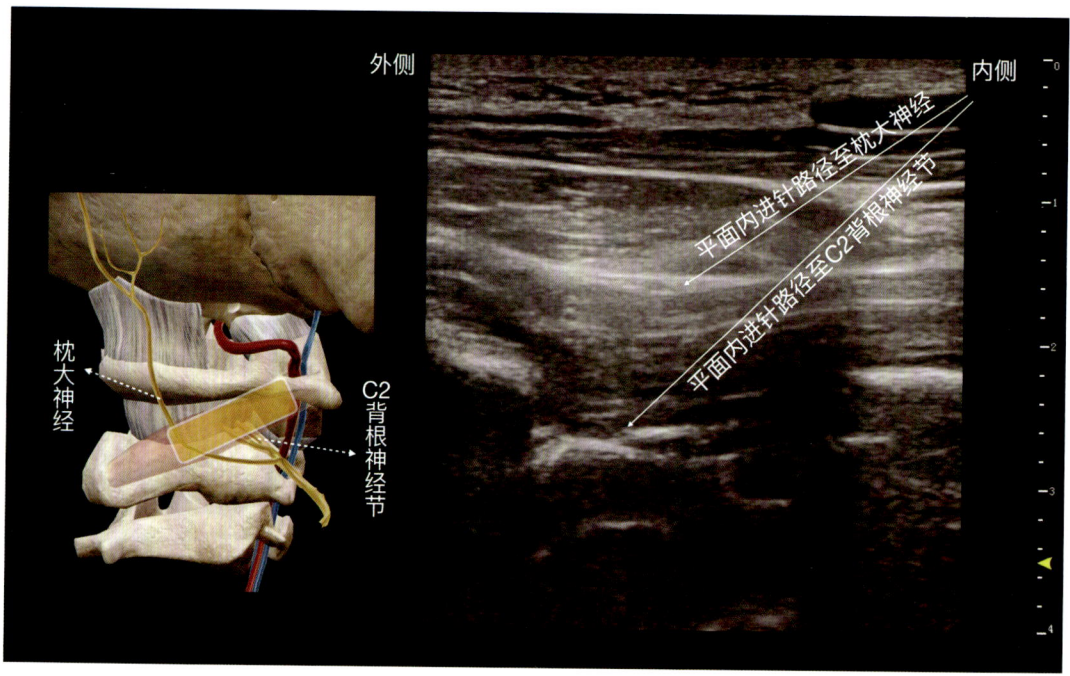

图1-47 利用高位颈椎（C1、C2）寰枢关节斜轴位扫查切面行C2背根神经节及枕大神经阻滞或疼痛相关治疗的进针路径（由内下向外上方穿刺进针）

三、第7颈椎（C7）超声扫查

第7颈椎（C7）结构与其他节段颈椎结构不同，扫查方法亦不同。

（一）背外侧斜轴位扫查技术

临床应用的第7颈椎（C7）背外侧斜轴扫查切面只有1个。

患者体位：患者采用侧卧位或坐位。

探头：高频线阵探头或低频凸阵探头。

C6-C7关节突关节-C7横突后结节斜轴位扫查切面 C7关节柱位于C6-C7关节突关节和C7横突后结节之间。当获得如前所述C5-C6关节突关节切面后，探头平行脊柱继续向尾端扫查。在扫查到C6-C7关节突关节后，将探头尾侧端略向外侧倾斜，并将探头置于C6-C7关节突关节和C7横突后结节之间（图1-48A，图1-49），可见C7关节柱呈"波谷"状，C7背内侧支位于关节柱表面。

>> **目标结构及临床应用**

- C7脊神经背内侧支：在该切面，由背侧向腹侧进针行平面外穿刺，或由内侧向外侧进针行短轴平面内穿刺，阻滞C7背内侧支及进行疼痛相关治疗（图1-50）。

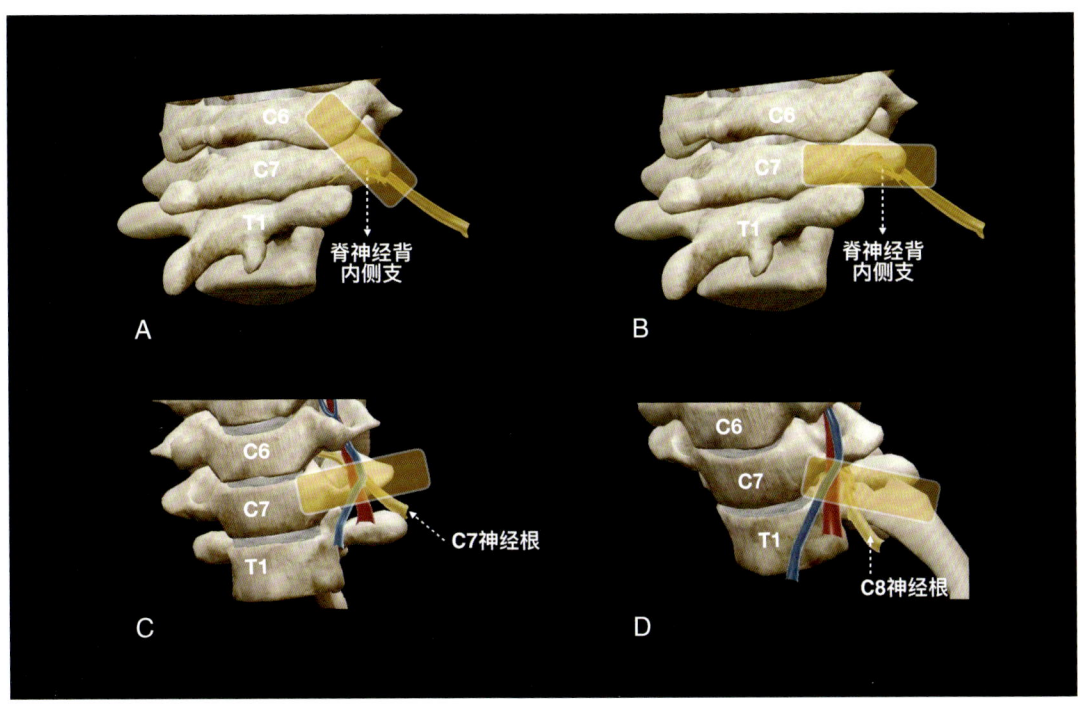

图1-48 第7颈椎（C7）斜轴位及横（短）轴位扫查探头位置

A.C6-C7关节突关节-C7横突后结节斜轴位扫查探头背面观；B.C7横突背侧横（短）轴扫查探头背面观；C.C7横突腹侧横（短）轴扫查探头背面观；D.C7横突尾侧C8神经根横（短）轴扫查探头背面观

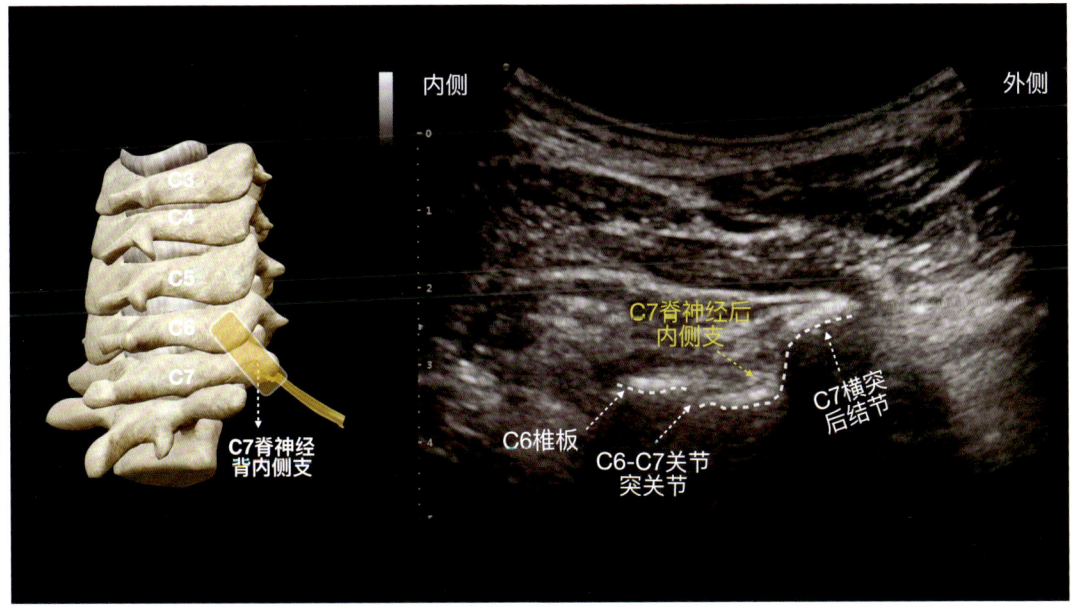

图1-49 第7颈椎（C7）C6-C7关节突关节-C7横突后结节斜轴位扫查探头位置及超声成像

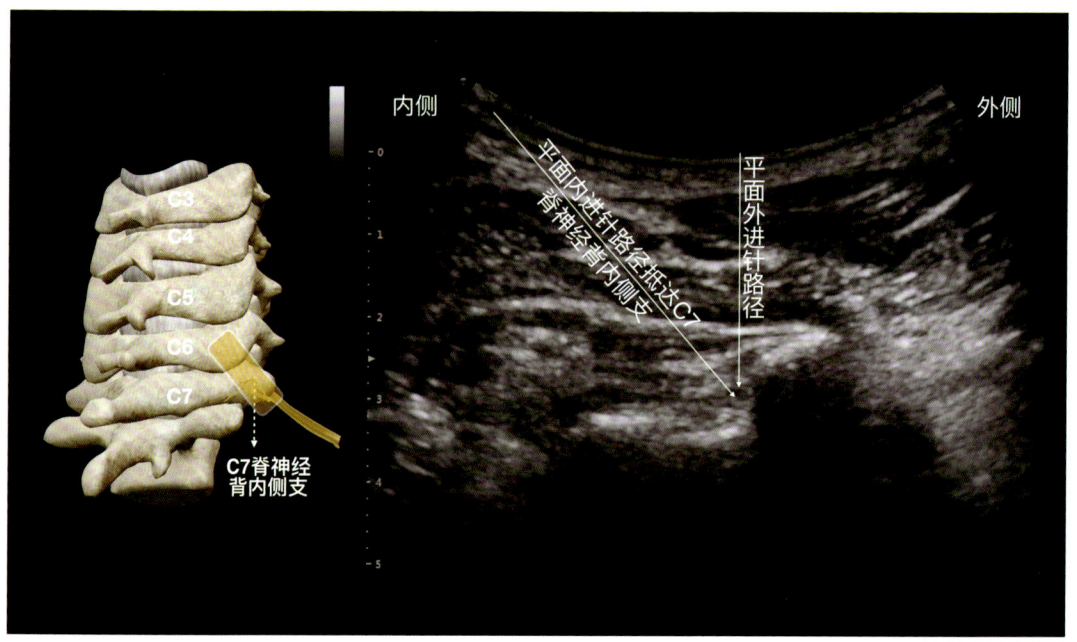

图1-50 利用C6-C7关节突关节-C7横突后结节斜轴位扫查切面行C7脊神经背内侧支阻滞及疼痛相关治疗的进针路径

（二）横（短）轴扫查技术

临床应用的颈7（C7）横（短）轴扫查包括背侧1个切面（图1-48B）和腹侧2个切面（图1-48C，D）。

患者体位：患者采用侧卧位或仰卧位。

探头：高频线阵探头。

1. C7横突背侧横（短）轴扫查切面 在获得前述C7关节柱斜轴位扫查切面（图1-48A，图1-49）后，将C7关节柱图像置于超声图像正中，将探头旋转90°，可获得C7关节柱短轴切面（图1-48B，图1-51）。C7背内侧支在C7上关节突和横突后结节基底部的交界处穿过。

>> **目标结构及临床应用**

- C7脊神经背内侧支：在该切面，可由背侧向腹侧横（短）轴平面内进针，行C7背内侧支阻滞或疼痛治疗（图1-52）。

2. C7横突腹侧横（短）轴扫查切面 患者取仰卧位，头部转向对侧。超声探头首先以矢状位放置在锁骨上窝，将探头向头部方向移动，识别骨皮质呈高回声、仅有突出的后结节（无前结节）的C7横突（图1-48C，图1-53）。C7神经根位于C7横突前方、椎动脉后方，其短轴切面在图像中呈圆形低回声影；可通过彩色多普勒成像在C7水平确认位于后结节及C7神经根前内侧的椎动脉。

>> 目标结构及临床应用

- C7神经根：由外侧向内侧进针，行短轴平面内穿刺，在C7横突表面阻滞C7神经根或行疼痛相关治疗。建议穿刺前常规通过彩色多普勒超声明确椎动脉位置，穿刺过程中应避免损伤椎动脉（图1-54）。
- 星状神经节（颈交感神经）：由外侧向内侧进针，行短轴平面内穿刺至颈长肌表面、椎前筋膜深层阻滞星状神经节（颈交感神经）（图1-54）；亦有报道，在该水平，星状神经节常位于靠近颈长肌与前斜角肌接壤的位置。建议穿刺前常规通过彩色多普勒超声明确椎动脉位置，穿刺过程中应避免损伤椎动脉。

3. C7横突尾侧C8神经根横（短）轴扫查切面 在扫查到C7（图1-53）后，将探头平行略向横突尾侧移动，直至C7横突消失，出现低回声C8神经根及其下方高回声的第1肋（图1-48D，图1-55）。确切地说，该切面不属于第7颈椎扫查范畴，但欲扫查到C8神经根，通常需借助于C7横突进行"定标"，因此，笔者将这一扫查切面归类到第7颈椎扫查章节内。

>> 目标结构及临床应用

- C8神经根：由外侧向内侧进针，行短轴平面内穿刺（图1-56），在第1肋浅层阻滞C8神经根或行疼痛相关治疗。建议穿刺前常规通过彩色多普勒超声明确椎动脉位置，穿刺过程中应避免损伤椎动脉。

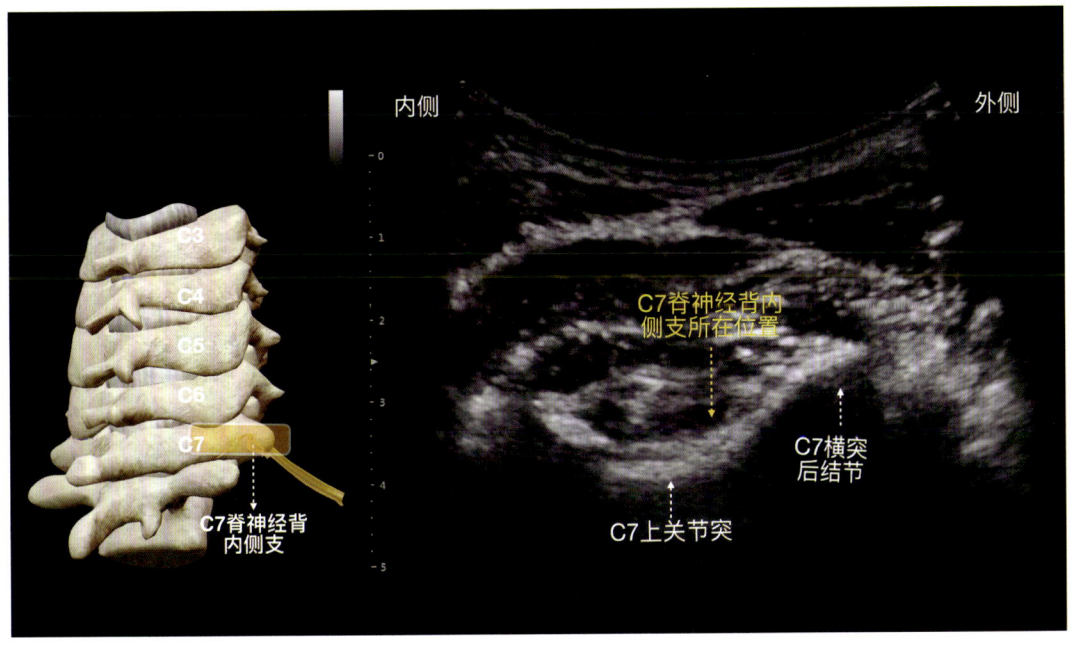

图1-51 第7颈椎（C7）横突背侧横（短）轴扫查探头位置及超声成像

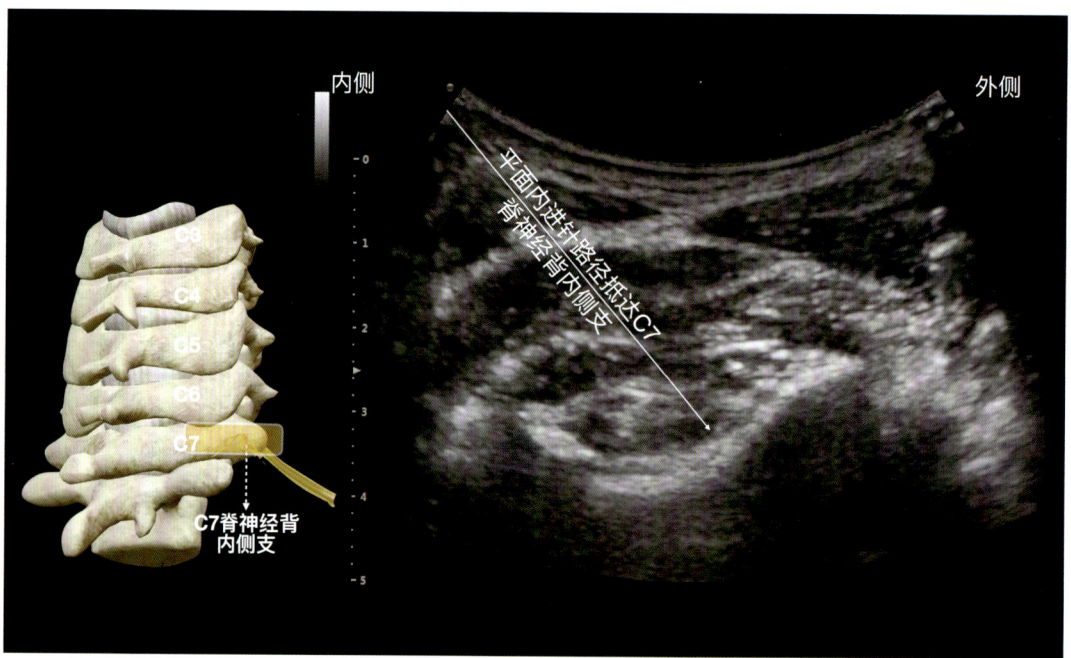

图1-52 利用第7颈椎（C7）横突背侧横（短）轴扫查切面行C7脊神经背内侧支阻滞及疼痛相关治疗的进针路径

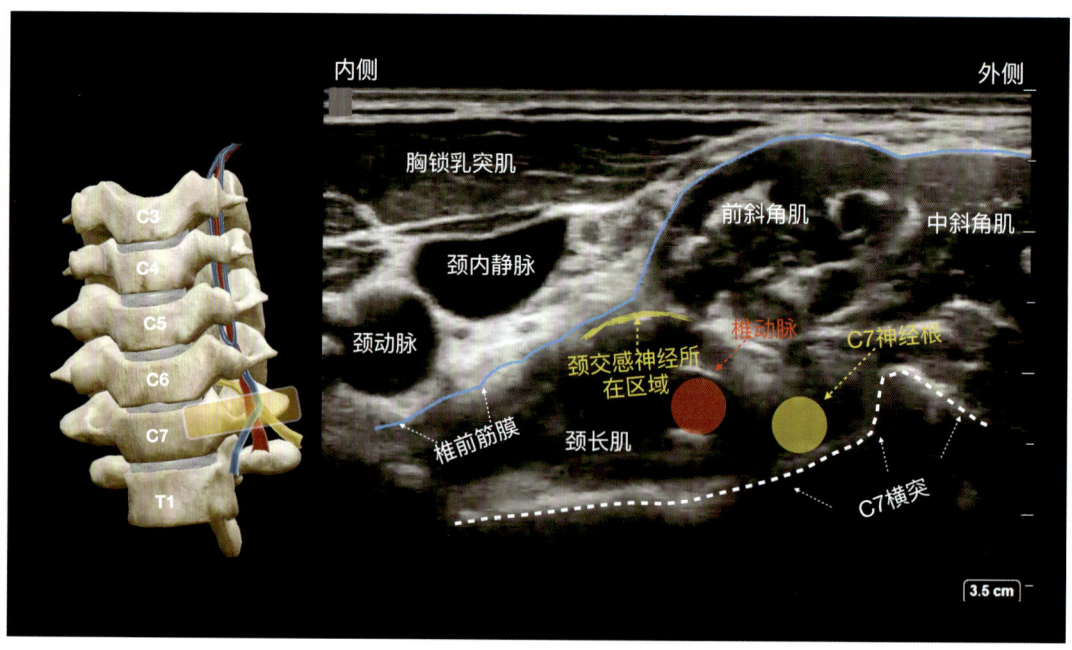

图1-53 第7颈椎（C7）腹侧C7横突后结节横（短）轴切面扫查探头位置及超声成像

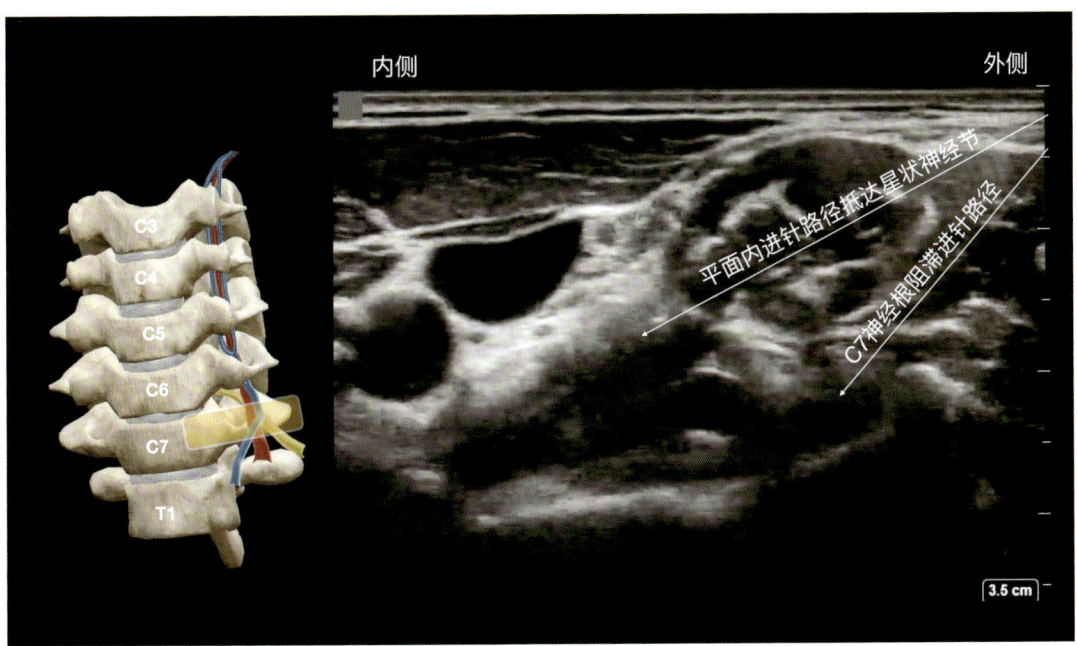

图1-54 利用第7颈椎（C7）腹侧C7横突后结节横（短）轴切面行星状神经节、C7神经根阻滞及疼痛相关治疗的进针路径

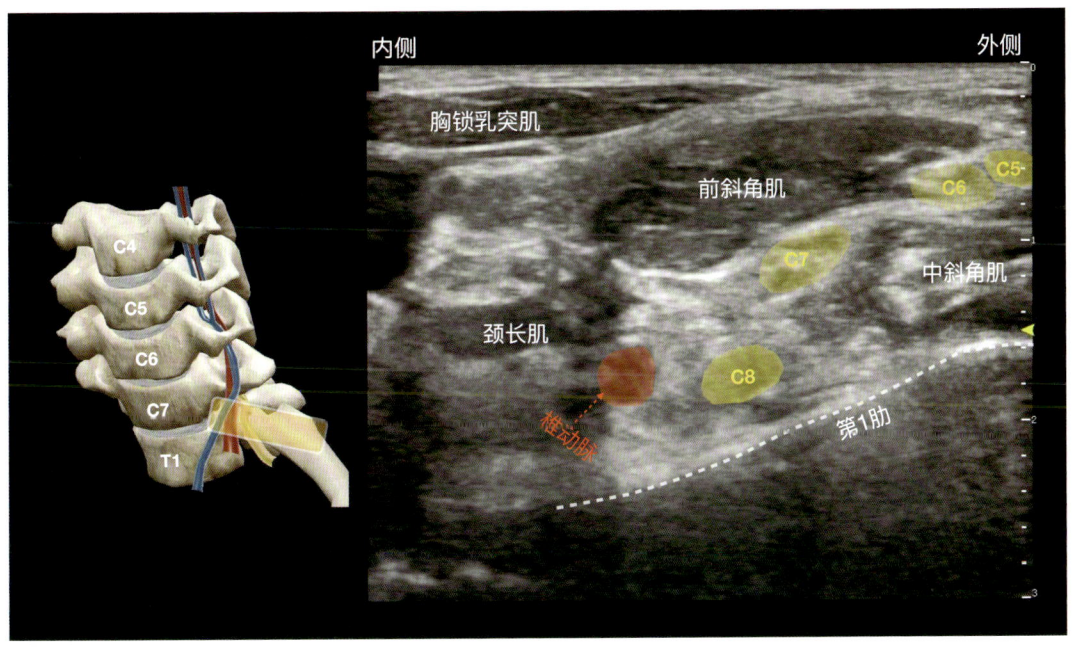

图1-55 第7颈椎（C7）腹侧C7横突尾侧C8神经根横（短）轴扫查探头位置及超声成像

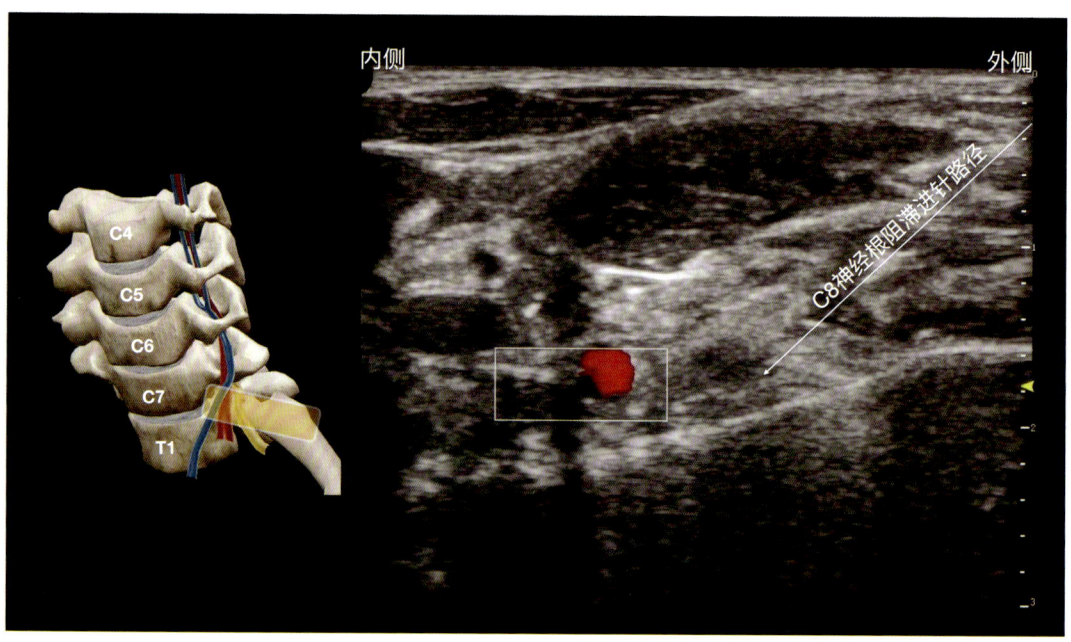

图1-56 利用第7颈椎（C7）腹侧C7横突尾侧C8神经根横（短）轴扫查行C8神经根阻滞及疼痛相关治疗的进针路径

第三节 临床应用扫查切面选择

在颈椎行阻滞或疼痛相关治疗时,各目标结构的临床常用扫查切面见表1-1。

表1-1 颈椎各目标结构的扫查切面选择

阻滞或疼痛治疗目标结构	扫查切面选择
寰枕关节	枕骨-C1横突纵(长)轴扫查切面(图1-38)
C2-C3关节突关节	C2-C3关节突关节背侧纵(长)轴扫查切面(图1-30)
C3-C6关节突关节	关节突关节背侧纵(长)轴扫查切面(图1-5B,图1-7,图1-5C,图1-9)
枕大神经(C2脊神经背内侧支)	C1后弓-C2椎板纵(长)轴扫查切面(图1-36)
	C2棘突-C1横突斜轴位扫查切面(图1-44)
	寰枢关节斜轴位切面扫查切面(图1-46)
第三枕神经(C3脊神经背内侧支)	C2-C3关节突关节背侧纵(长)轴扫查切面(图1-30)
C4~C6脊神经背内侧支	中段颈椎关节突关节外侧纵(长)轴扫查切面(图1-5C,图1-9)
	中段颈椎背外侧横(短)轴扫查切面(图1-25)
C7脊神经背内侧支	C6-C7关节突关节-C7横突后结节纵(长)轴扫查切面(图1-48)
	C7关节柱背侧横(短)轴扫查切面(图1-50)
C2神经根或C2神经背支	C2外侧平台纵(长)轴扫查切面(图1-30,图1-33)
C3~C6神经根	横突结节间沟水平纵(长)轴扫查切面(图1-11)
	横突(腹侧)横(短)轴扫查切面(图1-18,图1-20,图1-22,图1-24)
C7神经根	C7横突腹侧横(短)轴扫查切面(图1-52)
C8神经根	C7横突尾侧C8神经根横(短)轴扫查切面(图1-54)
C2背根神经节	寰枢关节侧后方纵(长)轴扫查切面(图1-34)
	寰枢关节斜轴位扫查切面(图1-46)
星状神经节(颈交感神经)	C7横突腹侧横(短)轴扫查切面(图1-52)
颈上神经节	C3横突腹横(短)轴扫查切面(图1-23)
颈神经丛	横突(腹侧)横(短)轴扫查切面(图1-22)
颈椎间盘	颈椎前路椎体-椎间盘纵(长)轴扫查切面(图1-15)

第二章

胸椎超声与应用

第一节
胸椎解剖及其超声成像特征

一、横突

T2～T10胸椎具有与颈、腰段椎体不同的典型结构，即横突相对粗大，位于关节突关节的侧面、稍后方，向相应椎体的头端（T10除外）和后方倾斜。这一特征使得T2～T10胸椎超声横断面扫描时，可见横突自椎体两旁向上弯翘，犹如冲浪时海浪的形态（图2-1，图2-3，图2-4）。T11和T12横突发育不全，相对短小，可能导致胸椎的辨认和（或）定位困难（图2-4）。

二、棘突

T2～T9的棘突呈屋瓦状排列（图2-2，图2-3），T5～T9最为突出，形成一个骨性屏障；T10的棘突走向可变，多数稍向下行；T11和T12的棘突直接向背侧延伸，类似于腰椎棘突（图2-2，图2-4）。因此，除了T11/T12和T12/L1间隙外，无论进行横断面扫描还是中线纵轴扫描均难以呈现胸椎椎间隙、椎管及其内容物的声窗（图2-2），T1～T4和T10～T12的椎管可通过旁正中矢状位倾斜扫描获得部分显像。此外，在贯穿胸椎体的2个横突的横断面扫描中看到的棘突为上一椎体的棘突（图2-2）。和颈椎情况类似，正常胸椎的棘突通常偏离中线，沿胸段中线扫描时难以看到连续排列的棘突尖端。当棘突间韧带无明显钙化时，通常会呈现图中的图像；如遇严重棘突间韧带钙化，则图像以骨性声影为主，图像呈现"一片漆黑"。

三、椎板

T1～T10椎板宽度超出椎体（图2-2），行该节段椎板纵轴扫描时，图像呈"波浪征"典型表现，与腰椎椎板纵轴扫描不同。T11和T12椎板则粗壮、狭窄并朝向后方，与腰椎类似。行该节段椎板纵轴扫描时，图像呈"奔马征"，与腰椎椎板纵轴扫描类似。尽管其超声图像的声窗狭窄，但该节段椎板层间空间和后硬脊膜用旁正中矢状面仍是可视的。

四、关节突关节

胸椎关节突关节是平面关节，关节面的位置与其所处椎体节段位置一致（T11和T12关节突关节除外）（图2-2）。在上位胸椎，关节突关节朝向后方且稍微向外；在下位胸椎，关节突关节朝向前方且稍向内侧。与腰椎不同，行胸椎关节突关节纵轴扫描时图像呈"锯齿征"。

五、肋横突关节

肋横突关节是肋骨结节与胸椎横突的肋,所有肋横突关节的滑膜囊都被强健的韧带结构所环绕。胸椎横突与其相应的肋骨结节形成肋横突关节。T4以上的肋骨颈几乎完全"隐藏"于横突腹侧面;T4~T9的肋骨颈位于相应节段椎体横突腹面并偏向头侧,这一特征使得在T4~T9行椎旁阻滞时的操作窗更窄(图2-2)。T11和T12上没有这种关节(图2-4)。

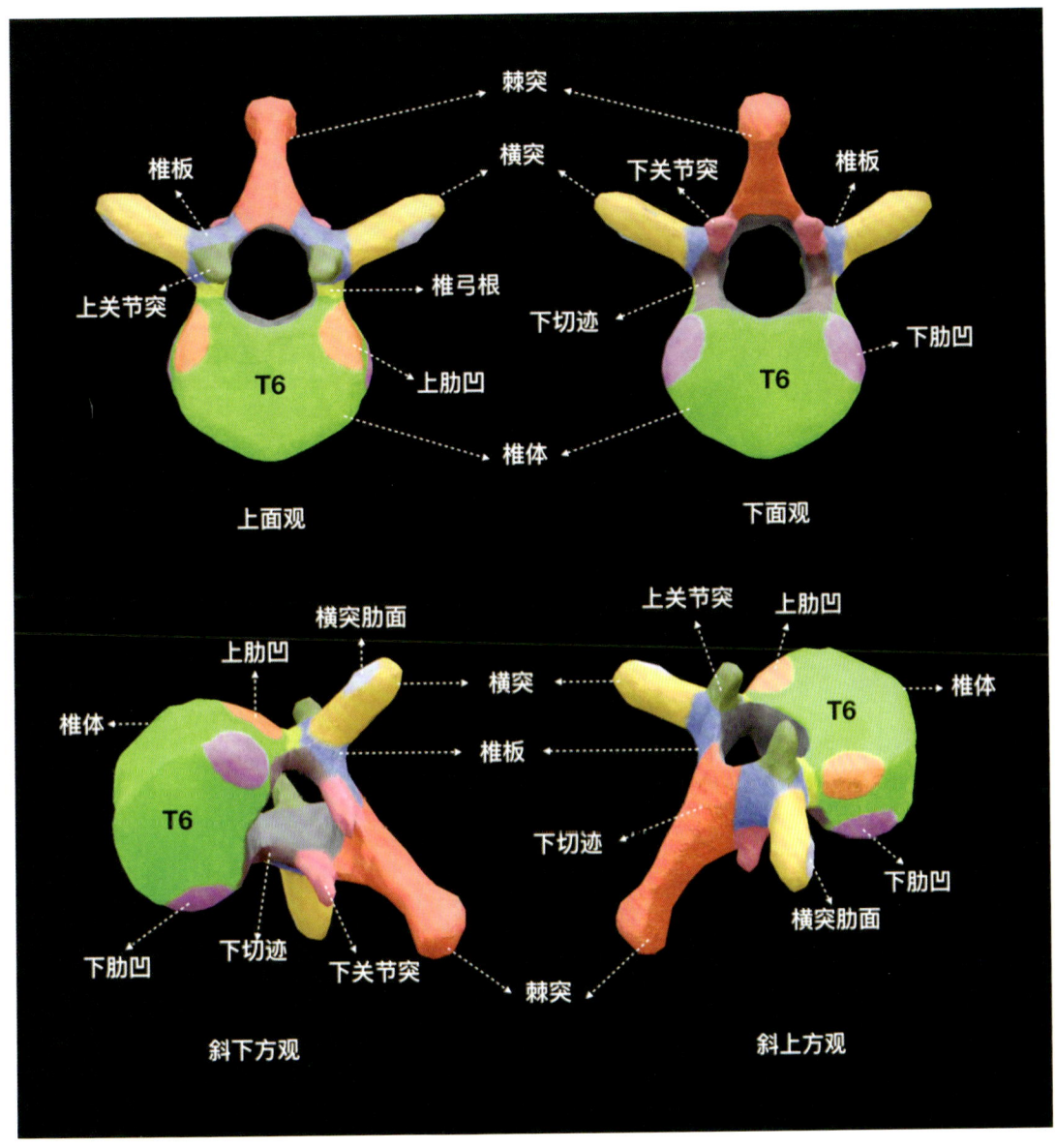

图2-1 胸椎T6椎体解剖结构及特征

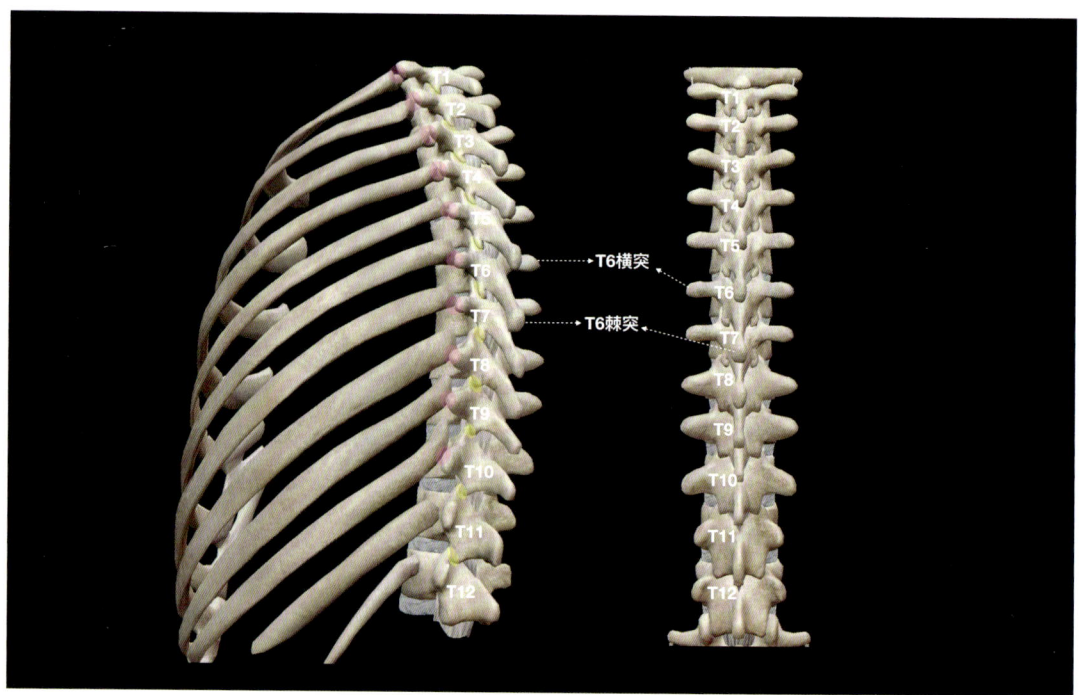

图 2-2 胸椎解剖结构及特征

透明黄色椭圆区域表示关节突关节；透明粉红色椭圆区域表示肋横突关节

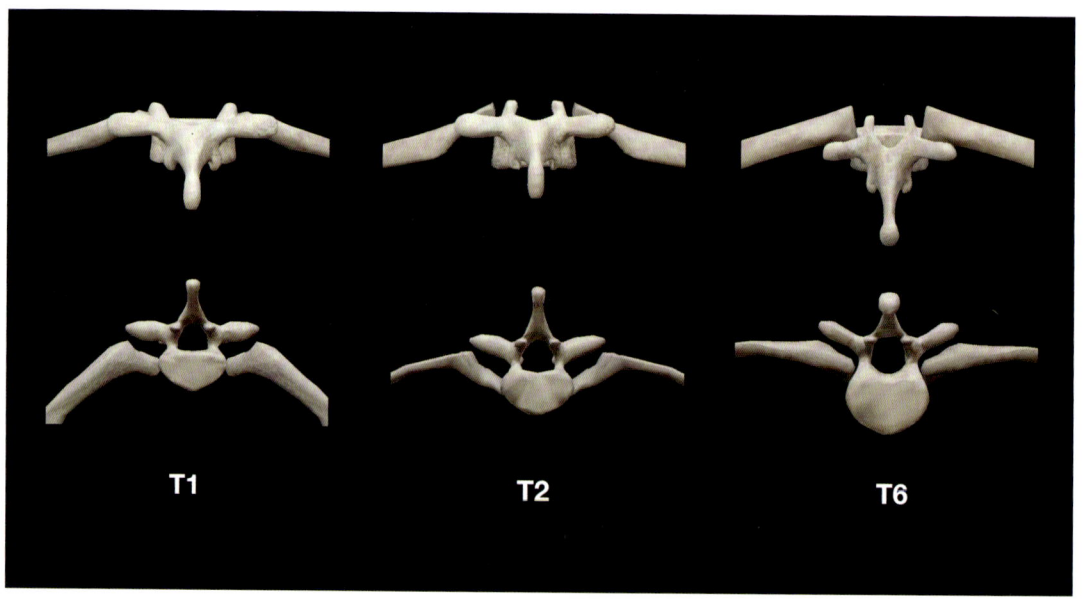

图 2-3 高、中位胸椎（T1，T2，T6）解剖结构及特征

上排为背侧观，下排为横轴断面观

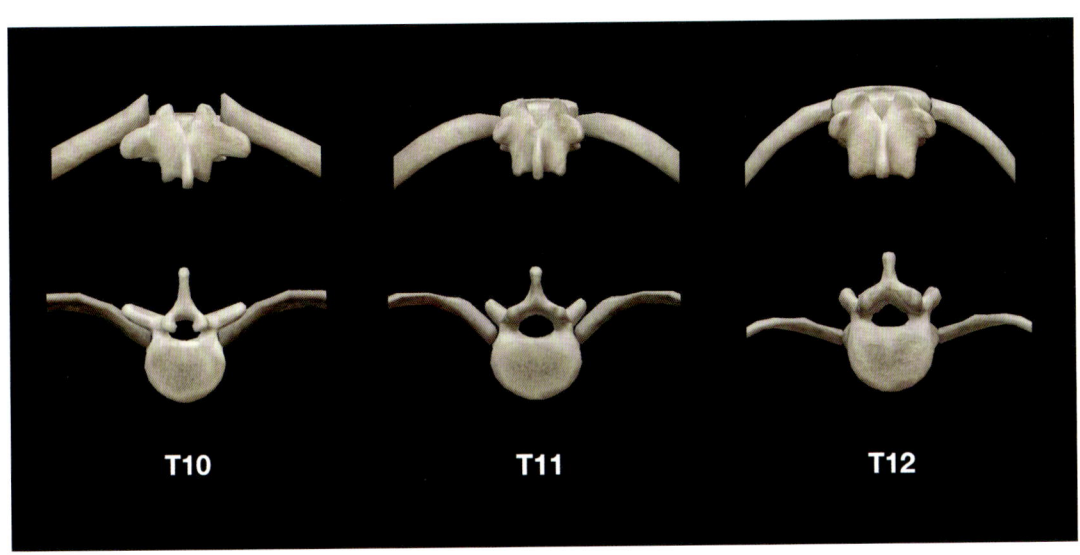

图2-4 低位胸椎（T10-T12）解剖结构及特征
上排为背面观，下排为横轴断面观

第二节

胸椎超声扫查

麻醉与疼痛治疗中用到的胸段脊椎超声扫查技术亦可分为纵（长）轴矢状位扫查技术和横（短）轴扫查技术。

（一）纵（长）轴扫查

患者体位：患者采用侧卧位或俯卧位。

探头：低频凸阵探头、高频线阵探头或机械扇扫探头。

胸椎纵（长）轴超声扫查，首先将探头沿脊柱纵轴置于目标节段棘突水平位置，由内向外缓慢移动探头可依次获得以下8个临床常用扫查切面视窗（图2-5）。

1. 棘突纵（长）轴矢状位扫查切面 上、中胸段因棘突呈叠瓦状上下部分重叠，难以获得棘突间隙及椎间隙视窗（图2-6A）；下胸段棘突中线水平超声成像与腰段棘突水平较为相似（图2-6B）。

>> 目标结构及临床应用

- 棘突：定位棘突水平，以便进一步定位外侧的椎板水平切面。
- 棘上/棘间韧带：采用平面内或平面外进针技术分别穿刺至紧贴棘上/棘间韧带两侧的位置（图2-9），注射抗炎镇痛药（避免药液注射至韧带内）用于治疗棘上/棘间韧带炎。

2. 椎板纵（长）轴矢状位扫查切面 将探头自棘突水平（图2-5A，图2-6）略向外移动，获得椎板水平视窗（图2-5B，图2-8）。与腰椎椎板水平"奔马征"不同，胸椎椎板呈叠瓦样上下部分重叠；超声图像中可见上下椎板连续而呈波浪状，故又称"波浪征"。

>> 目标结构及临床应用

- 椎板：定位椎板水平，据此行椎板纵（长）轴倾斜位扫查。

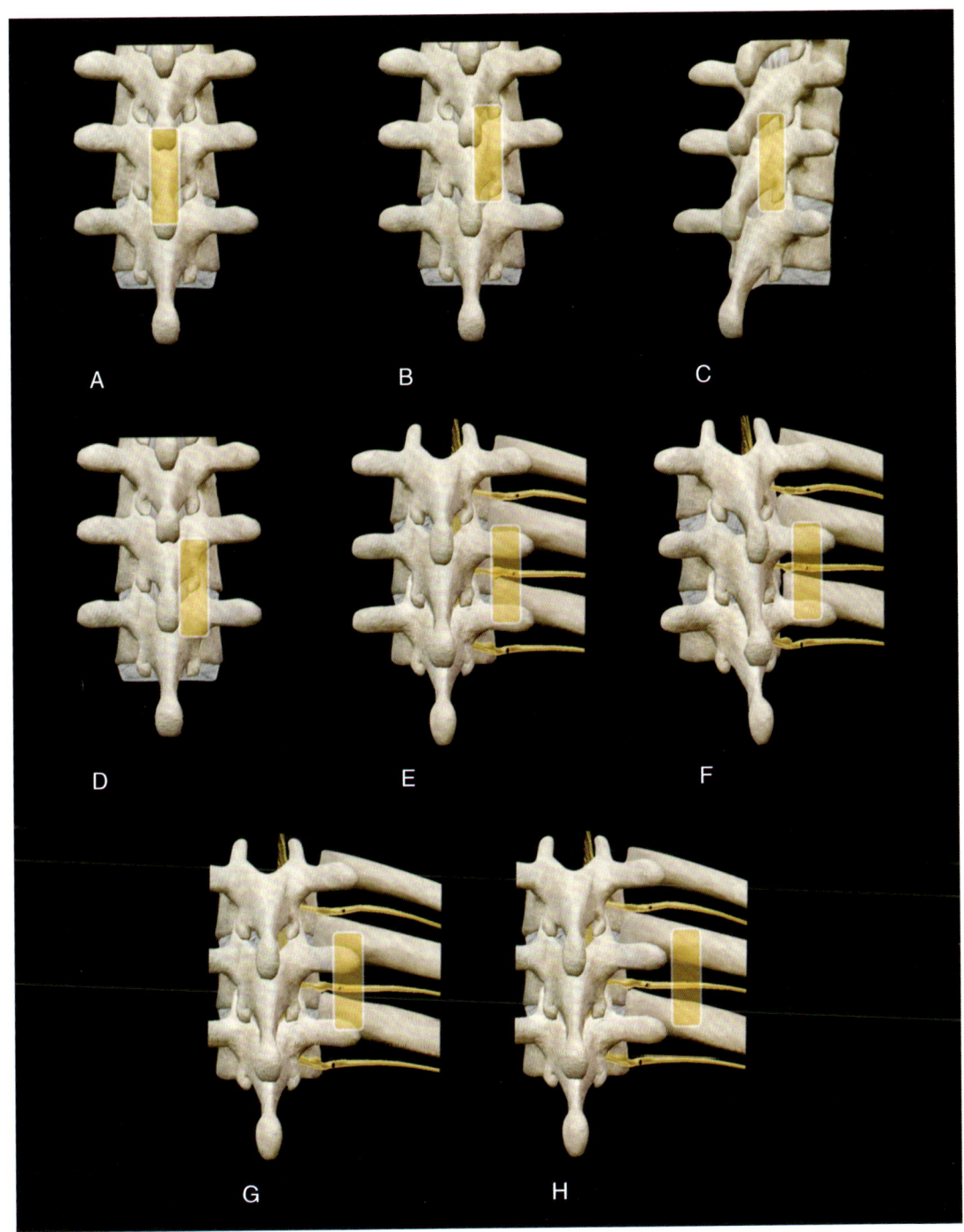

图2-5 胸椎纵（长）轴扫查8个切面探头位置（背面观）

A.棘突纵（长）轴矢状位扫查探头背面观；B.椎板纵（长）轴矢状位扫查探头背面观；C.椎板纵（长）轴矢状倾斜位扫查探头背面观；D.关节突关节纵（长）轴矢状位扫查探头背面观；E.横突纵（长）轴矢状位扫查探头背面观；F.横突纵（长）轴矢状倾斜位扫查探头背面观；G.肋横突关节纵（长）轴矢状位扫查探头背面观；H.肋骨纵（长）轴矢状位扫查探头背面观

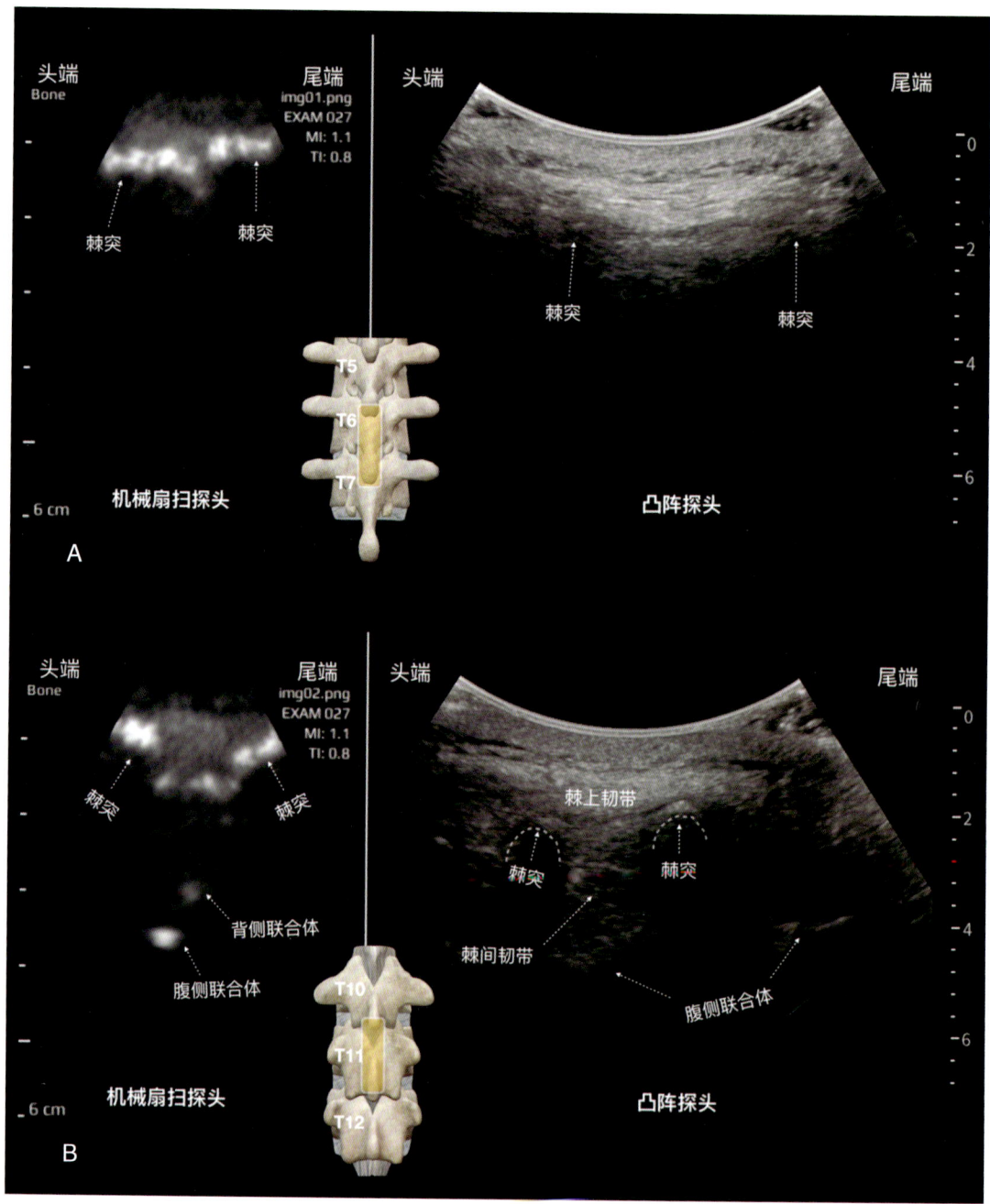

图2-6 胸椎棘突纵（长）轴矢状位扫查探头位置及超声成像

A.上、中胸段棘突纵（长）轴矢状位扫查超声成像；B.下胸段棘突纵（长）轴矢状位扫查超声成像

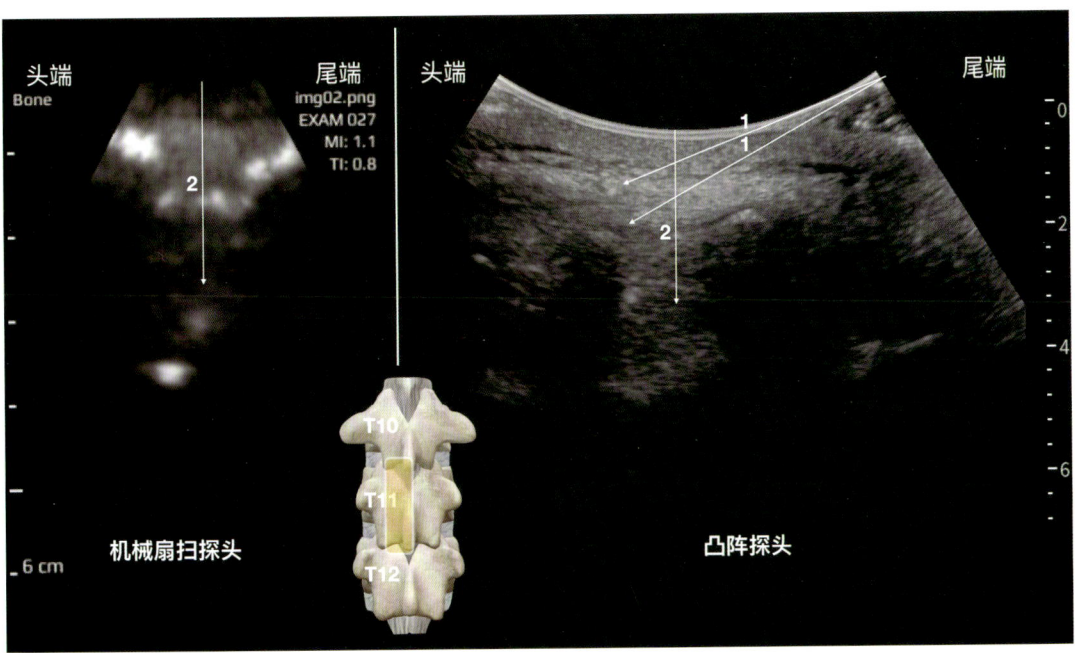

图2-7 利用棘突纵（长）轴矢状位扫查切面行棘上韧带周围注射治疗的进针路径（白色箭头线1）及棘间韧带周围注射治疗的进针路径（白色箭头线2）

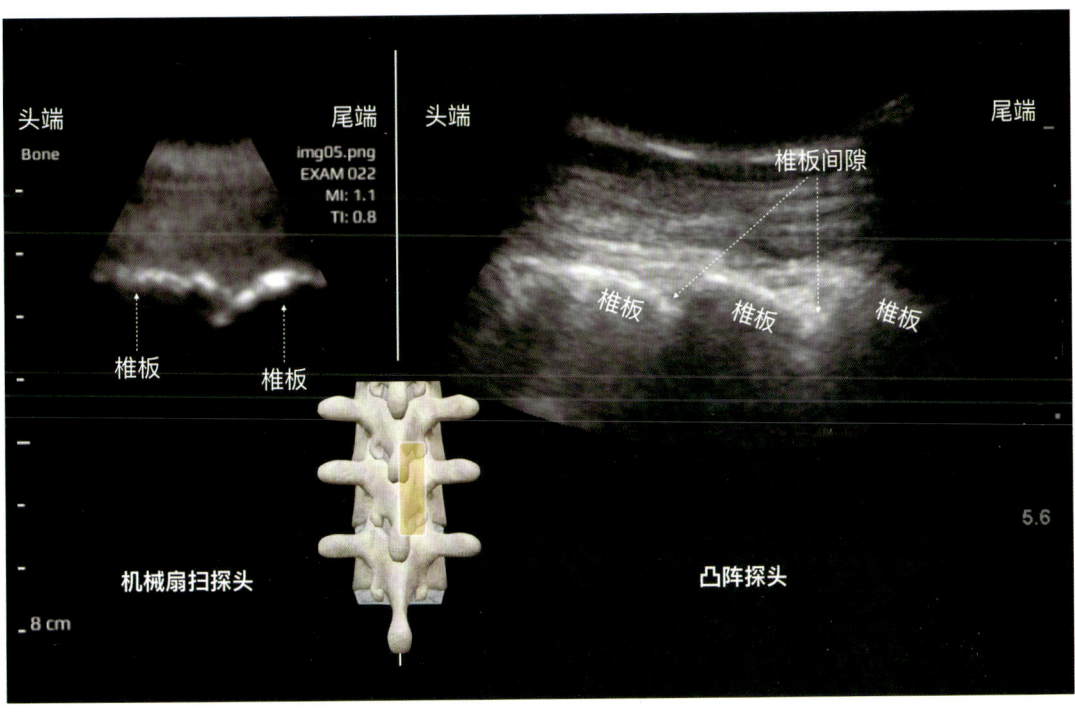

图2-8 胸椎椎板纵（长）轴矢状位扫查探头位置及超声成像

3. 椎板纵（长）轴矢状倾斜位扫查切面 扫查到椎板切面（图2-5B，图2-8）后，将探头略向内倾斜（图2-5C），可见连续的"波浪"出现中断，中断处深层可见高回声背侧联合体（背侧硬脊膜和黄韧带）及腹侧联合体（腹侧硬脊膜和前纵韧带）（图2-9）。

> **⇒⇒ 目标结构及临床应用**
> - 背侧联合体：可利用这一切面进行超声实时引导的胸段硬膜外穿刺。固定探头，穿刺针自尾端向头端平面内进针（图2-10），当针尖接近高回声后联合体时应缓慢进针或改为徒手操作，直至针尖有突破感且注射器阻力消失，回抽无血、无脑脊液后，可进行椎管内给药。应谨慎操作，避免针尖穿破硬脊膜。

4. 关节突关节纵（长）轴矢状位扫查切面 将探头自椎板水平（图2-5B，图2-8）继续向外移动，获得关节突关节水平视窗（图2-5D，图2-11）。超声图像中骨性关节突关节连续而呈锯齿状，故称"锯齿征"；上一椎体下关节突形成"锯齿"的凸起部分，下一椎体上关节突形成"锯齿"的凹陷部分。

> **⇒⇒ 目标结构及临床应用**
> - 关节突关节：可利用该切面行胸椎关节突关节注射治疗。穿刺针自尾端向头端平面内进针（图2-12），针尖达关节突关节给药或进行疼痛相关治疗。

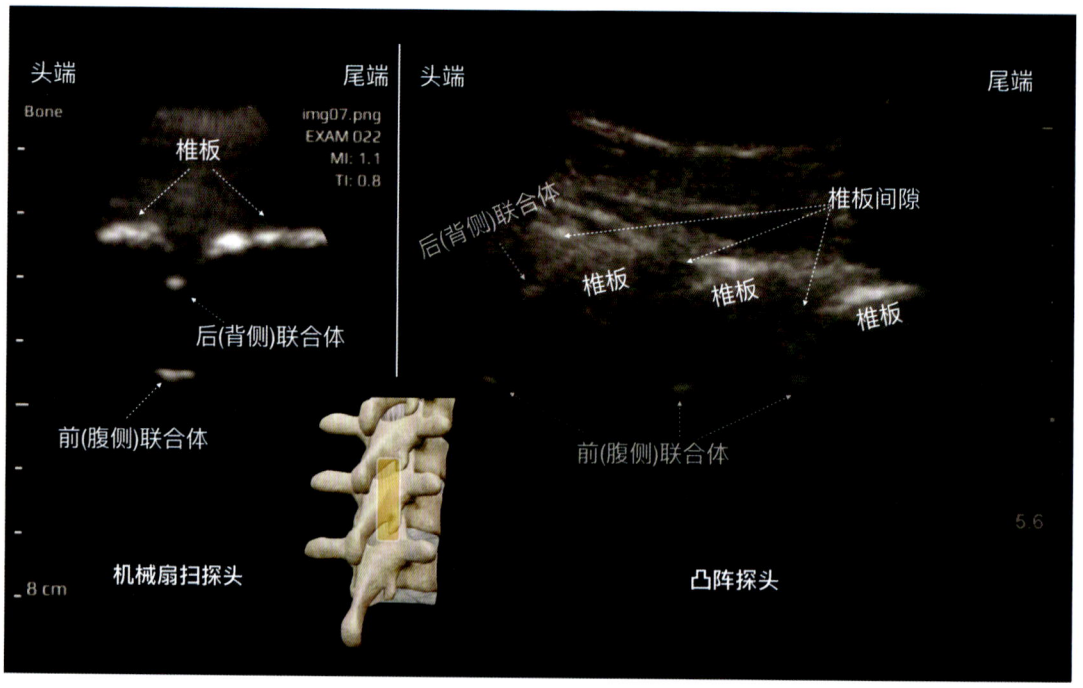

图2-9 胸椎纵（长）轴矢状倾斜位扫查位置及超声成像

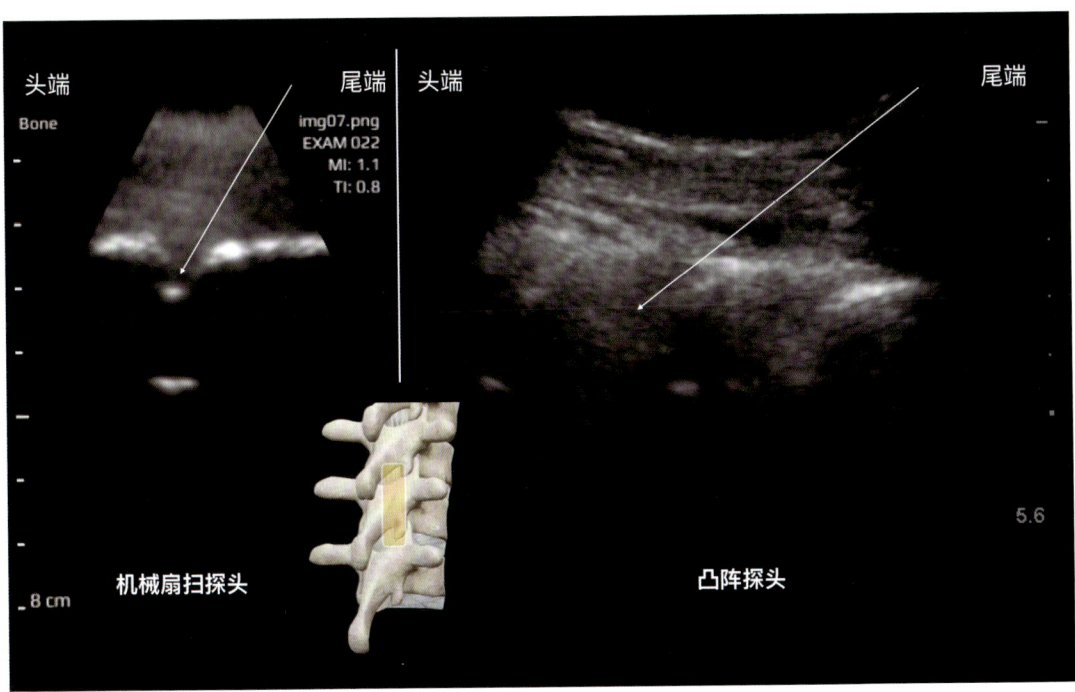

图2-10 利用胸椎纵（长）轴矢状倾斜位扫查切面行胸段硬膜外穿刺的进针路径（白色箭头线）

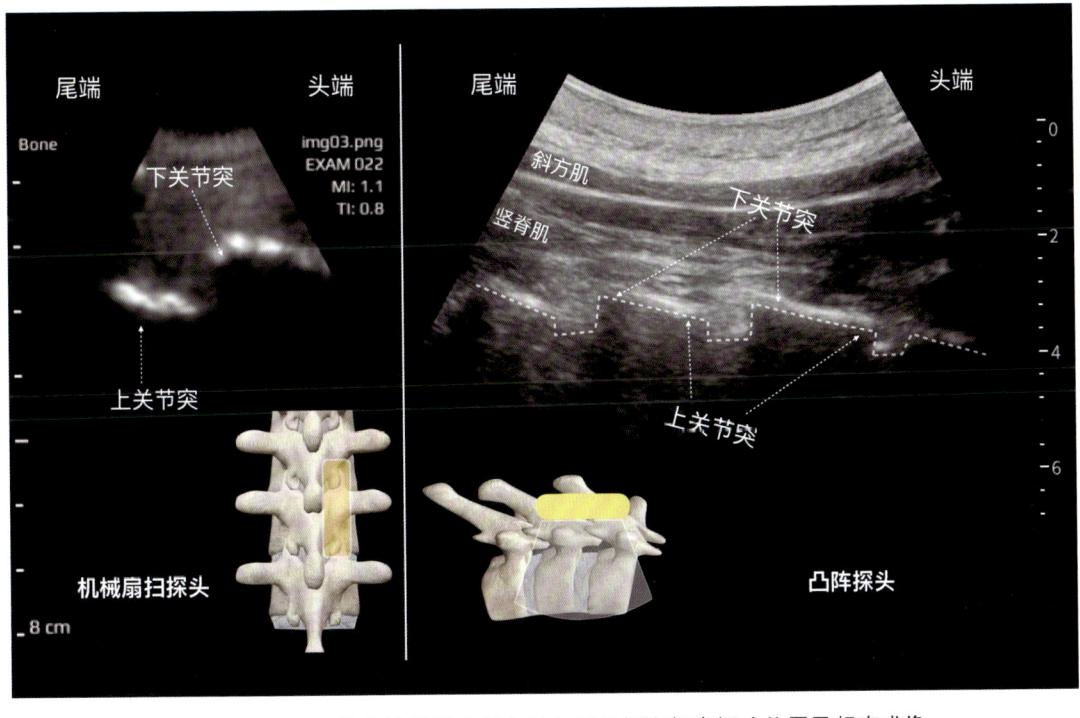

图2-11 胸椎关节突关节纵（长）轴矢状位扫查超声探头位置及超声成像

5. 横突水平纵（长）轴矢状位及矢状倾斜位扫查 2 切面　将探头自关节突关节水平（图2-5D，图2-11）继续向外侧移动，可获得横突水平视窗（图2-5E，图2-13）。该视窗与腰椎横突水平类似，均呈典型"三叉戟征"。横突浅层由深至浅可见斜方肌和竖脊肌，竖脊肌周围由略呈高回声的胸腰筋膜包绕。横突间隙由浅至深依次可见高回声横突间韧带（靠横突外侧缘更明显）、肋横突上韧带（因横突间韧带对超声束的阻挡，位于其下方的肋横突上韧带成像并不十分清楚）、无回声椎旁间隙。由于胸膜在横突水平已开始发生翻折并逐渐移行至平行于椎体走行，同时椎旁间隙的宽度具有个体差异，因此，当探头垂直于横突放置时，多数情况下无法获得良好的胸膜成像（图2-13）。欲获得胸膜成像，可行横突水平纵（长）轴矢状倾斜位扫查（图2-5F，图2-14），将探头略向外侧倾斜，至超声束可投射到胸膜时，可在超声图像中看到高回声胸膜。然而，临床进行这一操作时，探头容易顺势向外侧滑动，固定探头进行穿刺操作存在一定难度。

> **>> 目标结构及临床应用**
>
> - 胸椎旁间隙：胸椎旁间隙为一楔形结构腔隙，内侧为椎体外侧面，背侧为肋横突上韧带等组织结构，腹侧为胸膜。胸段脊神经自椎间孔发出，腹侧支途经椎旁间隙向外走行于肋间肌之间，可利用该切面行胸椎旁神经阻滞或疼痛治疗。穿刺针自背侧向腹侧平面内进针（图2-15，进针路径1），并利用阻力消失法判断针尖是否到达椎旁间隙。当针尖突破肋横突上韧带进入椎旁间隙后，会有"突破"感，回抽无血、无气后，可给予生理盐水，同时将超声探头向外侧移动，直至可见胸膜，观察"胸膜下移征"。如出现"胸膜下移征"，证实针尖位置正确；即使未出现"胸膜下移征"，也不能证明针尖未达椎旁间隙，有可能是药液沿椎体旁头尾扩散或向椎体前缘扩散所致，临床需综合判断。此方法较难全程实时观察针尖位置，因此存在血管、神经损伤及胸膜穿破等风险，应谨慎操作。
> - 竖脊肌-横突：可利用该切面行平面内进针入路的竖脊肌平面阻滞。穿刺针自尾端向头端或由头端向尾端平面内进针（图2-15，进针路径2），针尖穿过竖脊肌并突破包绕竖脊肌的胸腰筋膜，抵达胸腰筋膜与横突之间后可给予局部麻醉药行竖脊肌平面阻滞。有研究显示，竖脊肌平面给药不仅可阻滞穿行于竖脊肌的脊神经背支，而且具有潜在的扩散到椎旁间隙阻滞椎旁神经的可能（尽管存在争议），是提供背部及胸壁镇痛的选择之一。

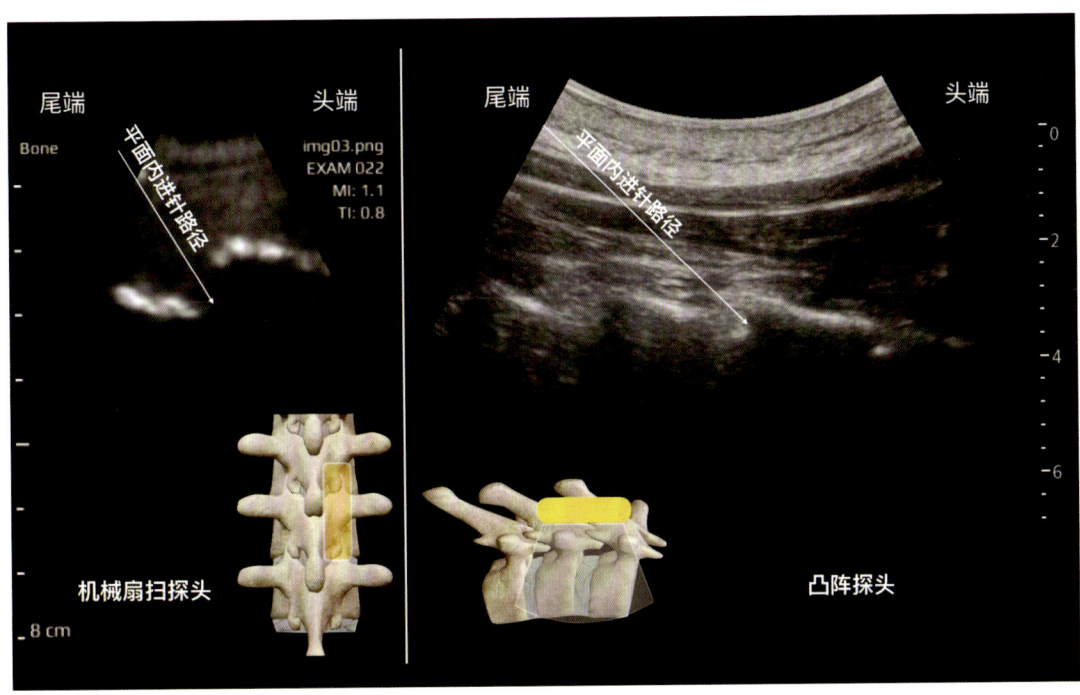

图2-12 利用胸椎关节突关节纵（长）轴矢状位扫查切面行关节突关节注射治疗的进针路径（白色箭头线）

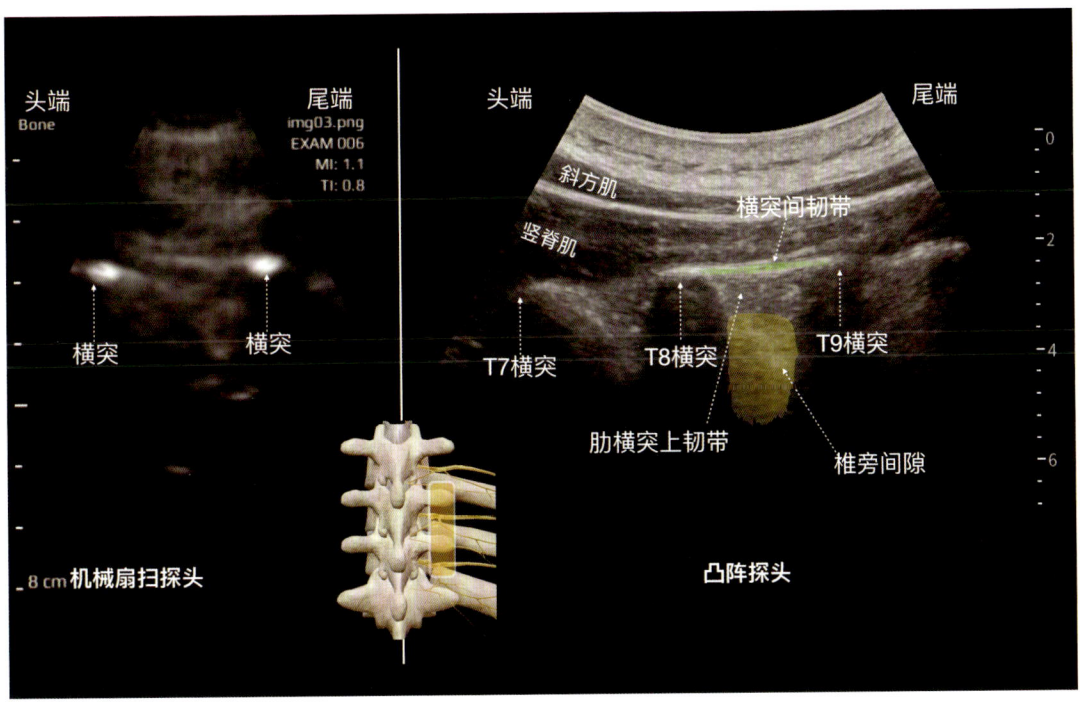

图2-13 胸椎横突纵（长）轴矢状位扫查探头位置及超声成像

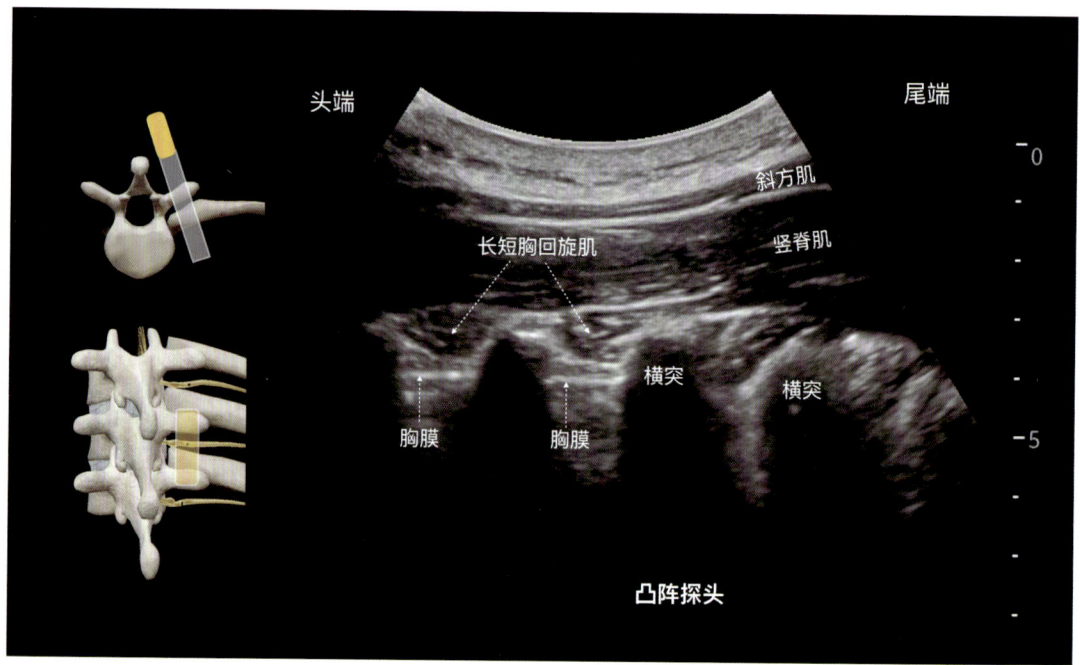

图2-14 胸椎横突纵（长）轴矢状倾斜位扫查探头位置及超声成像

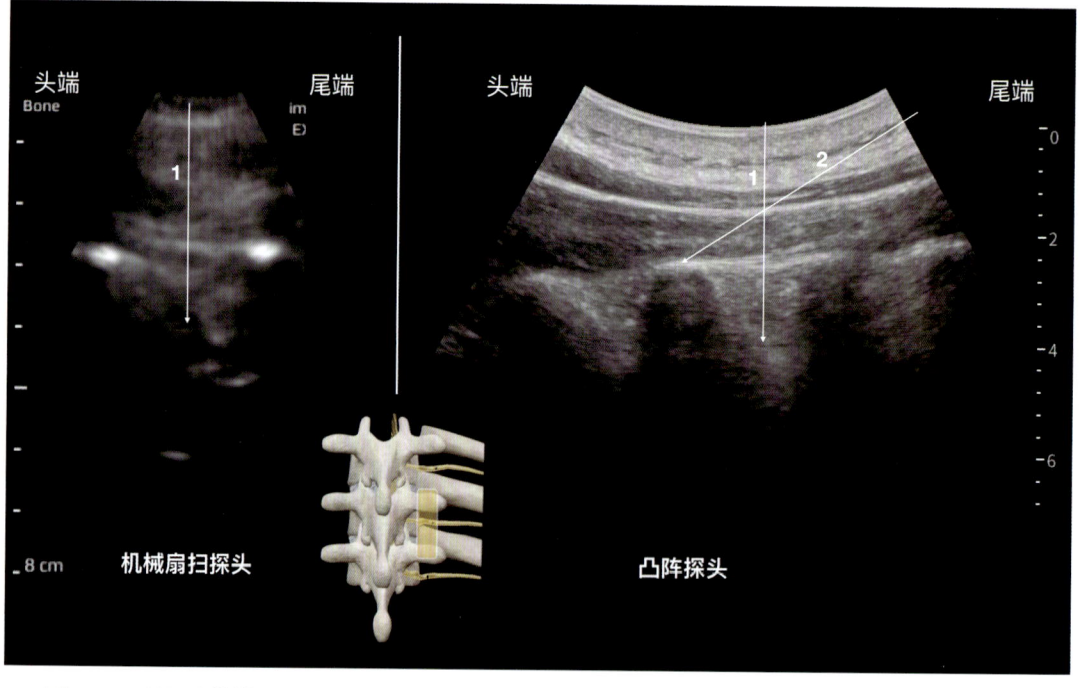

图2-15 利用胸椎横突纵（长）轴矢状位扫查切面行胸椎旁神经阻滞的进针路径（白色箭头线1）及竖脊肌平面阻滞进针路径（白色箭头线2）

6. 肋横突关节纵（长）轴矢状位扫查切面　将探头自横突水平切面（图2-5E，图2-13）继续向外侧略平行移动可抵达肋横突关节水平切面（图2-5G，图2-16）。在该切面可见高回声横突及位于其腹侧、靠近其头端的肋结节，在相邻2个肋横突关节之间可见连接肋颈背侧和横突腹侧的肋横突上韧带。

>> **目标结构及临床应用**

- 胸椎旁间隙：可利用该切面行平面外进针入路的椎旁神经阻滞或疼痛相关治疗。穿刺针自背侧向腹侧平面外进针（图2-17，进针路径1），并利用阻力消失法判断针尖是否到达椎旁间隙（具体方法见前述）。
- 肋横突关节：可利用该切面行肋横突关节注射疼痛治疗。穿刺针自头端向尾端平面内进针（图2-17，进针路径2），针尖抵达肋横突关节后可行关节腔注射治疗。

7. 肋骨纵（长）轴矢状位扫查切面　将探头自肋横突关节水平切面（图2-5G，图2-16）继续向外侧略平行移动可抵达肋骨水平切面（图2-5F，图2-18）。在该切面可见高回声肋骨表面，下方伴声影；相邻肋骨之间可见3层肌肉、筋膜结构，由浅层至深层依次为肋间外肌、肋间肌及肋间最内膜；肋间最内膜深面无回声区域为后肋间隙，其下方可见高回声、可随呼吸运动滑动的胸膜。在靠近脊柱的区域，肋间神经及肋间动静脉走行于肋骨下缘、肋间内肌与肋间最内膜之间，可借助彩色多普勒辨认与肋间神经伴行的肋间动静脉。

>> **目标结构及临床应用**

- 后肋间间隙：在横突旁开、肋骨水平，超声成像中可见后肋间间隙或后肋间间隙与胸椎旁间隙相接壤的部分，可利用该切面分别行平面外入路或平面内入路的胸椎旁神经阻滞（图2-19）。选择平面外穿刺入路（图2-19，进针路径1）时，通常可在穿刺前通过超声图像测量皮肤至肋间最内膜的距离，穿刺针由背侧向腹侧进针，当进针深度接近皮肤至肋间最内膜的距离时应谨慎持针，当针尖突破肋间最内膜进入椎旁间隙后，先回抽，无血、无气后给予生理盐水观察"胸膜下移征"，如出现"胸膜下移征"，证实针尖位置正确。平面外穿刺入路难以全程实时观察针尖位置，并且穿刺方向垂直胸膜，因此存在穿破胸膜的风险，应谨慎操作。选择平面内穿刺入路（图2-19，进针路径2）时，自头侧向尾侧或自尾侧向头侧进针均可，针尖穿过肋间最内膜可抵达椎旁间隙，穿刺过程中应避免损伤胸膜。肋骨水平胸椎旁间隙已接近该间隙的外侧缘，因此给药后，药液可能更多地向外侧扩散，而头尾及内侧扩散受限。
- 肋间神经：可利用该切面行平面内进针入路的肋间神经阻滞。在椎旁区域，因肋间神经位于肋骨下缘（腋中线水平肋间神经位于相邻两肋骨之间），通常选择自尾端向头端进针路径（图2-19，进针路径3）。针尖穿过肋间外肌、肋间内肌到达肋间动静脉周围（避免损伤动、静脉），可行肋间神经阻滞或疼痛相关治疗。
- 肋骨：可利用该切面沿胸椎头尾扫查，定位胸椎节段。在胸椎尾端，由于L1横突无肋骨相连，而T12横突有肋骨与之相连（图3-31），可据此判断T12肋骨及T12椎体，依次向上扫查确定目标节段椎体及椎旁间隙等结构。在胸椎头端，由于C7横突无肋骨相连，而T1横突有肋骨与之相连，可据此判断T1肋骨及T1椎体，依次向下扫查确定目标节段椎体及椎旁间隙等结构。

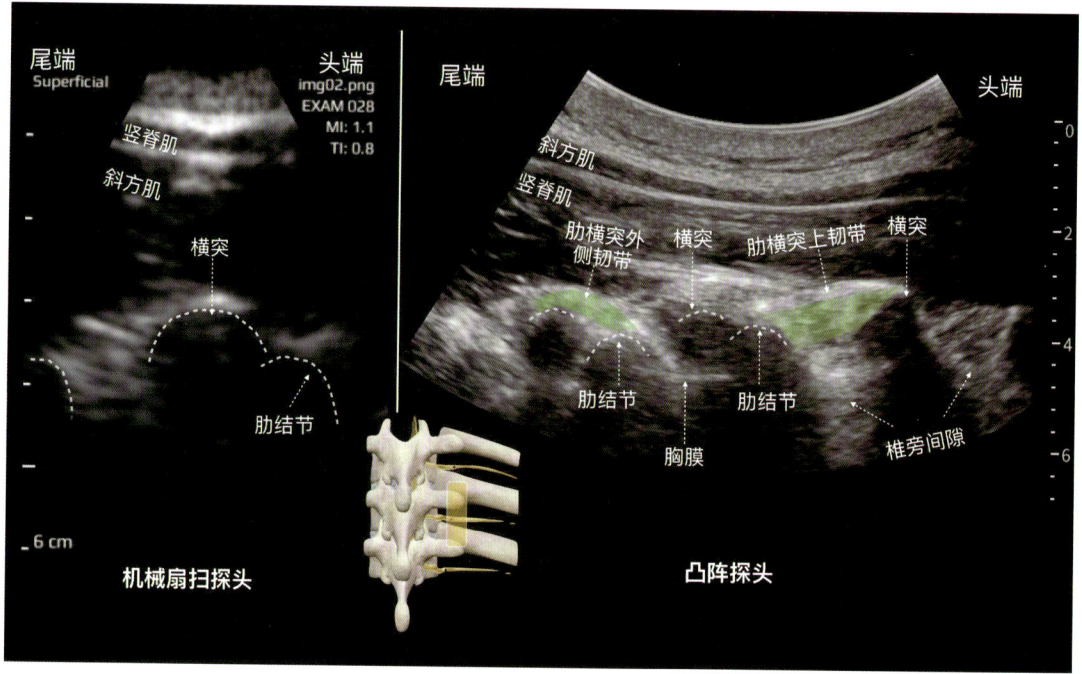

图2-16　胸椎肋横突关节纵（长）轴矢状位扫查探头位置及超声成像

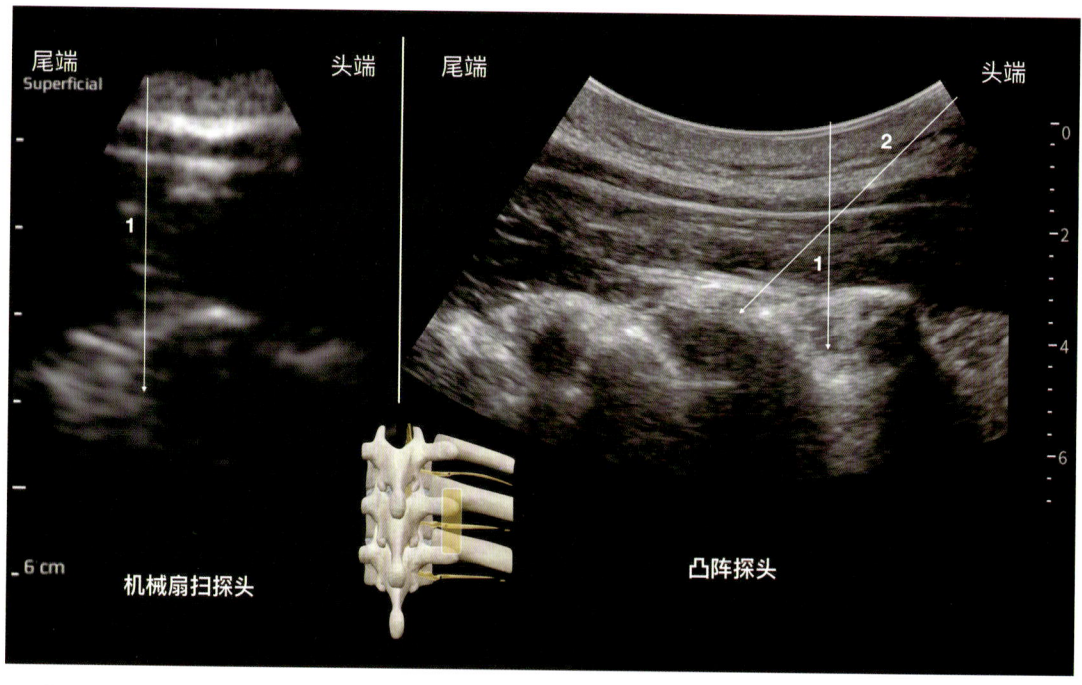

图2-17　利用胸椎肋横突关节纵（长）轴矢状位扫查切面行胸椎旁神经阻滞的进针路径（白色箭头线1）及肋横突关节注射治疗的进针路径（白色箭头线2）

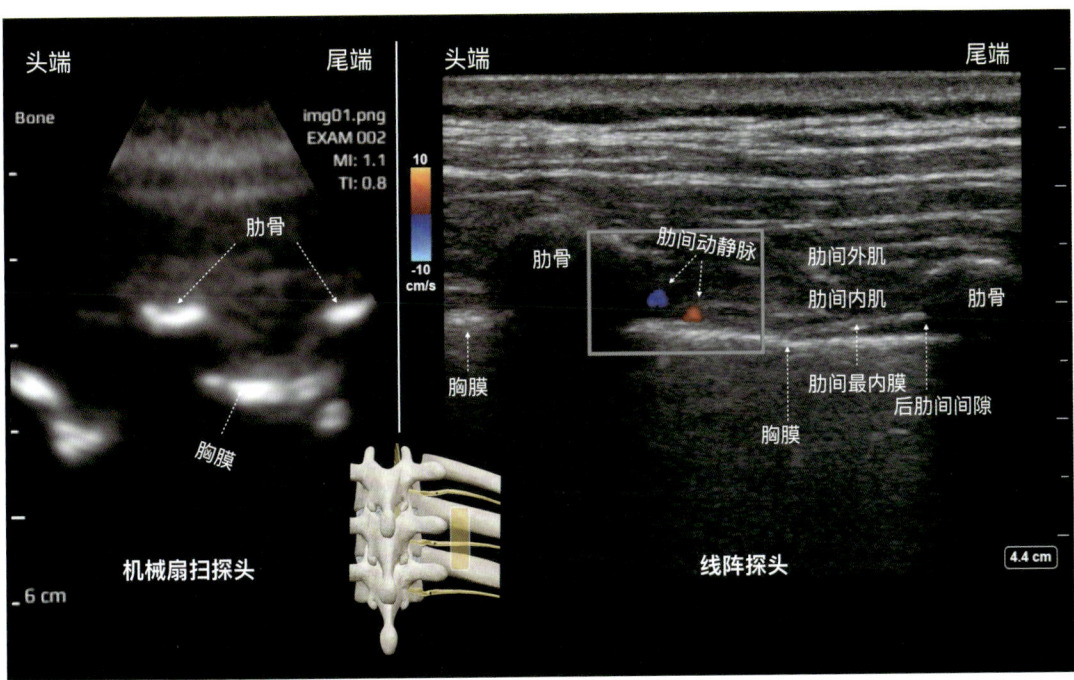

图2-18 胸椎肋骨纵（长）轴矢状位扫查探头位置及超声成像

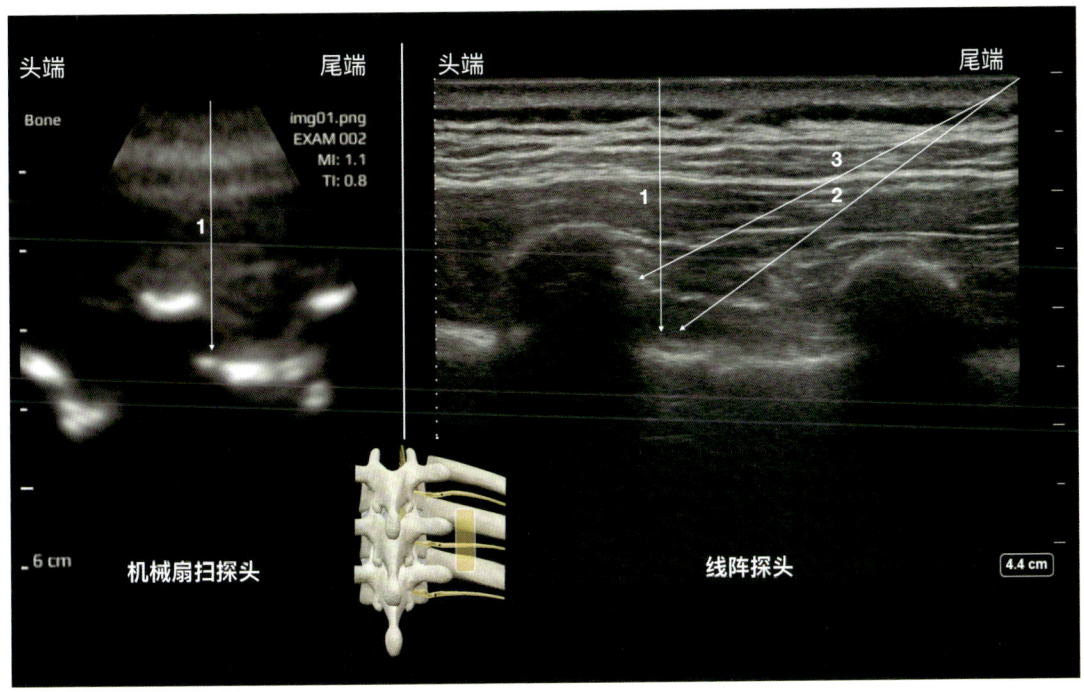

图2-19 利用胸椎肋骨纵（长）轴矢状位扫查切面行胸椎旁神经阻滞的进针路径（白色箭头线1，白色箭头线2）及肋间神经阻滞的进针路径（白色箭头线3）

(二)横(短)轴扫查

患者体位:患者采用侧卧位或俯卧位。

探头:凸阵探头或机械扇扫探头,部分切面可选择线阵探头。

目前常用到以下6个扫查切面(图2-20)。

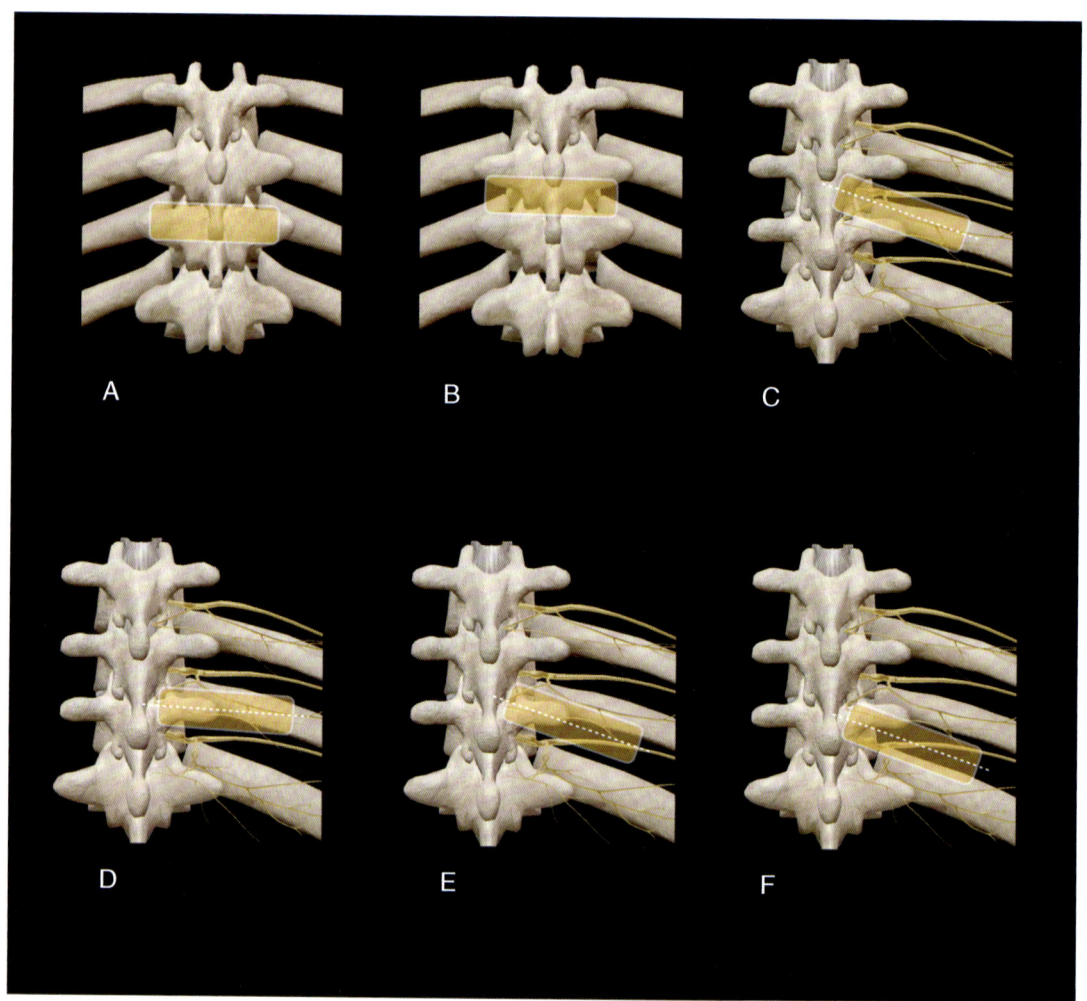

图2-20 胸椎横(短)轴扫查6个切面探头位置(背面观)

A.棘突横(短)轴正中位扫查(可见棘突与横突)探头背面观;B.棘突横(短)轴正中位扫查(可见棘突与胸膜)探头背面观;C.椎板-肋骨旁正中斜轴位扫查探头背面观;D.肋横突关节旁正中斜轴位扫查探头背面观;E.横突-椎旁/肋间间隙旁正中斜轴位扫查探头背面观;F.椎板-椎旁间隙旁正中斜轴位扫查探头背面观

1. 棘突横（短）轴正中位扫查2个切面　探头沿胸椎横（短）轴放置，将棘突置于超声图像正中，当同时只能扫查到横突时（图2-20A，图2-21），超声图像中可见表面高回声的上一椎体高耸棘突及两侧向上翘起（中胸段）的横突。将探头略向尾端或头端移动，当同时扫查到棘突、两侧关节突及两侧胸膜切面（图2-20B，图2-22）时，超声图像中可见表面高回声的上一椎体高耸棘突、两侧较短的高回声关节突及两侧更深层的高回声胸膜。

> **>> 目标结构及临床应用**
>
> - 胸椎体结构：通常可利用胸椎正中位横断面扫查的2个切面获得相应节段椎体的整体信息，包括横突、肋骨、关节突、胸膜等结构的相对位置，可据此判断是否存在脊柱旋转或侧凸畸形等情况。当确保探头垂直于椎体（躯干）放置并获得图2-21中所示切面图像时，正常情况下，两侧横突连线与超声图像底边平行（与超声束成角为90°）；如两侧横突连线与超声图像底边不平行（与超声束成角非90°）时，提示存在椎体旋转畸形，并可通过图像测量其旋转角度。此外，始终将棘突置于图像正中位对胸椎从头至尾各节段进行依次扫查，并标记棘突体表位置，也可依据各棘突连线走行轨迹初步判断是否存在脊椎侧凸畸形；由于正常情况下胸椎各节段棘突会略偏离中线，因此，利用该方法判断脊柱侧凸畸形仅作参考。对于已知存在脊柱侧凸、旋转畸形的患者，扫查上述2个切面可获得关于各个椎体更加详细的信息，并据此设计相应靶点的穿刺位点及路径。

2. 椎板-肋骨旁正中斜轴位扫查切面　将探头自正中位横（短）轴位扫查切面（图2-20A、B，图2-21）向外侧平移，并调整探头位置及倾斜角度（外侧端略向尾侧移动），使得探头与肋骨平行，获得同时可见椎板和肋骨的切面（图2-20C，图2-23）。超声图像中可见高回声肋骨面及椎板骨面。

> **>> 目标结构及临床应用**
>
> - 肋骨：寻找该视窗的临床意义主要在于将探头纵轴置于与肋骨纵轴平行的水平，以确保下一步平行移动探头后，探头纵轴与肋骨间隙平行，更好地呈现椎旁间隙切面，从而也在目标切面设定层面避开了肋骨，最大限度避免穿刺路径中遇到肋骨。

3. 肋横突关节旁正中斜轴位扫查切面　将探头自椎板-肋骨旁正中斜轴位扫查切面（图2-20C，图2-23）继续向尾侧平移，当同时扫查到横突与同一节段水平肋骨时（图2-20D），可获得该切面图像。可减浅图像深度或更换高频线阵探头以获得更清晰超声图像（图2-24），可见内侧高回声"上翘"的高回声横突，形如冲浪时翻卷起的海浪"浪头"，以及与之相连并略低于横突的高回声肋骨面，两者之间可见肋横突关节间隙。

> **>> 目标结构及临床应用**
>
> - 肋横突关节：可利用该切面行肋横突关节注射治疗，穿刺针自外侧向内侧平面内进针（图2-25），针尖抵达横突关节行注射治疗。

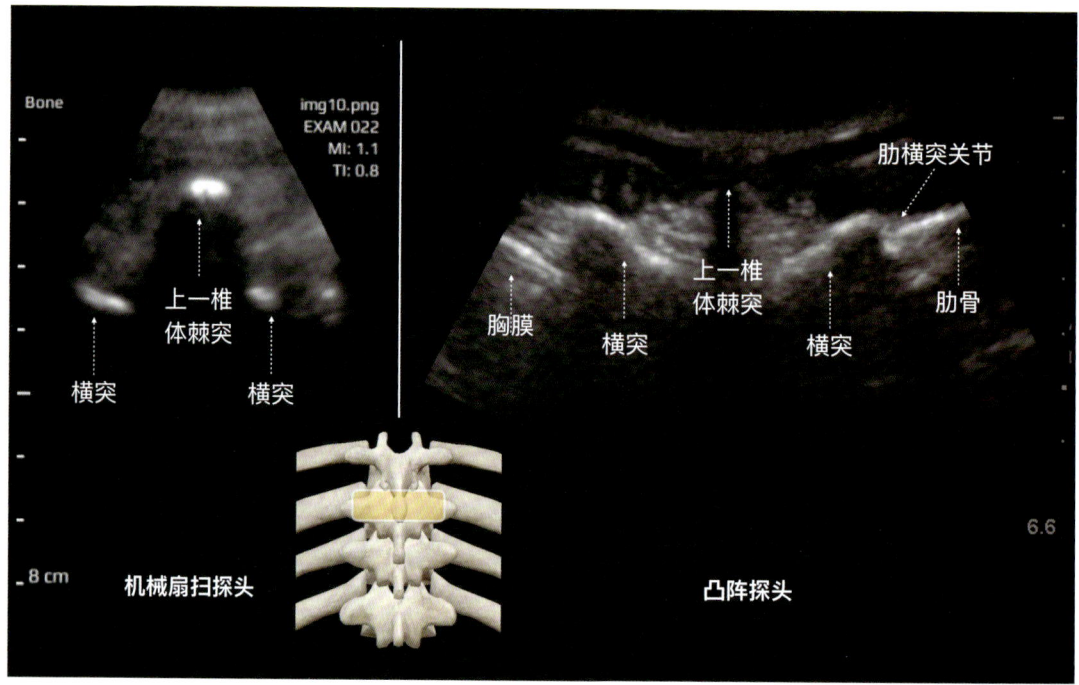

图2-21 胸椎棘突横（短）轴正中位扫查可见棘突-横突时探头位置及超声成像

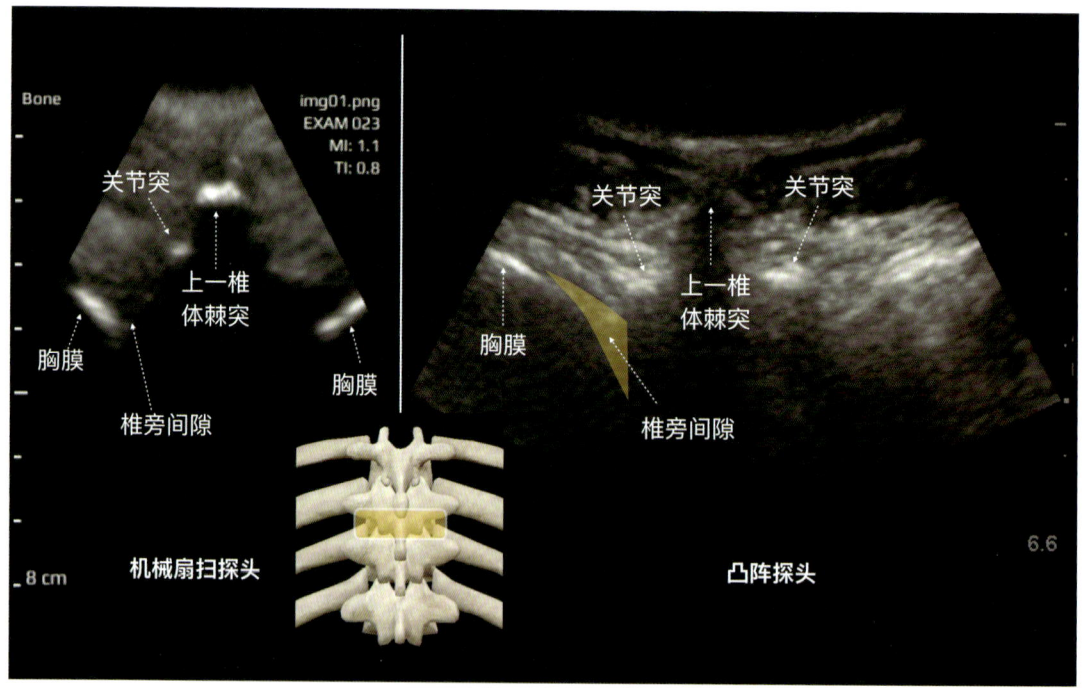

图2-22 胸椎棘突横（短）轴正中位扫查可见棘突-胸膜时探头位置及超声成像

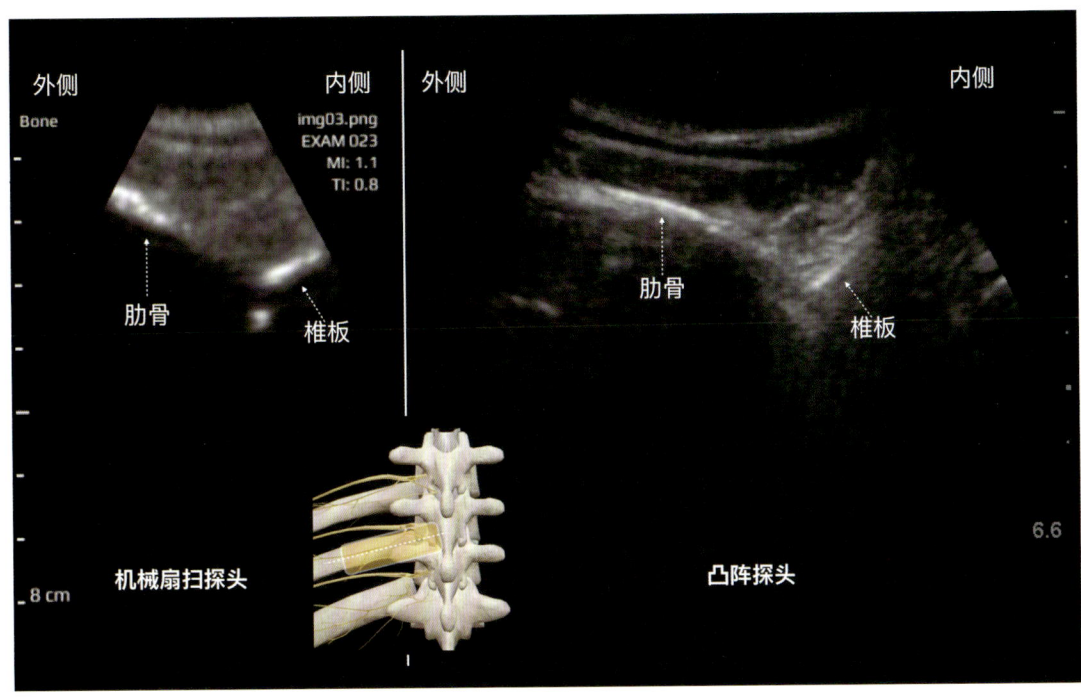

图2-23 胸椎椎板-肋骨旁正中斜轴位扫查探头位置及超声成像

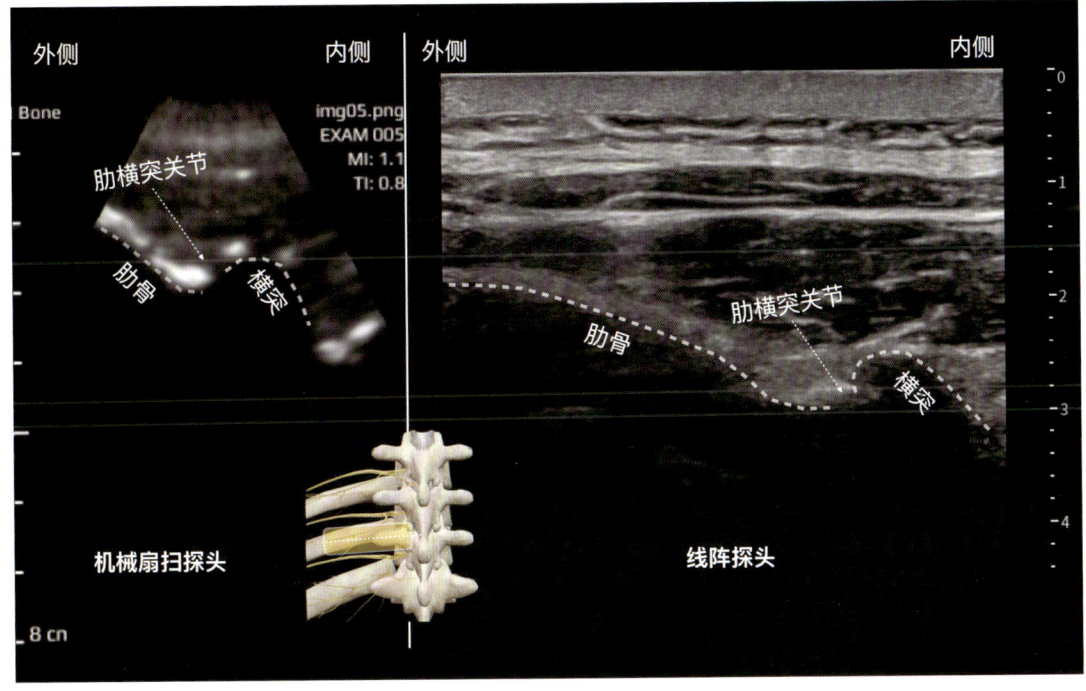

图2-24 胸椎肋横突关节旁正中斜轴位扫查探头位置及超声成像

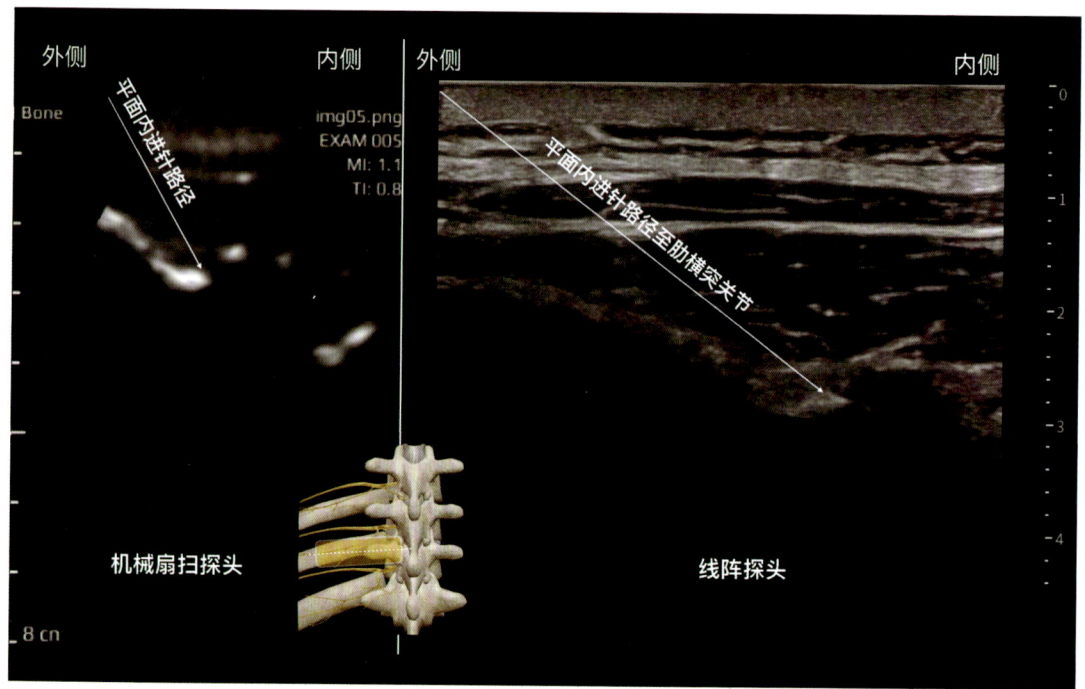

图 2-25　利用胸椎肋横突关节旁正中斜轴位扫查切面行肋横突关节注射治疗时的进针路径（白色箭头线）

4. 横突-椎旁/肋间间隙旁正中斜轴位扫查切面　将探头自肋横突关节旁正中斜轴位扫查切面（图 2-20D，图 2-24）继续向尾侧平移，当同时扫查到横突与外侧高回声胸膜时，可获得该视窗（图 2-20E，图 2-26）。超声图像中可见内侧高回声"上翘"的横突，形如冲浪时翻卷起的海浪"浪头"，以及其下方的骨性声影；横突外侧可见肋间肌及深层的高回声胸膜；胸膜与肋间最内膜之间的无回声区域为椎旁间隙与后肋间间隙接壤区域（部分）。

>> **目标结构及临床应用**

- 椎旁/肋间间隙：可利用该切面分别采用平面外或平面内穿刺技术完成椎旁神经阻滞。采用平面外穿刺技术时，穿刺针沿横突外侧缘自背侧向腹侧垂直进针（图 2-27，进针路径 1），直至抵达椎旁间隙与后肋间间隙接壤区域；②采用平面内穿刺技术时，穿刺针由外向内平面内进针（图 2-27，进针路径 2），针尖抵达横突外侧缘外侧椎旁间隙与后肋间间隙接壤区域。利用该视窗行平面内穿刺时，因横突下方为超声显影盲区，应尽量避免将针尖穿刺至横突骨性声影内。在这一区域给药，药液可能更易向外侧扩散，而内侧头尾扩散可能受限。
- 竖脊肌-横突：可利用该切面行平面内或平面外进针入路的竖脊肌平面阻滞（应用见前述）。①采用平面外穿刺技术时，穿刺针由背侧向腹侧进针（图 2-27，进针路径 3），针尖抵达横突外侧缘表面并突破包绕竖脊肌的胸腰筋膜后给药，可完成竖脊肌阻滞；②采用平面内穿刺技术时，穿刺针由外侧向内侧进针（图 2-27，进针路径 4），针尖抵达横突外侧缘表面并突破包绕竖脊肌的胸腰筋膜后给药，可完成竖脊肌阻滞。

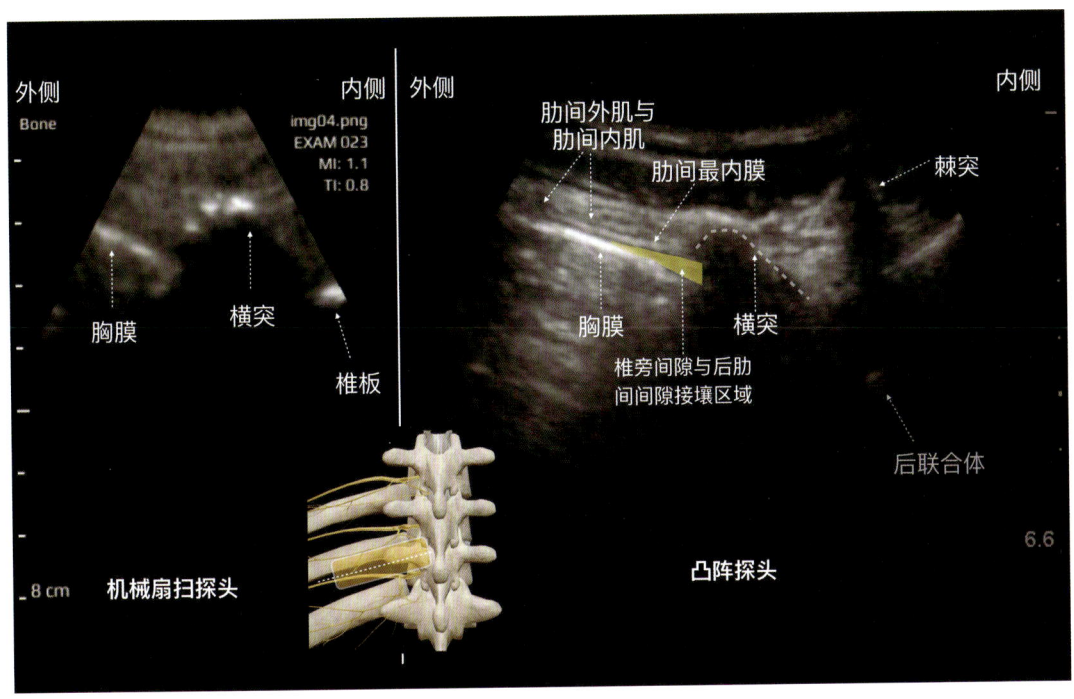

图2-26　胸椎横突-椎旁/肋间间隙旁正中斜轴位扫查探头位置及超声成像

5. 椎板-椎旁间隙旁正中斜轴位扫查切面　将探头自横突-椎旁/肋间间隙旁正中斜轴位扫查切面（图2-20E，图2-26）继续略向尾侧平移，当同时扫查到椎板及其外侧椎旁间隙时，可获得该切面图像（图2-20F，图2-28）。超声图像中可见内侧呈高回声、较平直的椎板，外侧由浅及深依次可见肋间肌、呈高回声的肋横突上韧带、无回声椎旁间隙及高回声胸膜。此视窗可呈现完整椎旁间隙，可见椎旁间隙呈典型楔形。

>> 目标结构及临床应用

- 胸椎旁间隙：可利用该切面分别采用平面外或平面内穿刺技术完成椎旁神经阻滞或胸神经根阻滞及疼痛相关治疗。①采用平面外穿刺技术时，穿刺针沿椎板外侧缘自背侧向腹侧垂直进针（图2-29，进针路径1），直至突破肋横突韧带抵达椎旁间隙，可直接行椎旁神经阻滞；进一步进针可抵达刚从椎间孔发出的胸神经根，可行神经根阻滞或疼痛治疗。穿刺进针过程应轻柔操作，避免针尖损伤到神经根。②采用平面内穿刺技术时，穿刺针由外侧向内平面内进针（图2-29，进针路径2），在全程可见针尖的情况下，针尖可一直抵达椎体外侧缘外侧椎旁间隙，可直接行椎旁神经阻滞；进一步进针抵达神经根，可行神经根阻滞或疼痛相关治疗。由于平面内进针穿刺入路针尖直接指向椎间孔方向，为避免针尖误传入椎管内，行椎旁神经阻滞时应避免针尖过于接近椎体。无论采用哪种穿刺技术，行神经根疼痛介入治疗时都需要放射性影像学检查结果，以最终确认针尖位置。在该区域行椎旁神经阻滞，药液较容易沿椎体旁头尾扩散或向椎体前缘扩散。由于椎板声影对椎间孔的阻挡，在行神经根疼痛相关治疗时，无论平面内穿刺技术，均可同时利用神经刺激器辅助定位，并以放射性影像学检查结果最终确认针尖位置。

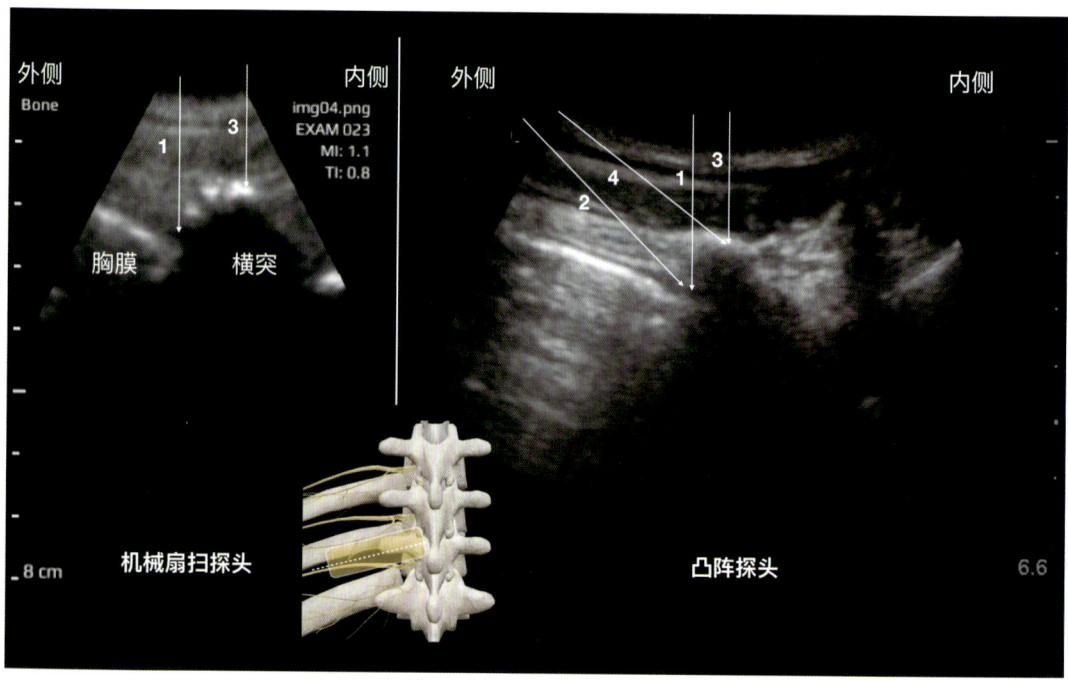

图2-27 利用胸椎横突-椎旁/肋间间隙旁正中斜轴位扫查切面行椎旁神经阻滞的进针路径（白色箭头线1、2）及竖脊肌平面阻滞的进针路径（白色箭头线3、4）

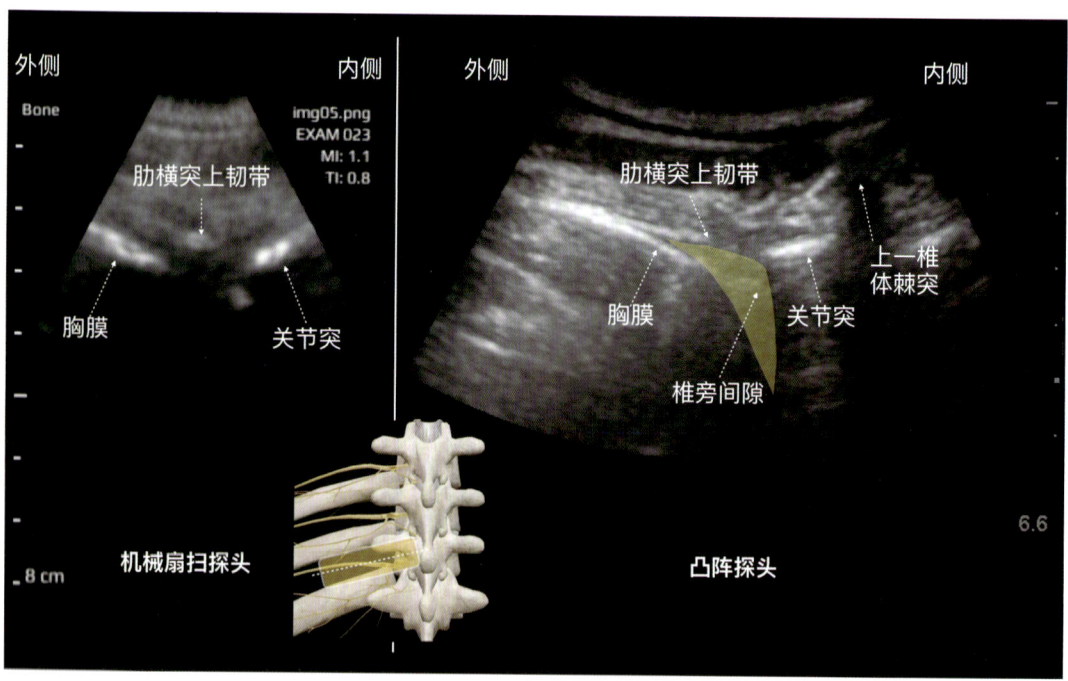

图2-28 胸椎椎板-椎旁间隙旁正中斜轴位扫查探头位置及超声成像

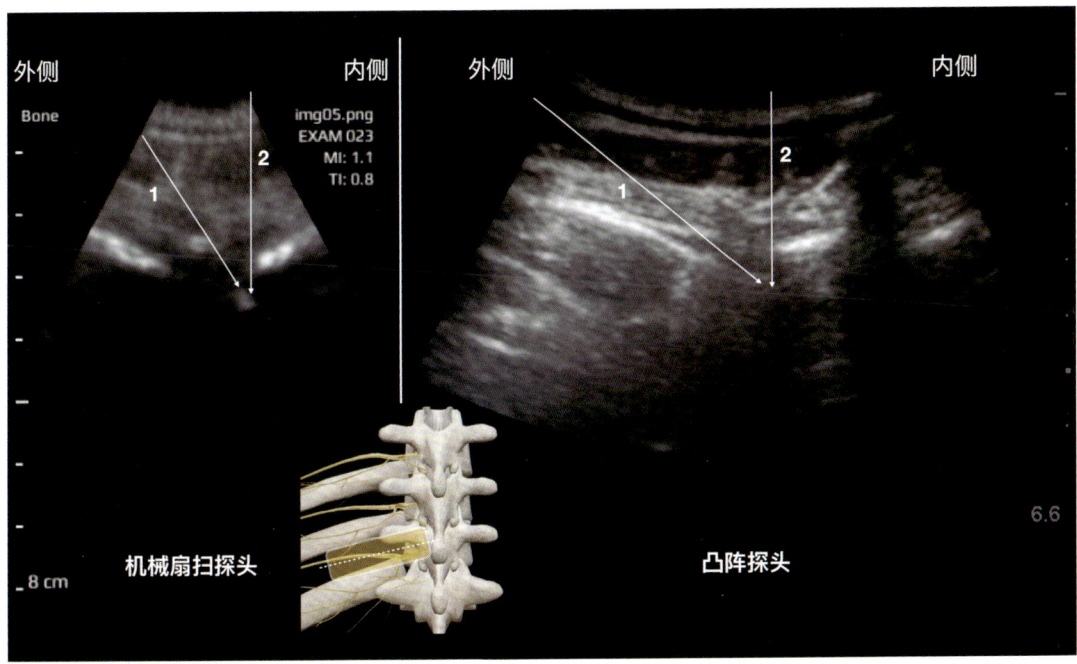

图2-29 利用胸椎椎板-椎旁间隙旁正中斜轴位扫查切面行椎旁神经阻滞或神经根阻滞的进针路径

第三节 临床应用扫查切面选择

在胸椎行阻滞或疼痛相关治疗时，各目标结构的临床常用扫查切面见表2-1。

表2-1 胸椎各目标结构的扫查切面选择

阻滞或疼痛治疗目标结构	扫查切面选择
棘上与棘突间韧带	棘突纵（长）轴矢状位扫查切面（图2-5，图2-6）
硬膜外腔隙	椎板纵（长）轴矢状倾斜位扫查切面（图2-9）
关节突关节	关节突关节纵（长）轴矢状位扫查切面（图2-11）
椎旁间隙（用于椎旁神经阻滞）	横突纵（长）轴矢状位扫查切面（图2-13） 横突纵（长）轴矢状倾斜位扫查切面（图2-14） 肋横突关节纵（长）轴矢状位扫查切面（图2-16） 横突-椎旁/肋间间隙旁正中斜轴位扫查切面（图2-26） 椎板-椎旁间隙旁正中斜轴位扫查切面（图2-28）
胸神经根	椎板-椎旁间隙旁正中斜轴位扫查切面（图2-28）
肋横突关节	肋横突关节纵（长）轴矢状位扫查切面（图2-16） 肋横突关节旁正中斜轴位扫查切面（图2-24）
后肋间间隙（用于椎旁神经阻滞）	肋骨纵（长）轴矢状位扫查切面（图2-18）
肋间神经	肋骨纵（长）轴矢状位扫查切面（图2-18）
竖脊肌（竖脊肌平面阻滞）	横突纵（长）轴矢状位扫查切面（图2-13） 横突-椎旁/肋间间隙旁正中斜轴位扫查切面（图2-26）
胸椎结构（用于判断脊柱侧凸/旋转畸形）	棘突横（短）轴正中位扫查2个切面（图2-21，图2-22）

第三章

腰椎超声与应用

第一节

腰椎解剖及其超声成像特征

一、棘突

腰椎棘突粗大，为矩形并呈前后向（图3-1）。突出的棘突位于中线。棘突上缘大约与双侧横突下缘平齐；其下缘至少达到椎间盘水平（图3-3）。背侧缘增厚，尾端常有延伸。

二、椎板

与胸椎相反，L1～L4的椎板高大坚实，高度远低于椎体的高度（图3-1）。因此，背侧观时可见大部分的椎体和椎间盘背侧。进行腰椎体横断面扫查时，仅可获得棘突和椎体的视窗，在视窗接近上一椎体横突下缘的位置可以找到神经根出口，当神经根清晰显示时，可行神经根注射治疗。行旁正中纵轴超声扫查时，可见椎板骨皮质呈高回声、前后连续呈连续排列的"马头征"（图3-30）。

三、横突

腰椎横突细长平直，向椎体外侧方平直展开，位于椎板的侧面和前方（图3-1，图3-3，图3-15）。横突的背侧面正对后方。

四、椎体

椎体位于脊柱中线和最前方。通常超声探头置于脊柱旁正中或旁侧时，可探查到椎体图像（图3-1，图3-15C、E）。超声图像中可见椎体表面骨皮质呈高回声，其后方为骨性声影。

五、腰椎周边肌肉

腰椎棘突两侧是脊旁肌（例如，竖脊肌），被胸腰筋膜包绕；腰方肌位于竖脊肌前外侧，从第12肋延伸至髂嵴。腰方肌前方是腰大肌，腰大肌前方是腹腔（图3-2）。通常在超声图像中含水肌肉组织呈低回声，包绕肌肉的肌筋膜及肌间筋膜呈高回声。当超声探头置于腹壁侧方对椎体行侧方扫查时，上述3组肌肉会形成典型的"三叶草征"（图3-15）。

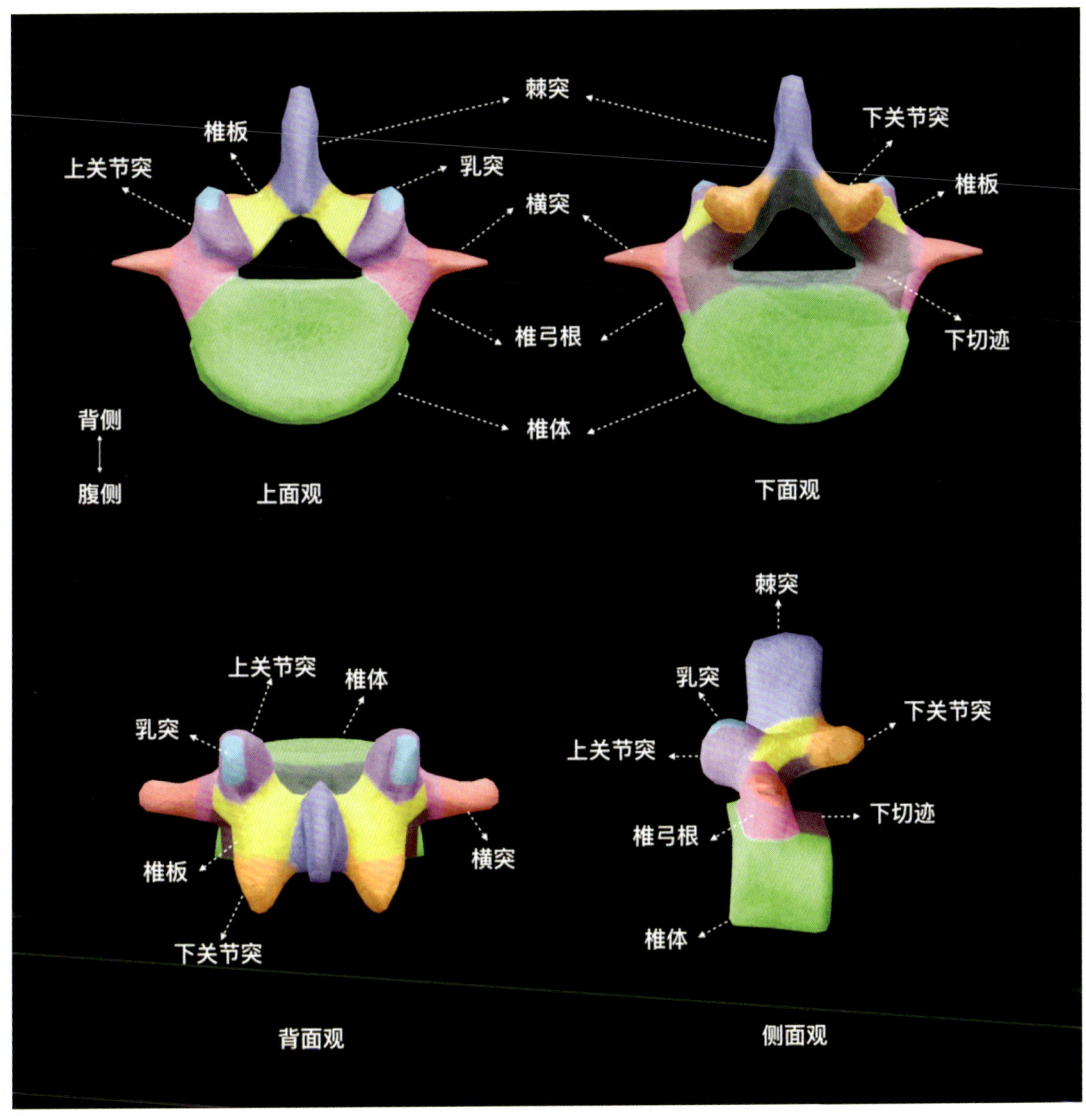

图3-1 腰椎椎体解剖特征(不同侧面观)

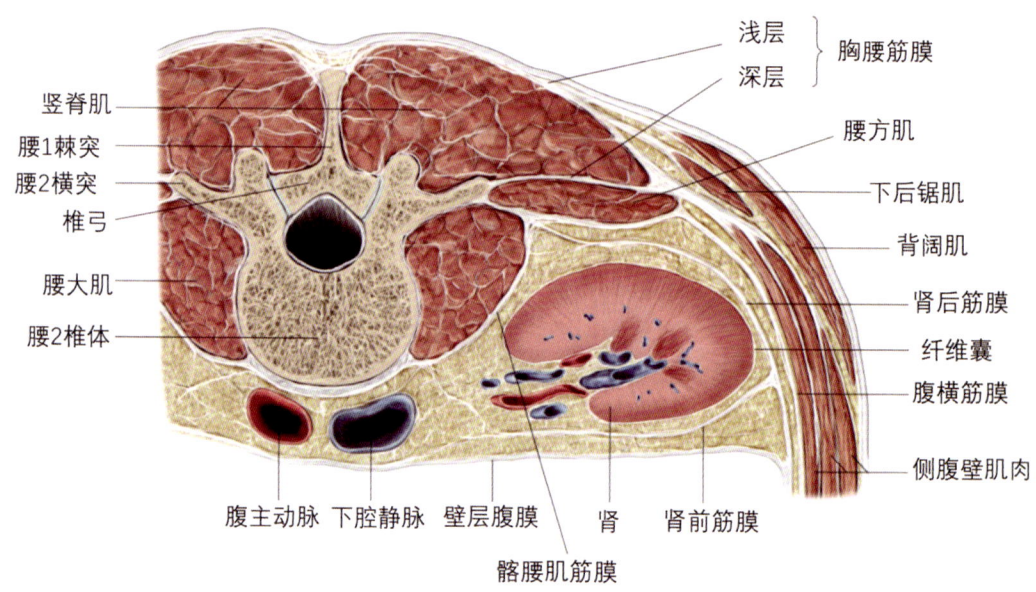

图3-2 腰椎周围肌肉分布横断面

第二节

腰椎超声扫查

一、腰椎中段（L2～L4）超声扫查

L2～L4各脊椎扫查方法及超声成像较为相似。

（一）纵（长）轴扫查

患者体位：患者采用坐位、侧卧位或俯卧位。

探头：低频凸阵探头、高频线阵探头或机械扇扫探头。

临床常用的腰椎纵（长）轴扫查切面及其衍生切面自内向外共有以下6个（图3-3）。

1. 棘突纵（长）轴矢状位扫查切面 将探头纵轴置于棘突连线可获得该视窗（图3-3A，图3-4），图像中可见棘突表面呈高回声，其下方为骨性暗区。相邻棘突影亦呈现类似于横突"三叉戟征"的超声图像，不同的是，棘突表面高回声骨皮质距皮肤较近，因此，此"三叉戟"非常浅表，亦称为"佛指征"。棘突间隙为棘间韧带，对于棘间韧带尚未钙化的患者，超声束可透过棘间韧带及椎间隙，超声图像上可见背侧联合体（背侧硬脊膜及黄韧带）及腹侧联合体（腹侧硬脊膜及前纵韧带）（图3-4）。对于婴幼儿或青少年，因其组织含水量较高，超声成像清晰，背侧硬脊膜和黄韧带可呈2条平行的高回声影，又称"双轨征"（图3-7）。对于老年人，因其组织含水量下降和韧带钙化等原因，超声成像质量降低，其背侧硬脊膜和黄韧带往往不易区分而呈现1条较粗的高回声带；甚至由于韧带钙化或骨化，超声束无法透过棘突间隙，致深层结构无法清晰成像。

> **▶▶目标结构及临床应用**
>
> - **背侧硬脊膜/背侧联合体**：可利用该切面测量皮肤到背侧硬脊膜（可识别背侧硬脊膜时）或背侧联合体（不可识别背侧硬脊膜时）的距离（图3-5中虚线所示），预测椎管内穿刺的深度。对于部分棘间韧带、黄韧带钙化严重的患者，因超声束无法穿透钙化韧带，图像呈现"一片漆黑"，仅可见浅表的皮下组织；临床亦可借此对正中入路椎管内穿刺的可行性进行分析。
> - **棘上韧带/棘间韧带**：定位棘间及棘上韧带，对于棘间或棘上韧带炎的患者可行棘间韧带深、浅层及棘上韧带两侧注射药物进行治疗（图3-5，进针路径1、进针路径2）。

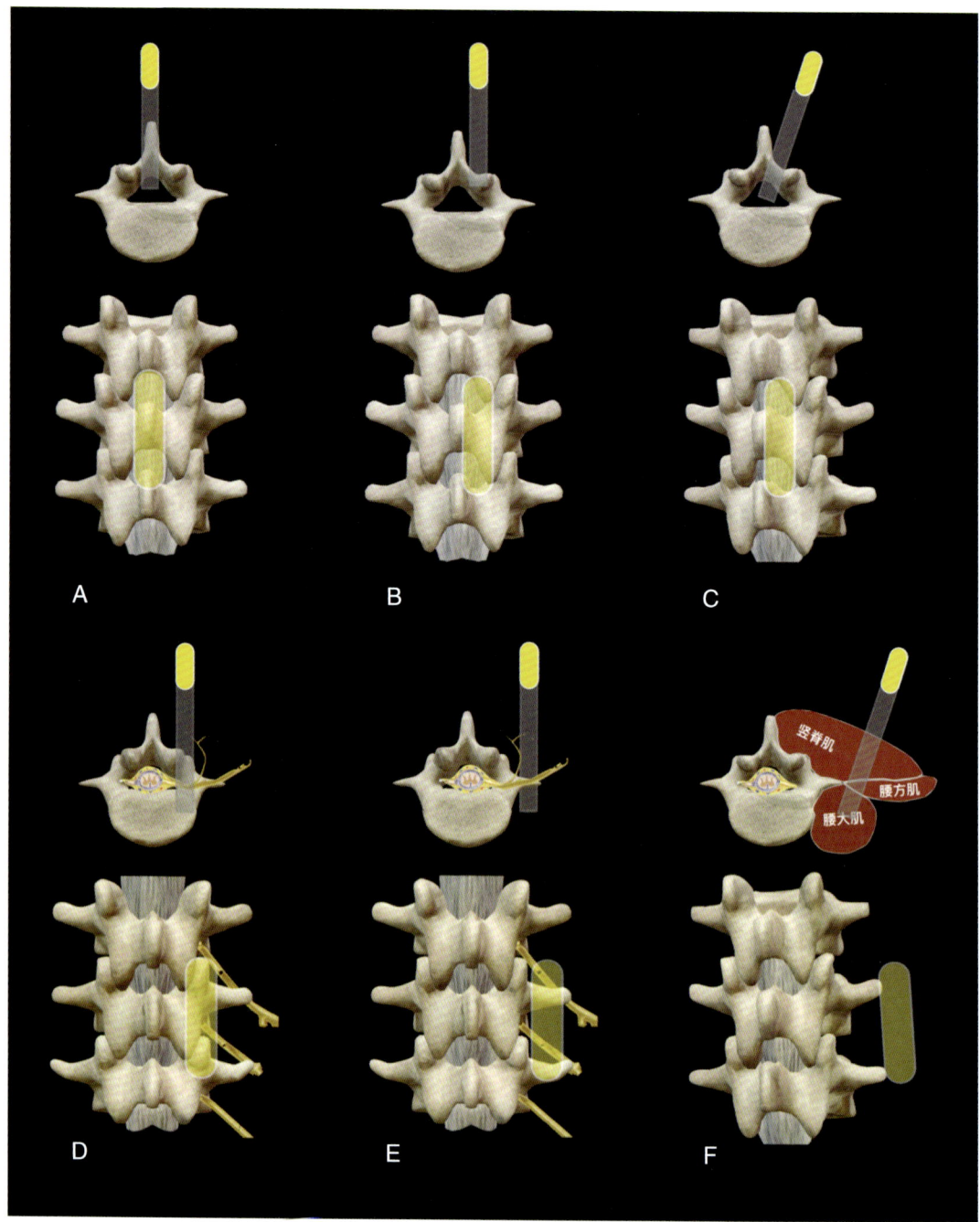

图 3-3　L2～L4 脊椎自内而外纵（长）轴扫查 6 个切面探头侧面观及背面观

A.棘突纵（长）轴矢状位扫查探头侧面观（上）及背面观（下）；B.椎板纵（长）轴矢状位扫查探头侧面观（上）及背面观（下）；C.椎板纵（长）轴矢状倾斜位扫查探头侧面观（上）及背面观（下）；D.关节突关节纵（长）轴矢状位扫查探头侧面观（上）及背面观（下）；E.横突水平纵（长）轴矢状位扫查探头侧面观（上）及背面观（下）；F.竖脊肌-腰方肌-腰大肌纵（长）轴矢状倾斜位扫查探头侧面观（上）及背面观（下）

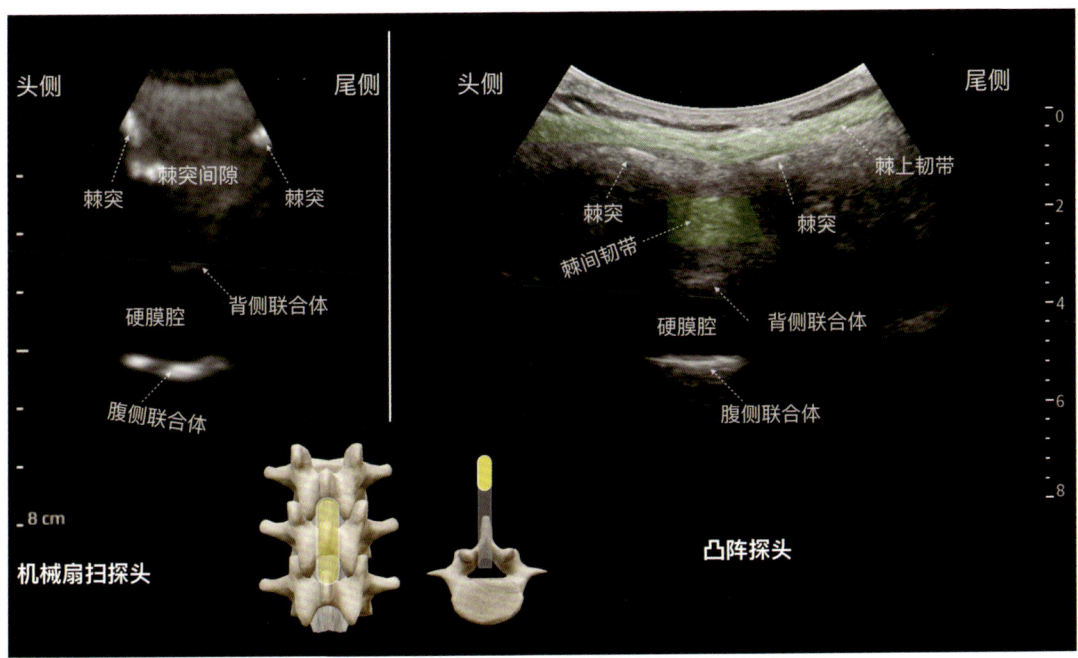

图3-4 腰椎棘突纵（长）轴矢状位扫查超声探头位置及超声成像

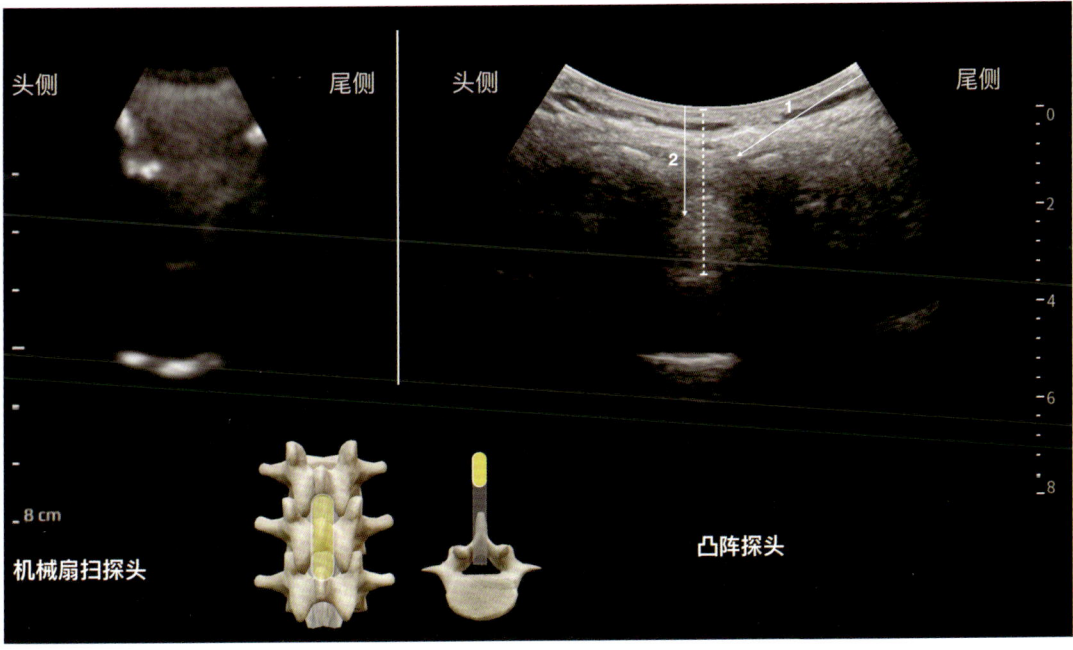

图3-5 利用腰椎棘突纵（长）轴扫查切面测量皮肤到背侧硬脊膜（可识别背侧硬脊膜时）或背侧联合体（不可识别背侧硬脊膜时）距离的路径（虚线）；棘间韧带进针路径（白色箭头线1）、棘上韧带周围注射治疗的进针路径（白色箭头线2）

2. 椎板纵（长）轴矢状位扫查切面　将探头自棘突水平切面（图3-3A，图3-4）略向外移动（图3-3B，图3-6），可见呈高回声的椎板，上下交错呈"奔马征"或"马头征"。

>> 目标结构及临床应用

- 椎板：定位椎板水平，据此行椎板纵（长）轴矢状倾斜位扫查。

3. 椎板纵（长）轴矢状倾斜位扫查切面　自椎板纵（长）轴扫查切面（图3-3B，图3-6）将探头向内侧倾斜，超声束可透过椎板间隙获得黄韧带、背侧硬脊膜等组织图像（图3-7）。

>> 目标结构及临床应用

- 硬脊膜/背侧联合体：可利用这一切面完成超声实时引导下硬膜外穿刺或蛛网膜下腔穿刺。通常选用自尾侧向头侧进针的平面内穿刺技术（图3-8），当针尖接近高回声背侧联合体时，应缓慢进针或改为徒手操作，直至针尖有突破感，且注射器阻力消失，回抽无血、无脑脊液后，可进行椎管内给药。应谨慎操作，避免针尖穿破硬脊膜。

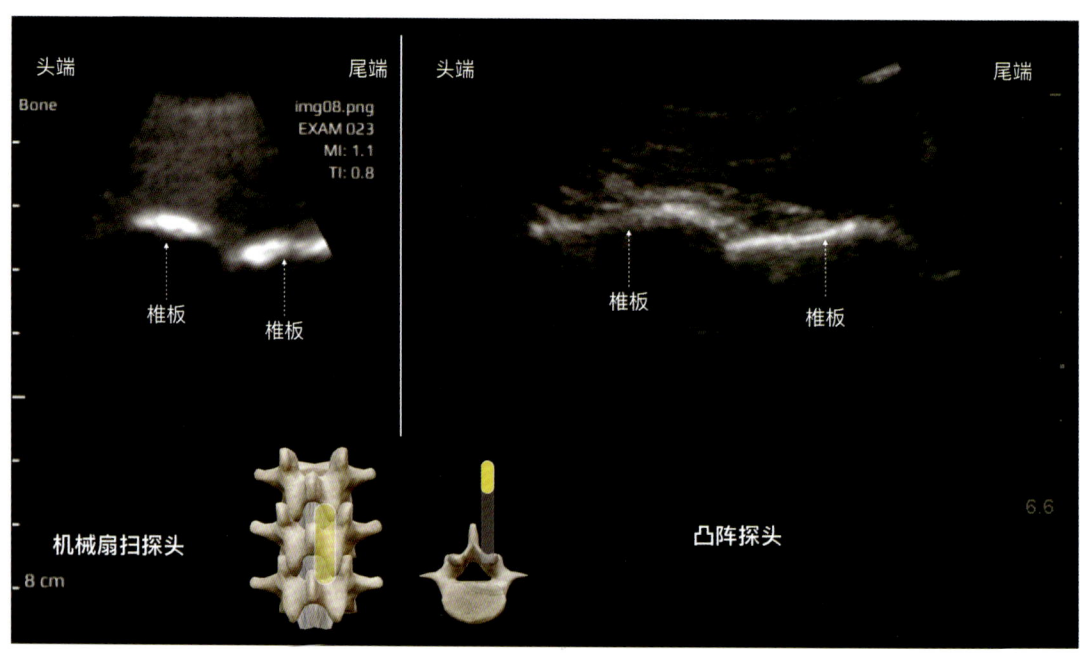

图3-6　腰椎椎板纵（长）轴矢状位扫查探头位置及超声成像

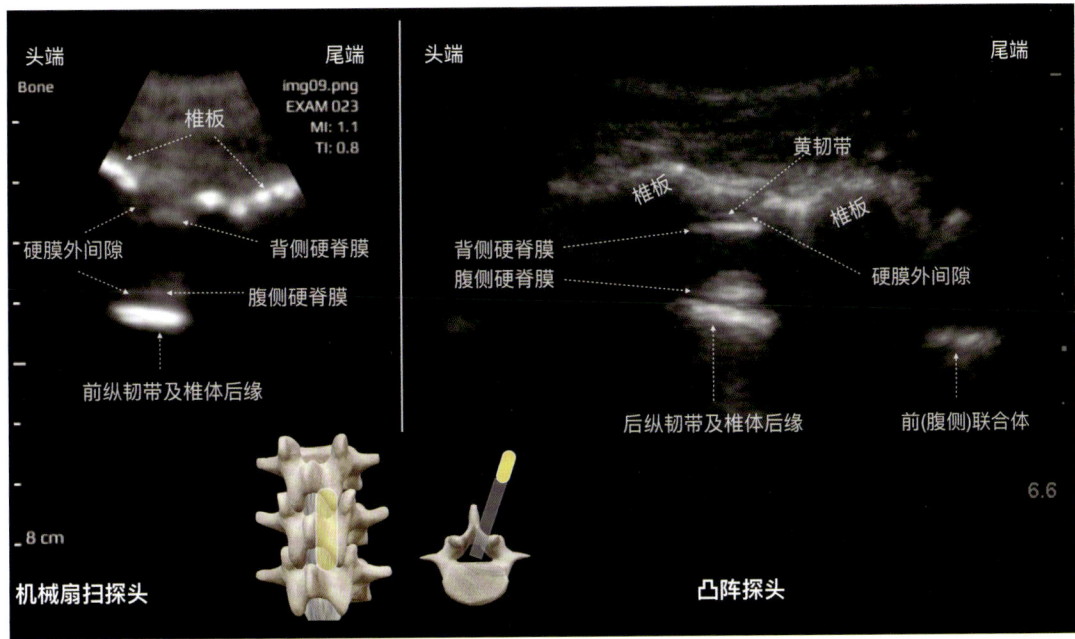

图3-7 腰椎椎板纵（长）轴矢状倾斜位扫查探头位置及超声成像

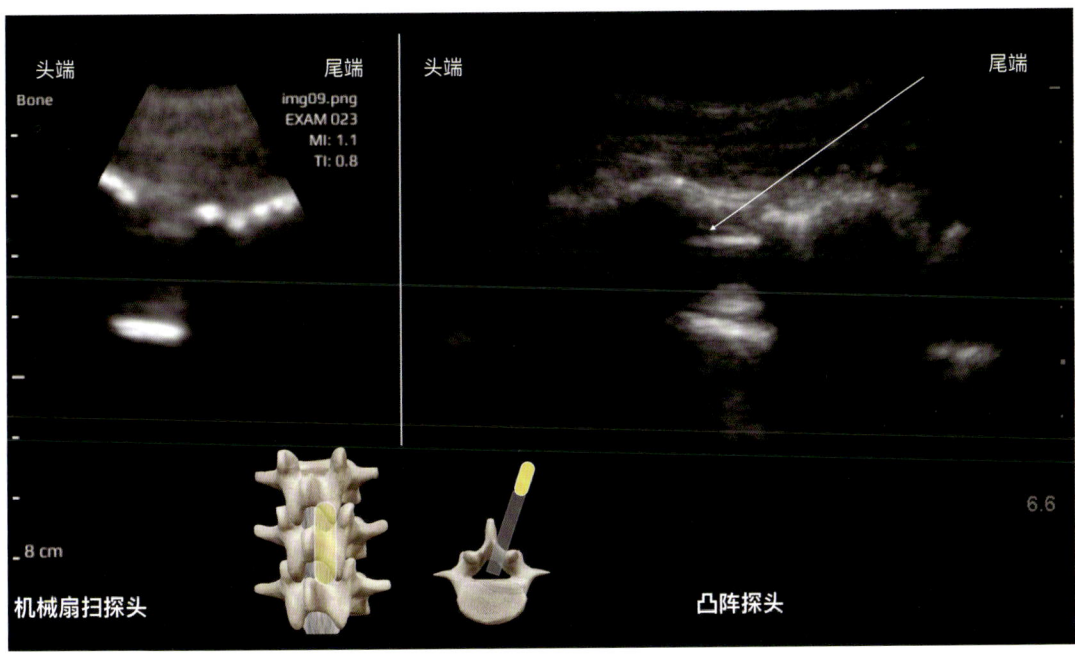

图3-8 利用腰椎椎板纵（长）轴矢状倾斜位扫查切面行实时引导椎管内穿刺的进针路径

4. 关节突关节纵（长）轴矢状位扫查切面　将探头自椎板纵（长）轴矢状位扫查切面（图3-3B，图3-7）略向外移动，可获得呈"驼峰征"的关节突关节水平视窗（图3-3D，图3-9）。图像中可见上一腰椎下关节突覆盖在下一腰椎上关节突的上方，交错排列；部分患者可见清晰的关节突关节腔间隙。在相邻2个关节突关节单元之间、靠近下关节突头侧，垂直对应的位置是神经根出椎间孔的位置。

>> **目标结构及临床应用**

- 关节突关节：可利用该切面，采用自尾端向头端进针平面内穿刺技术完成关节突关节腔注射治疗（图3-10，进针路径1）。
- 关节突关节间隙深层：在该切面中，关节突关节浅层肌肉为竖脊肌，横突间内侧肌走行于头尾相邻的2个关节突关节之间，在横突间内侧肌的深层走行着刚从椎间孔穿出的神经根，因此，可利用该切面行平面外入路的神经根阻滞或疼痛相关治疗（图3-10，进针路径2）；通常进针深度应超过相应节段横突水平（椎间孔位于横突水平下方/深层）。该方法因穿刺针平行椎间孔进针，可有效避免穿刺针误入椎间孔，但操作仍应谨慎，避免针尖直接刺伤神经根。

5. 横突纵（长）轴矢状位扫查切面　将探头自关节突关节水平（图3-3D，图3-9）再次略向外移动，可得到呈"三叉戟征"的腰椎横突水平扫查切面（图3-3E，图3-11）。在此切面中，横突浅层的肌肉由浅至深分别为背阔肌和竖脊肌；横突表面呈高回声，其下方为骨性声影；横突之间由浅至深分别为横突间韧带、腰横突间外侧肌及腰大肌。腰神经根穿出椎间孔后在横突间肌与腰大肌之间走行一小段，之后穿腰大肌间隙形成腰丛。

>> **目标结构及临床应用**

- 横突间肌-腰大肌肌间隙：可利用该切面行腰椎旁阻滞。采用自横突间由背侧向腹侧垂直进针平面外穿刺技术，针尖穿过高回声横突间肌肌筋膜（可有突破感）抵达横突间肌与腰大肌之间，回抽无血后，可给予局部麻醉药进行腰椎旁阻滞（图3-12，进针路径1）。当给药剂量足够大时，药液可沿肌间隙扩散至腰丛，产生腰丛阻滞效果，因此该技术又被称为"平面外技术腰丛阻滞"。亦有报道，给予大量药液时有椎管内扩散，临床应予以警惕。
- 竖脊肌-横突肌骨间平面：可利用该切面行腰段竖脊肌平面阻滞。采用平面内穿刺技术，由尾端向头端或由头端向尾端进针均可；针尖穿刺至竖脊肌与横突之间，回抽无血后，可给予局部麻醉药进行竖脊肌平面阻滞（图3-12，进针路径2）。

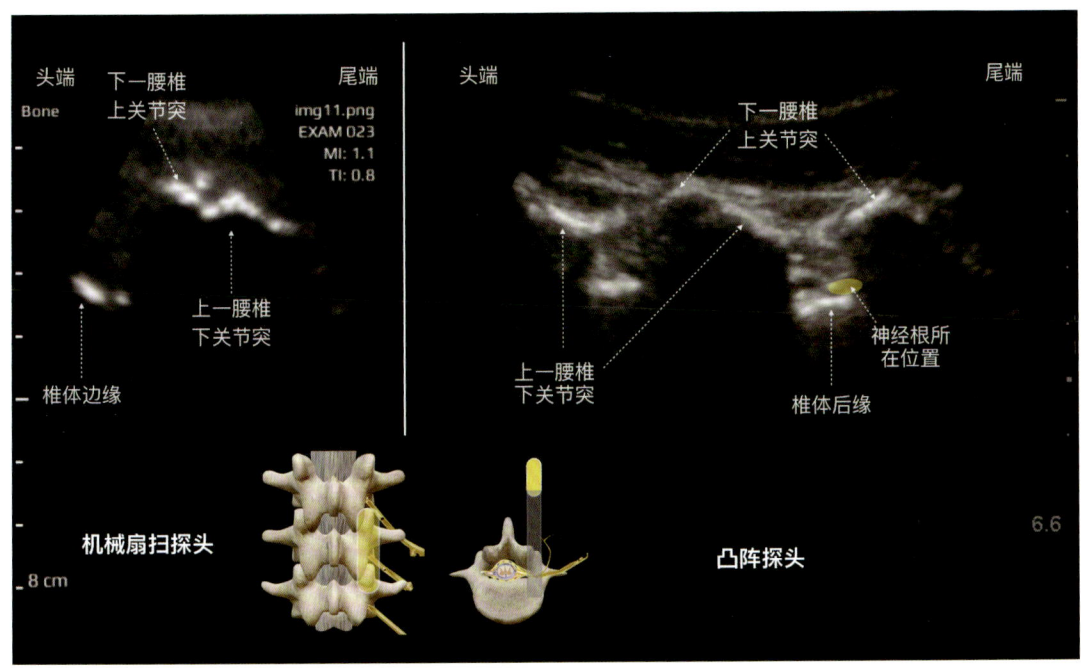

图3-9　腰椎关节突关节纵（长）轴矢状位扫查探头位置及超声成像

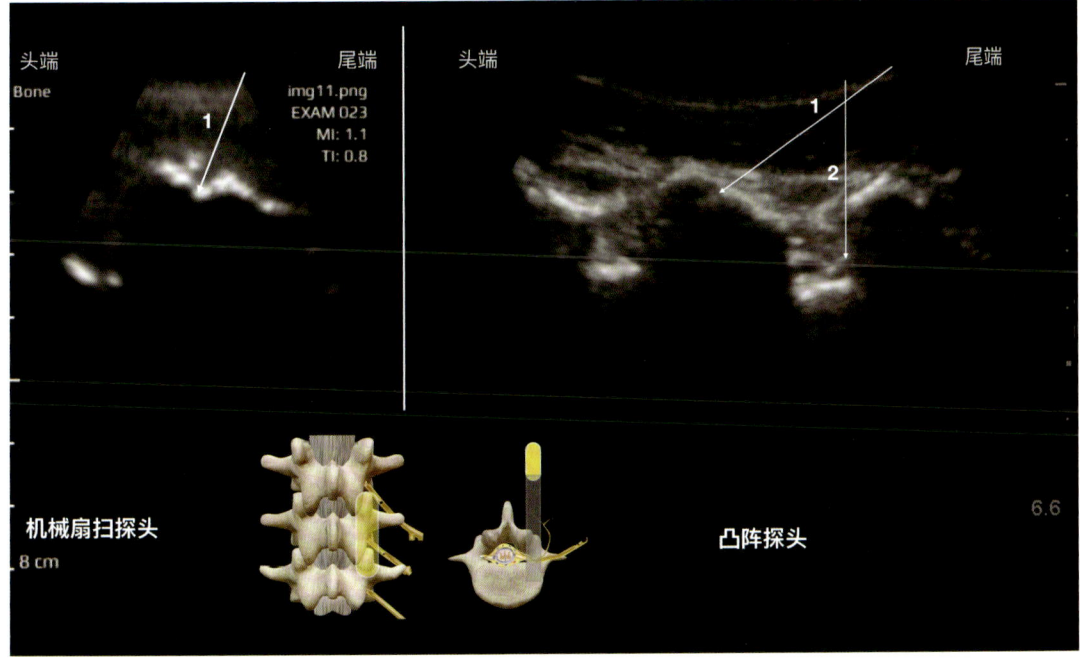

图3-10　利用腰椎关节突关节纵（长）轴矢状位扫查切面行关节突关节腔注射治疗的进针路径（白色箭头线1）及腰神经根阻滞或疼痛相关治疗的进针路径（白色箭头线2）

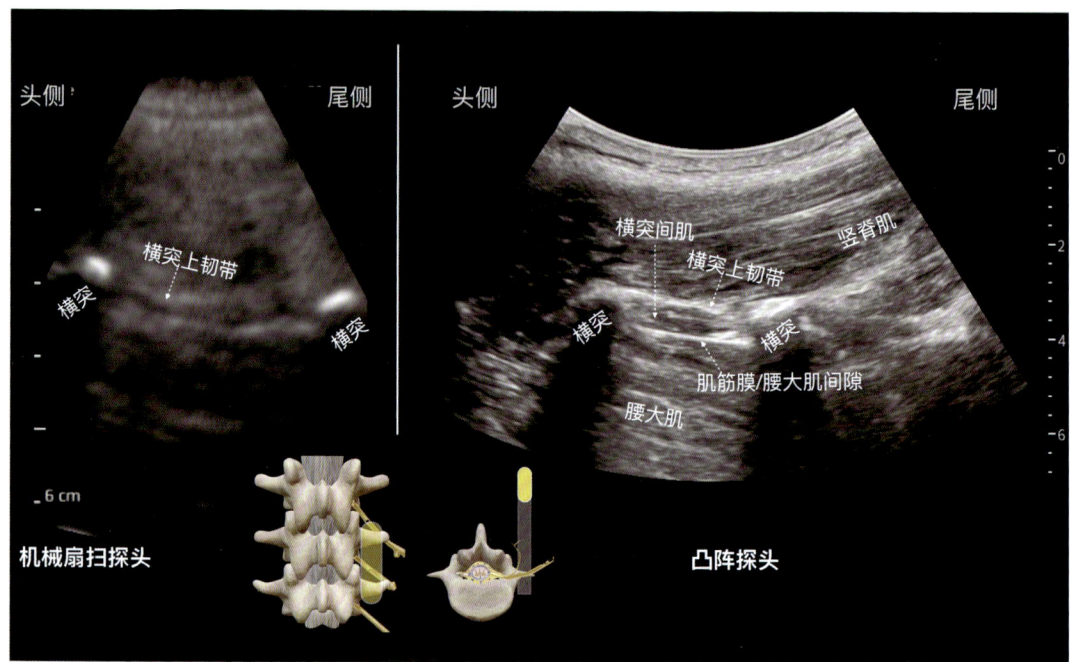

图3-11 腰椎横突水平纵（长）轴矢状位扫查探头位置（中图）及超声成像

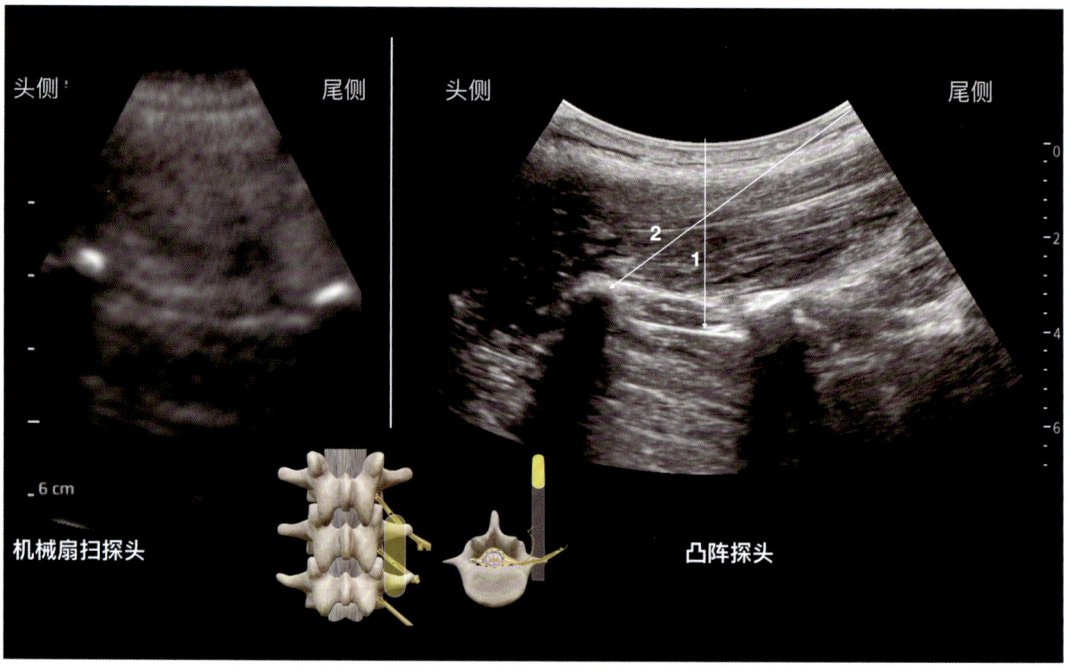

图3-12 利用腰椎横突水平纵（长）轴矢状位扫查切面行腰椎旁阻滞的进针路径（白色箭头线1）及竖脊肌平面阻滞的进针路径（白色箭头线2）

6. 竖脊肌-腰方肌-腰大肌纵（长）轴矢状倾斜位扫查切面 将探头自横突纵（长）轴扫查切面（图3-3E，图3-11）再次向外移动，当移动到横突外侧缘刚消失的切面时，将探头略向内侧倾斜并调整探头角度（图3-3F），直至可见竖脊肌、腰方肌、腰大肌由浅至深平行排列，其中腰方肌相对最薄（图3-13）。臀上皮神经的近端走行于竖脊肌与腰方肌之间。

>> 目标结构及临床应用

- 腰方肌-腰大肌肌间平面：可利用该切面行纵轴入路的Ⅲ型腰方肌阻滞（Transmuscular Quadratum Lumborom Block，TM-QLB，Q3）。通常采用平面内穿刺技术，由尾端向头端进针，针尖达到腰方肌深面腰方肌与腰大肌之间（勿穿刺至腰大肌内）（图3-14，进针路径1），回抽无血后，给予局部麻醉药行腰方肌阻滞。研究显示，药液可沿包绕于腰方肌与腰大肌腹侧面的腹横筋膜背侧向头端扩散，经膈肌后方弓状韧带扩散到胸腔椎旁间隙而产生胸椎旁阻滞效果。
- 竖脊肌-腰方肌肌间平面：腰段L2、L3、L4脊神经出椎间孔后发出臀上皮神经，其近端走行于腰方肌与竖脊肌之间，远端支配臀区感觉。对于因竖脊肌及腰方肌急、慢性损伤引起的臀上皮神经被卡压而致的腰、臀区疼痛，可在两层肌肉之间给予抗炎镇痛药或水分离进行治疗。采用平面内穿刺技术，由尾端向头端或由头端向尾端进针，针尖抵达两层肌肉之间即可给药（图3-14，进针路径2、进针路径3）。

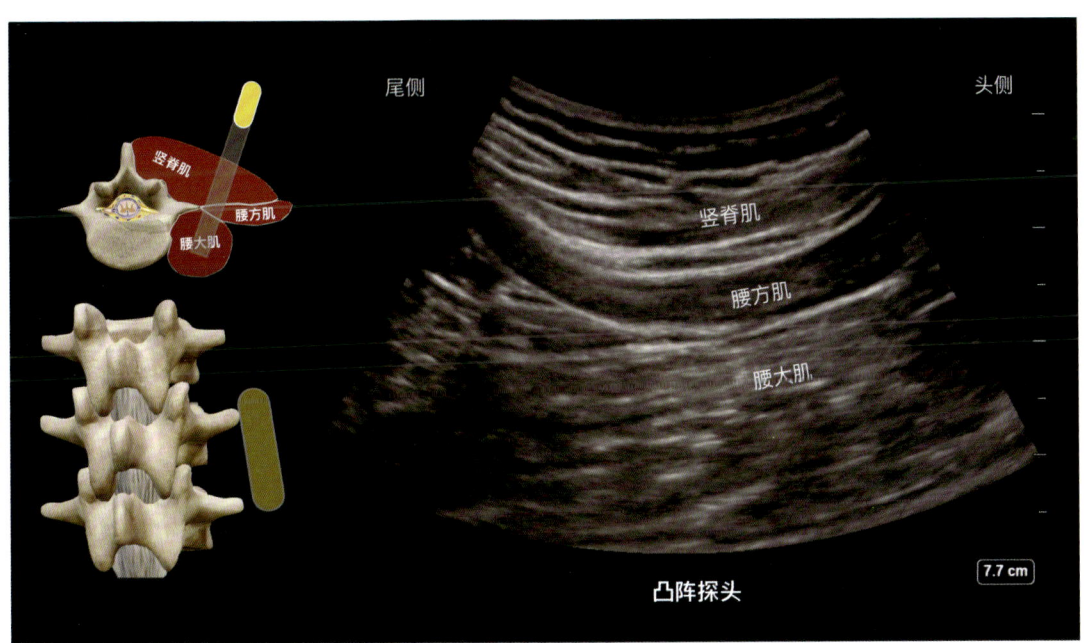

图3-13 腰椎旁竖脊肌-腰方肌-腰大肌纵（长）轴矢状倾斜位扫查探头位置及超声成像

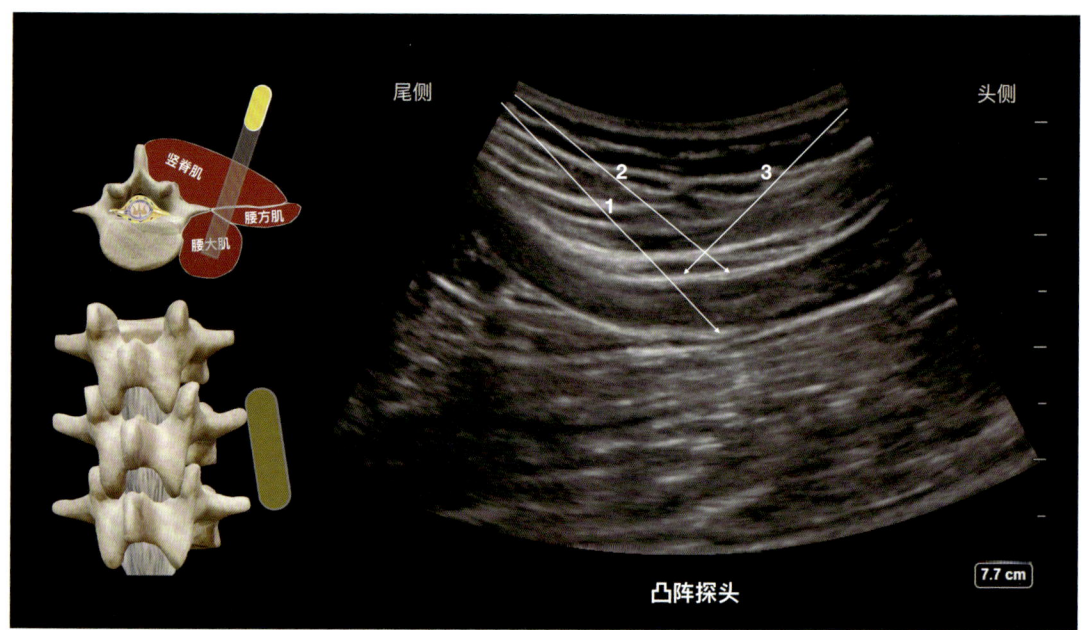

图3-14 利用腰椎旁竖脊肌-腰方肌-腰大肌纵（长）轴矢状倾斜位扫查切面行纵轴Ⅲ型腰方肌阻滞的进针路径（白色箭头线1）及竖脊肌-腰方肌肌间平面松解的进针路径（白色箭头线2、3）

（二）横（短）轴扫查

患者体位：患者采用坐位、侧卧位或俯卧位。

探头：低频凸阵探头、高频线阵探头或机械扇扫探头。

临床常用的腰椎横（短）轴扫查切面及其衍生切面共有以下7个（图3-15）。

1. 棘突间隙-关节突关节-横突横（短）轴正中位扫查切面 将探头纵轴垂直于腰段脊椎纵（长）轴放置，并将棘突置于探头正中；头尾移动探头，直到扫查至两棘突间隙，并同时扫查到关节突关节及横突（图3-15A，图3-16）。亦可在腰椎棘突纵（长）轴矢状位扫查切面（图3-3A，图3-4）基础上，首先将棘突间隙置于探头正中，随后将探头旋转90°，调整探头位置后获得棘突间隙-关节突关节-横突横（短）轴正中位扫查切面图像（图3-16）。图像中上述骨性结构表面的骨皮质呈高回声，其下方为骨性暗区。此视窗可同时扫查到关节突关节及其关节面。透过棘突间隙（棘间韧带及黄韧带钙化或骨化严重时，超声束不可透过）可扫查到呈高回声的背侧联合体，即黄韧带和背侧硬脊膜，以及腹侧联合体，即腹侧硬脊膜、前纵韧带和椎体后缘。上述结构因整体形态酷似猫脸，故又称"猫脸征"。对于婴幼儿或青少年，因其组织含水量较高，超声成像清晰，黄韧带和背侧硬脊膜可呈2条平行的高回声影，又称"双轨征"。对于老年人，因其组织含水量下降和韧带钙化等原因，超声成像质量降低，其背侧硬脊膜和黄韧带往往不易区分而呈现1条较粗的高回声带，甚至由于韧带钙化或骨化的原因，超声束无法透过棘突间隙，致深层结构无法清晰成像。

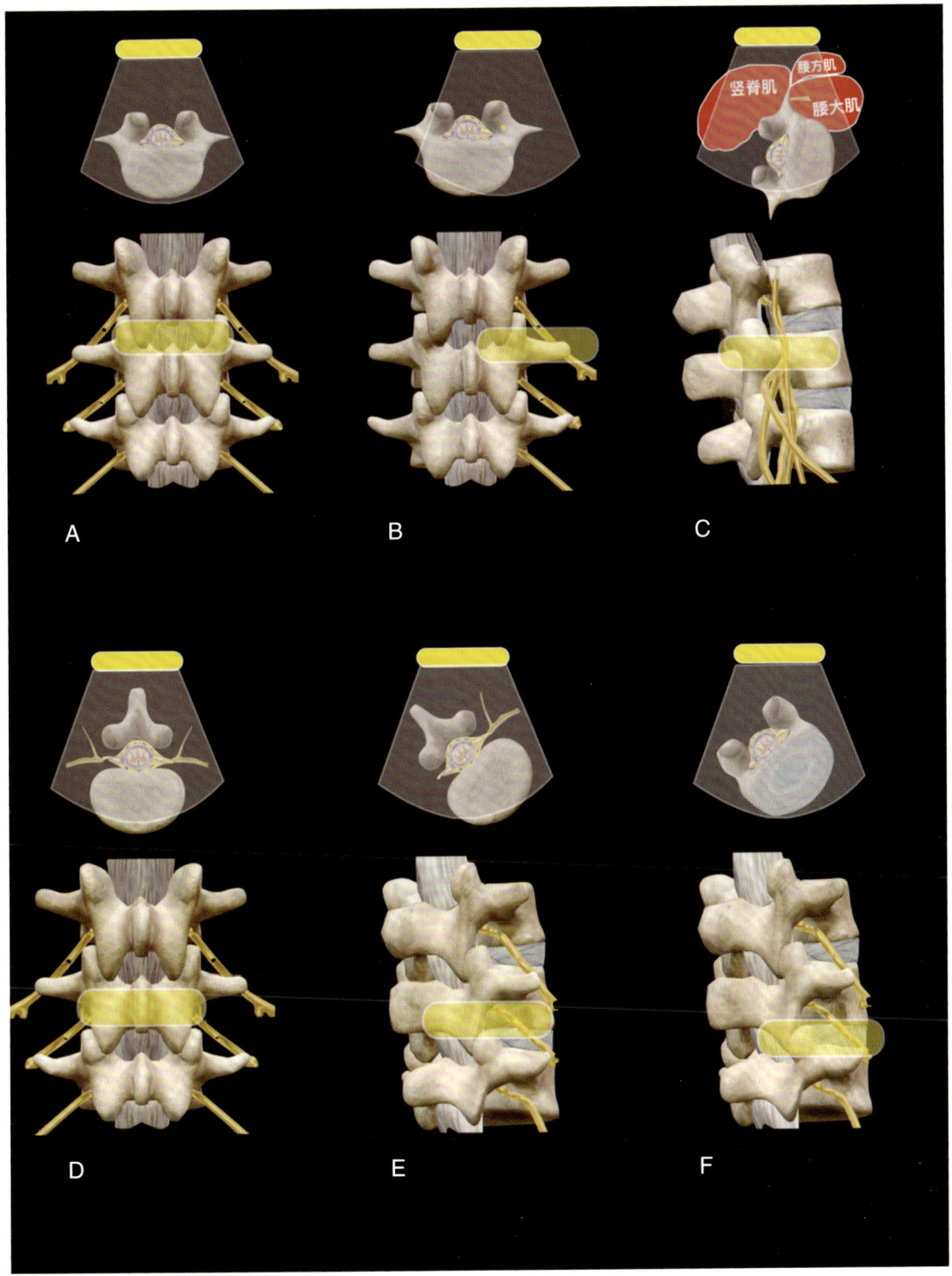

图3-15(续)

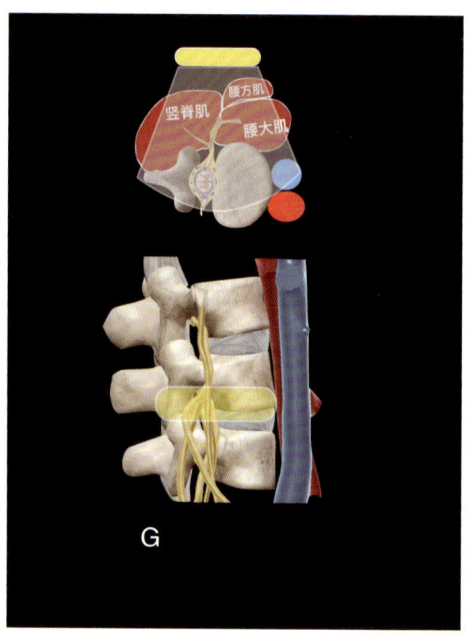

图 3-15　椎体横（短）轴扫查各切面探头侧面观及背面观

A.棘突间隙-关节突关节-横突横（短）轴正中位扫查探头侧面观（上）及背面观（下）；B.上关节突-横突横（短）轴旁正中位扫查探头侧面观（上）及背面观（下）；C.横突-椎体横（短）轴侧方扫查探头侧面观（上）及背面观（下）；D.棘突-椎板横（短）轴正中位扫查探头侧面观（上）及背面观（下）；E.棘突-椎板-椎体横（短）轴旁正中位扫查探头侧面观（上）及背面观（下）；F.关节突关节-椎间盘横（短）轴旁正中倾斜位扫查探头侧面观（上）及背面观（下）；G.棘突-椎板-椎体横（短）轴旁正中倾斜位扫查探头侧面观（上）及背面观（下）

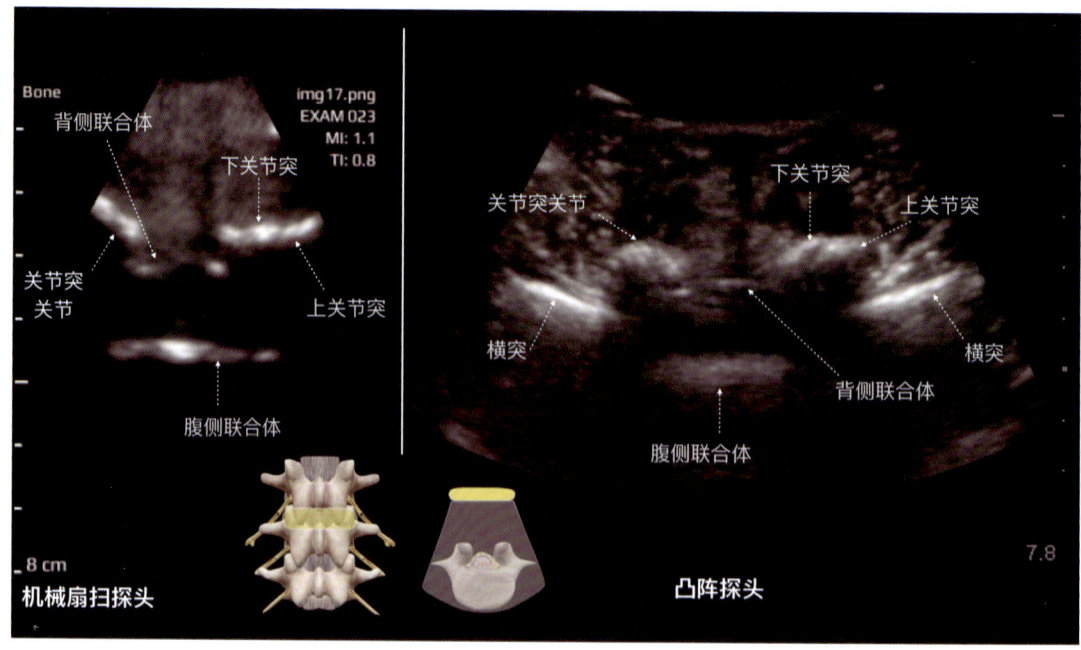

图 3-16　腰椎棘突间隙-关节突关节-横突横（短）轴正中位扫查探头位置及超声成像

>> 目标结构及临床应用

- 背侧硬脊膜/背侧联合体：可利用该切面测量棘突间隙皮肤到背侧联合体（不可识别背侧硬脊膜时）或背侧硬脊膜（可识别背侧硬脊膜时）的距离（图3-17中虚线所示），预测正中入路椎管内穿刺的深度。对于部分棘间韧带钙化严重或骨化的患者，因超声束无法穿透棘间韧带，在图像正中"棘间隙"所在位置呈现"一片漆黑"，此时无法测量正中入路皮肤至背侧联合体的距离；临床亦可借此对正中入路椎管内穿刺的可行性进行判断。ACURRO的机械扇扫探头具有自动识别椎间隙及预测正中入路椎管内穿刺深度的功能（图3-18A）。当探头置于棘突间隙正中位、且棘突间隙组织可允许超声束透过时，可出现图3-18A的图像，显示红色十字标示位于棘突间隙正中位，并且可自动标注出正中入路皮肤至黄韧带或关节突的距离；当探头置于棘突间隙但偏离正中位时，可出现图3-18B的图像，显示红色十字标示偏离正中位；如出现图3-18C的图像，则提示探头位于棘突水平。需要注意的是，当棘突间韧带因钙化或骨化而阻挡超声束透过时，即使探头置于棘突间隙正中位，仍可出现图3-18B或C的图像。此时需结合临床，如确定探头已置于棘突间隙正中位，则提示该间隙正中入路椎管内穿刺可能存在困难。此外，无论棘突间隙能否透过超声束，椎板间隙路径在多数情况下均可透过超声束。因此，亦可利用椎板间隙声窗（关节突关节内侧）观察到背侧联合体/背侧硬脊膜，并利用该声窗行超声实时引导下平面内进针旁正中入路硬膜外腔或蛛网膜下腔穿刺（图3-17，进针路径1）。需注意的是，利用该方法行硬膜外腔穿刺难度较大，需谨慎操作。
- 关节突关节：可利用该切面，采用由外侧向内侧进针平面内穿刺技术行关节突关节腔注射治疗（图3-17，进针路径2）。

2. 上关节突-横突横（短）轴旁正中位扫查切面　将探头自棘突间隙-关节突关节-横突横（短）轴正中位扫查切面（图3-15A，图3-16）向外侧平移，并略调整探头头尾位置，直至可同时扫查到椎体一侧上关节突及横突（图3-15B，图3-19）。超声图像中可见表面呈高回声影的、较椎板略高起的关节突及与之相连的横突；关节突浅层可见竖脊肌，竖脊肌及横突外侧可见腰方肌。腰段脊神经后支自脊神经出椎间孔后发出，其中内侧支走行于横突根部与上关节突接壤处，并支配关节突关节；外侧支穿过横突间肌走行于竖脊肌内，支配竖脊肌及棘突旁皮肤感觉。臀后皮神经自脊神经出椎间孔后发出，走行于竖脊肌与腰方肌之间，远端支配臀区感觉。

>> 目标结构及临床应用

- 横突根部：可利用该切面行脊神经后内侧支阻滞或疼痛相关治疗。采用由背侧向腹侧进针平面外穿刺技术（图3-20，进针路径1）或由外向内进针平面内穿刺技术（图3-20，进针路径2），针尖抵达横突根部与上关节突接壤的夹角处，遇骨质后稍退针，即可给予局部麻醉药（2～3 ml）。
- 竖脊肌-横突肌骨间平面：可利用该切面行腰段竖脊肌平面阻滞。采用由外向内平面内进针穿刺技术，针尖抵达横突与竖脊肌之间后可给予局部麻醉药（20～30 ml）（图3-20，进针路径3）。

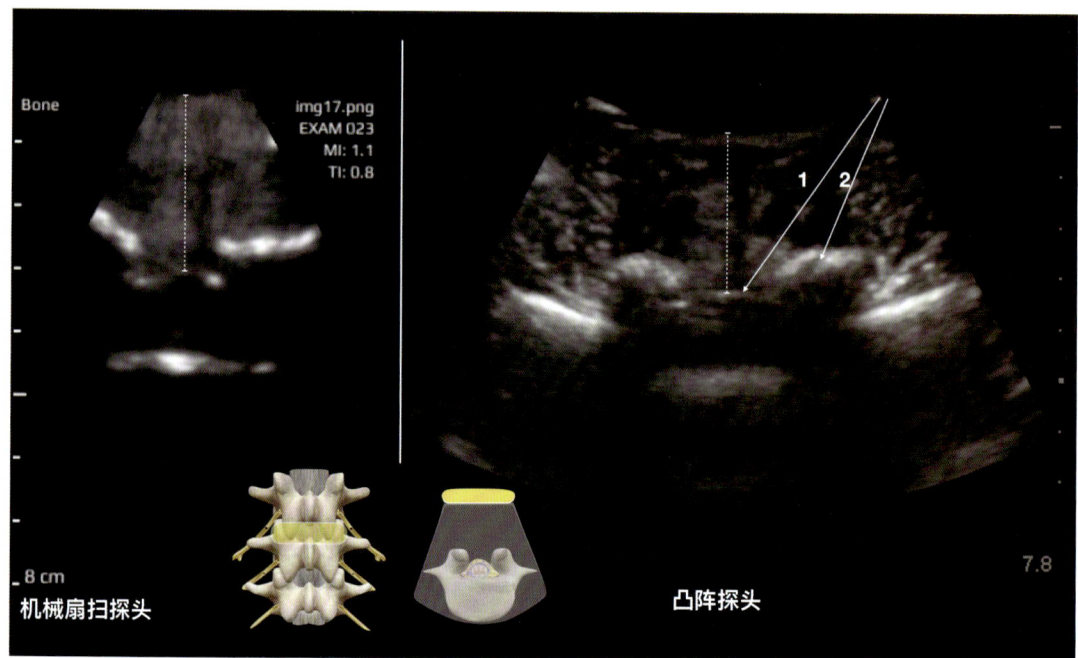

图3-17 利用腰椎棘突间隙-关节突关节-横突横（短）轴正中位扫查切面行硬脊膜深度测量的路径（图中虚线所示）及椎管内穿刺的进针路径（白色箭头线1）、关节突关节注射治疗的进针路径（白色箭头线2）

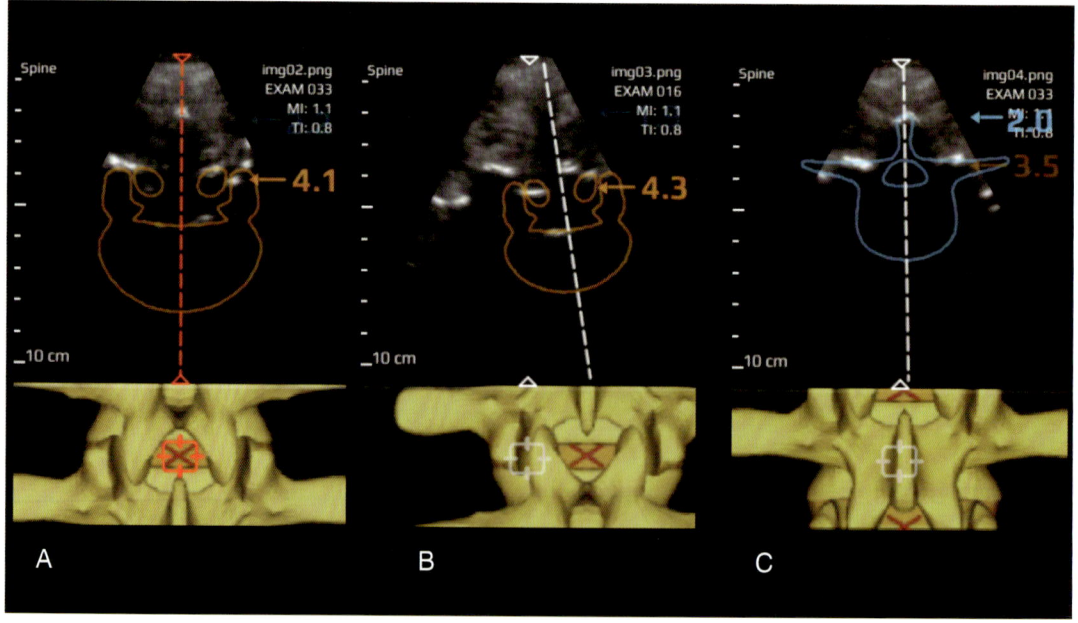

图3-18 利用ACURRO的机械扇扫探头行棘突间隙-关节突关节-横突横（短）轴正中位扫查超声成像（3种情况）

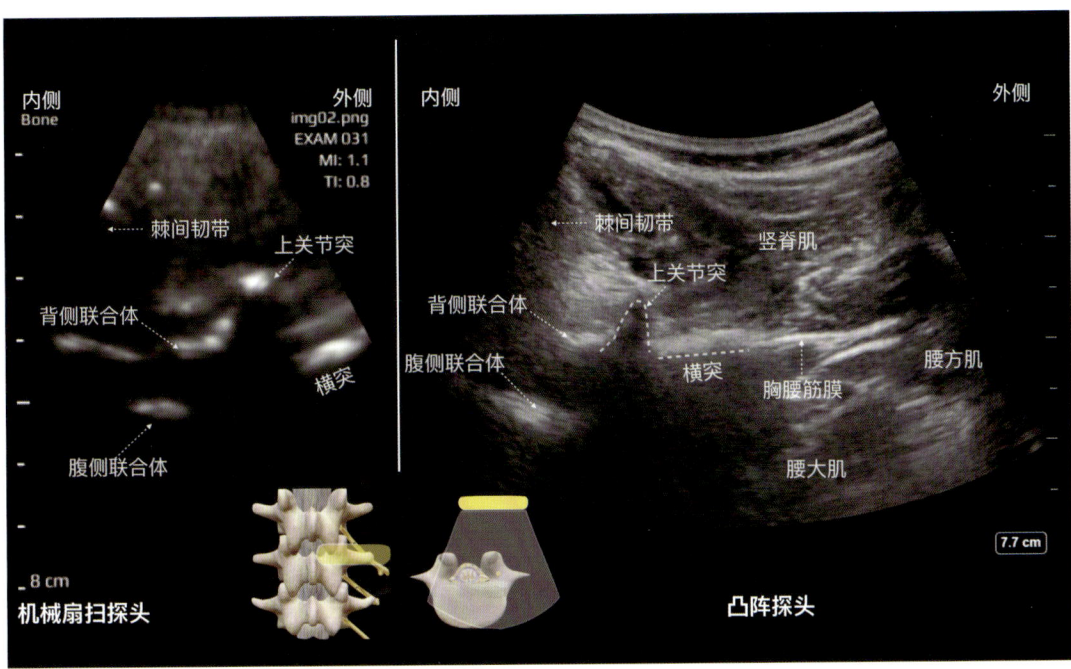

图3-19 腰椎上关节突-横突横（短）轴旁正中位扫查探头位置及超声成像

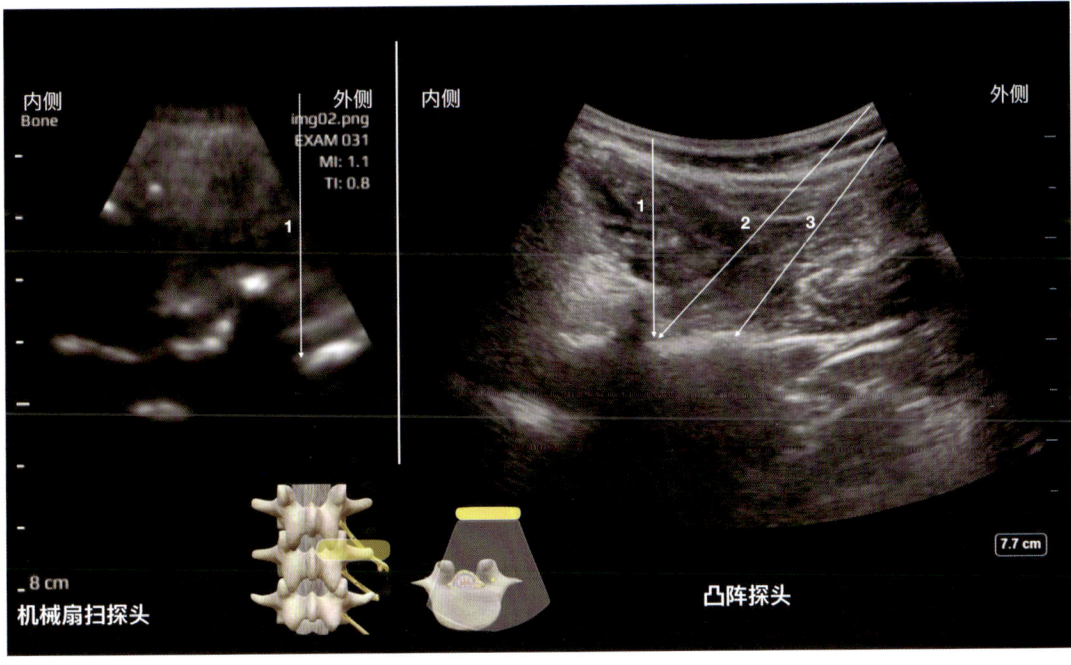

图3-20 利用腰椎上关节突-横突横（短）轴旁正中位扫查切面行脊神经后内侧支阻滞或疼痛相关治疗的进针路径（白色箭头线1、2）及竖脊肌平面阻滞的进针路径（白色箭头线3）

3. 横突-椎体横（短）轴侧方扫查切面　将探头自关节突-横突横（短）轴旁正中位扫查切面（图3-15B，图3-19）继续向外侧平移，在抵达腋中线水平附近时可获得横突-椎体横（短）轴侧方扫查切面（图3-15C，图3-21）。超声图像中可见横突向上方指向探头，椎体位于横突下方；横突和椎体骨面延续呈高回声，其下方为骨性声影，整体犹如"竖起大拇指的拳头"，其中横突像"大拇指"、椎体像攥起的"拳头"，因此，该图像中骨骼部分成像又被称为"拇指征"。横突的背侧为竖脊肌，外侧为腰方肌（侧卧位时，因重力作用腰方肌常偏向腹侧，"趴"在腰大肌上方），腹侧为腰大肌，3块肌肉围绕横突，就像3片叶子围绕叶脉，因此，该图像中肌肉连同横突整体又被称为"三叶草征"。腰丛神经呈高回声、条索状走行于腰大肌间隙之间，依据笔者经验，其通常位于横突腹侧 $1.0 \sim 1.5$ cm 与椎体外侧 $1.0 \sim 1.5$ cm 交界处。此外，在腰方肌的浅层可见竖脊肌、腹内斜肌及腹横肌之间存在一高回声区域，此处为腹内斜肌与腹横肌腱膜汇合之处。汇合的腱膜再次分成前、后2层筋膜，即胸腰筋膜包绕竖脊肌，2层筋膜与竖脊肌外侧缘之间的三角形区域被称为LIFT（Lumbar Interfascial Triangle）三角，超声图像中该三角位于高回声筋膜与竖脊肌之间。

> **目标结构及临床应用**
>
> - 腰丛神经：可利用该切面行不同入路腰丛神经阻滞。可采用自背侧向腹侧平面内进针穿刺技术（图3-22，进针路径1），当穿刺针抵到横突后，退针并调整进针方向令穿刺针自横突尾端划过，直至抵达高回声腰丛神经。由于该方法穿刺针几乎垂直于超声束，因此有利于穿刺针显影。亦可采用自腹侧向背侧平面内进针穿刺技术（图3-22，进针路径2），应谨慎操作，避免穿刺针经椎间孔刺入椎管内。
> - 腰方肌-腰大肌肌间平面：可利用该切面行横（短）轴入路的Ⅲ型腰方肌阻滞（Q3）。通常采用平面内穿刺技术，由背侧向腹侧（图3-22，进针路径3）或由腹侧向背侧（图3-22，进针路径4）进针，针尖达到腰方肌深面腰方肌与腰大肌之间（勿穿刺至腰大肌内），回抽无血后，可给予局部麻醉药行腰方肌阻滞。研究显示，药液可沿包绕于腰方肌与腰大肌腹侧面的腹横筋膜背侧向头端扩散，经膈肌后方弓状韧带扩散到胸腔椎旁间隙而产生胸椎旁阻滞效果。
> - 竖脊肌外侧缘LIFT三角：在竖脊肌外侧缘LIFT三角内给予局部麻醉药被称为Ⅱ型腰方肌阻滞（Q2）。利用该切面行Ⅱ型腰方肌阻滞，可采用自背侧向腹侧进针平面内穿刺技术（图3-22，进针路径5），针尖抵达竖脊肌外侧缘与高回声联合腱膜之间的微小三角形区域后，可给予局部麻醉药。研究显示，药液可向头端扩散阻滞胸段神经。亦可选择低频线阵探头实时引导完成这一操作*。
>
> *近期亦有学者认为这一阻滞实为腰段竖脊肌阻滞。

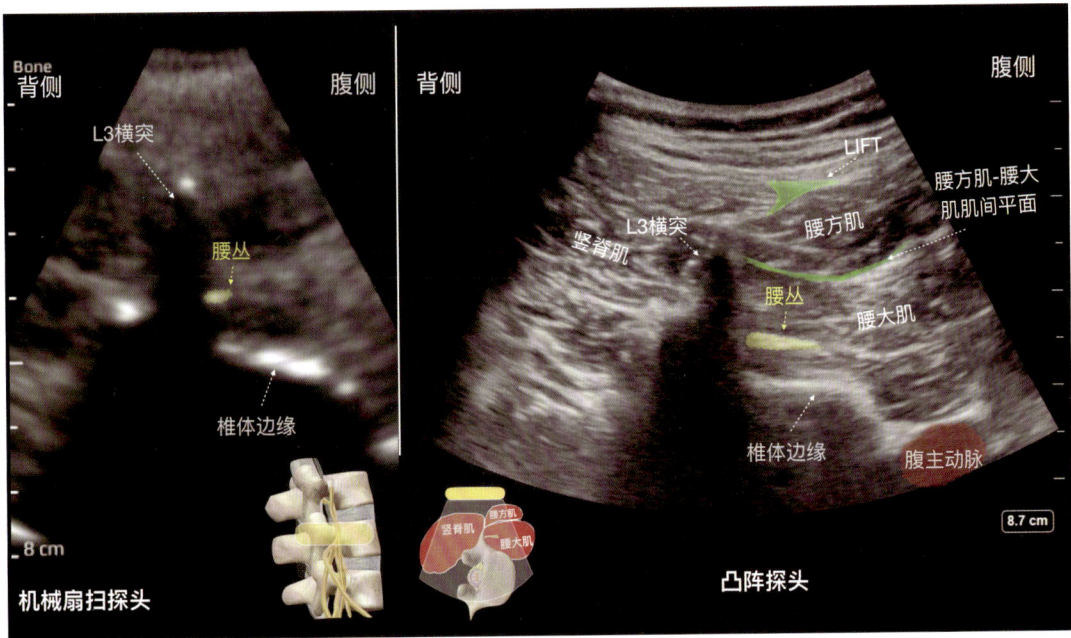

图3-21 腰椎横突-椎体横(短)轴侧方扫查探头位置及超声成像

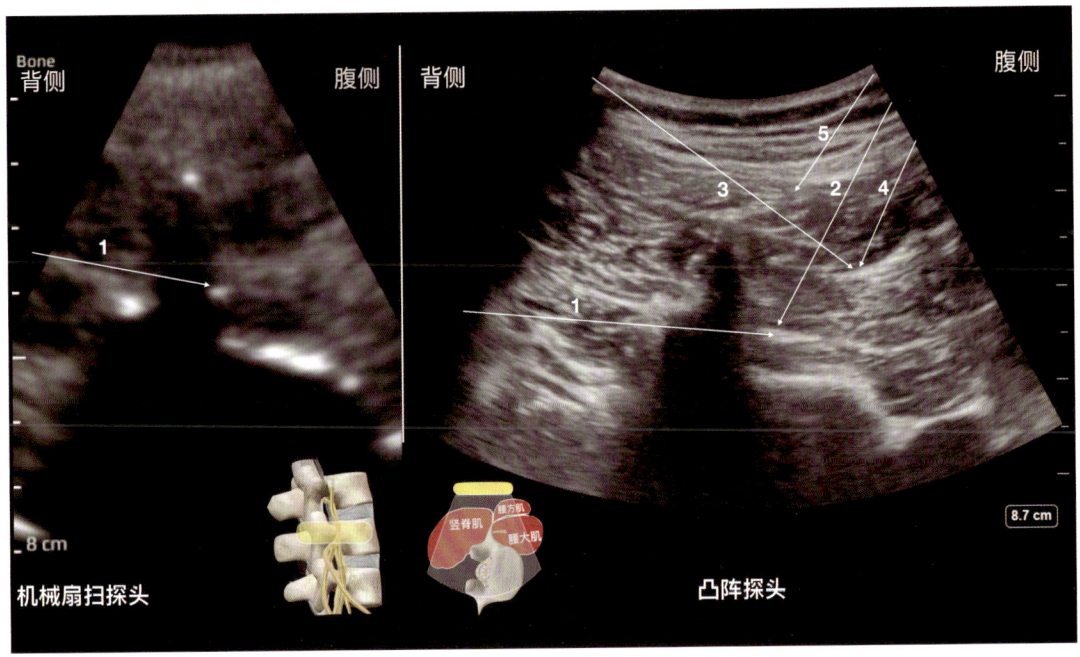

图3-22 利用腰椎横突-椎体横(短)轴侧方扫查切面行腰丛阻滞的进针路径(白色箭头线1、2)、Ⅲ型腰方肌阻滞的进针路径(白色箭头线3、4)及Ⅱ型腰方肌阻滞的进针路径(白色箭头线5)

4. 棘突-椎板横（短）轴正中位扫查切面　将探头自棘突间隙-关节突关节-横突横（短）轴正中位扫查切面（图3-15C，图3-16）向尾端移动，直至横突尾侧缘消失同时图像中出现棘突时，可获得棘突-椎板横（短）轴正中位扫查切面（图3-15D，图3-23）。超声图像中可见棘突及下方椎板表面骨皮质呈高回声，其下方为骨性声影，因整体形态酷似巫师的帽子，故又称"巫师征"。椎间孔由头侧的上一椎体椎弓根切迹、腹侧的椎体外侧缘、椎间盘和后纵韧带，以及背侧的小关节关节囊及部分黄韧带围绕而形成，是脊神经根离开脊髓通过的孔道。在超声扫查图像中，神经根出行的位置位于横突尾侧缘尾端、椎体外侧缘。

> **>> 目标结构及临床应用**
>
> - 神经根出行所在位置：自头端向尾端行腰椎横（短）轴扫查过程中，当超声图像中横突尾侧端缘消失后获得的上述切面（图3-23），即为椎间孔外侧缘及神经根自椎间孔发出所在位置切面。图像中，神经根位于椎板骨性声影暗区的外侧缘，依据笔者经验，其深度距椎板表面1.0～1.5 cm。可利用该切面行平面外进针穿刺的神经根阻滞（图3-24，进针路径1）。然而，该超声扫查切面中椎间孔被骨性声影遮挡，通常无法精准定位椎间孔及神经根位置。在利用上述方法行神经根阻滞时，建议同时应用神经刺激器，以利于精准定位并降低神经损伤风险。此外，应谨慎或避免采用自腹侧向背侧平面内进针穿刺技术（图3-24，进针路径2）行神经根阻滞，以免针尖误入椎间孔内。在利用该切面行神经根疼痛相关治疗时，无论采用平面外穿刺技术还是平面内穿刺技术，均可同时利用神经刺激器辅助定位，并以放射性影像学检查结果最终确认针尖位置。

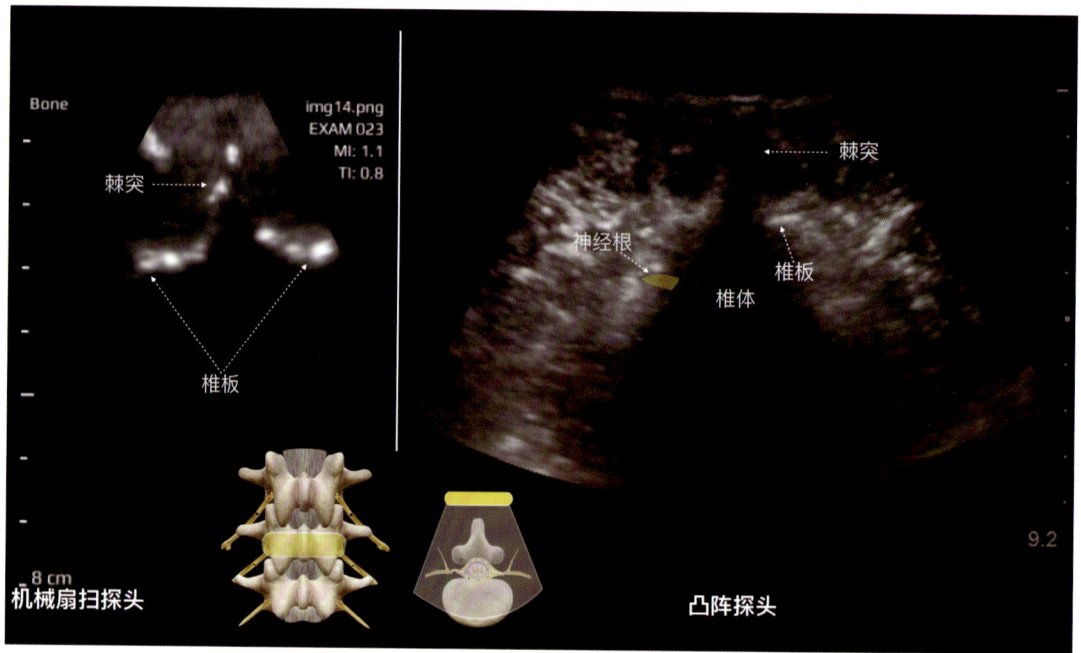

图3-23　腰椎棘突-椎板横（短）轴正中位扫查探头位置及超声成像

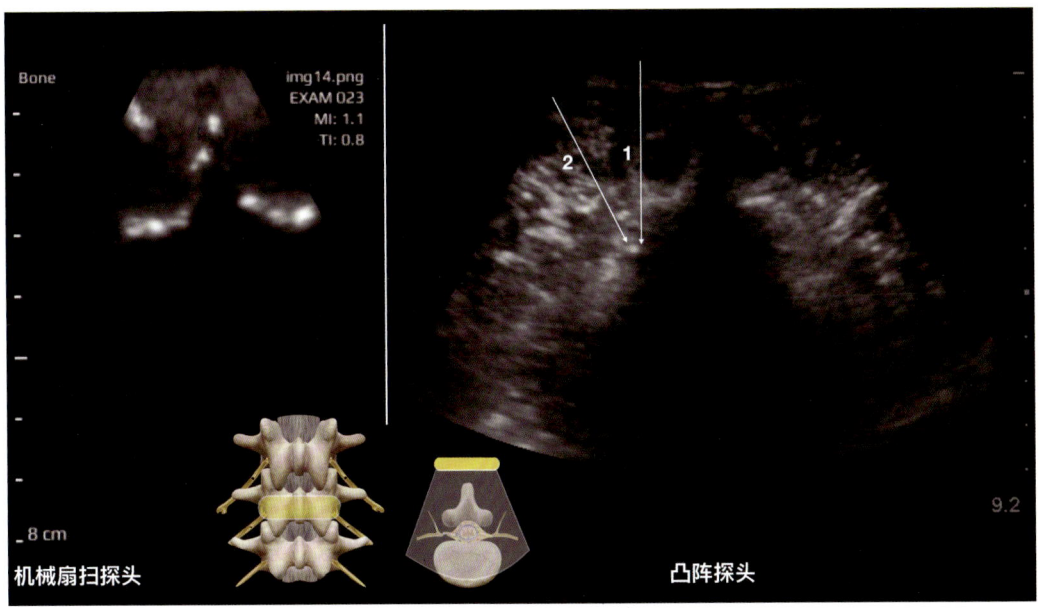

图3-24 利用腰椎棘突-椎板横(短)轴正中位扫查切面行神经根阻滞或疼痛相关治疗的进针路径(白色箭头线1、2)。白色箭头线代表进针路径,箭头所指方向为进针方向

5. 棘突-椎板-椎体横(短)轴旁正中倾斜位扫查切面 利用棘突-椎板横(短)轴正中位扫查切面(图3-15D,图3-23)将超声探头定位在神经根自椎间孔发出所在位置(详见上述)后,将探头向外侧移动,撬动探头指向前内侧,令超声束射向椎体方向(图3-15E);或将探头自上关节突-横突横(短)轴旁正中位扫查切面(图3-15B,图3-19)向横突尾侧移动,至横突消失,撬动探头指向前内侧,令超声束射向椎体方向,均可获得棘突-椎板-椎体横(短)轴旁正中倾斜位扫查切面(图3-15E,图3-25)。超声图像中可见高回声棘突、椎板与弧形椎体骨线相连;棘突与椎板间、椎板与椎体间各有一凹陷处,后者为神经根出椎间孔所在位置,可利用这一凹陷精准定位椎间孔及神经根位置。整体高回声骨质表面成像如驼峰状,因此又称"驼峰航线"。腰神经根出椎间孔后,L1~L3前支及T12、L4部分前支穿行于腰大肌汇聚成腰丛。该切面图像中,腰丛神经通常位于腰大肌背侧2/3与腹侧1/3交界处,呈条索状、高回声影。

>> 目标结构及临床应用

- 神经根:与棘突-椎板横(短)轴旁正中位扫查切面(图3-15D,图3-23)相比,该切面可更加精准定位椎间孔及神经根位置。可采用平面内穿刺技术,自背侧向腹侧进针行神经根阻滞或疼痛相关治疗(图3-26,进针路径1)。亦可采用自腹侧向背侧进针(图3-26,进针路径2)的方法,但这种方法穿刺针直接指向椎间孔,应谨慎操作,避免针尖刺入自椎间孔刺入椎管内。
- 腰丛神经:可利用该切面行腰丛神经阻滞。采用平面内穿刺技术,从背侧向腹侧进针(图3-26,进针路径3),直至针尖抵达高回声腰丛神经。通常在给予生理盐水或局部麻醉药后,可见腰丛神经呈圆形高回声影。亦可采用自腹侧向背侧进针平面内穿刺技术(图3-26,进针路径4),但因针尖指向椎间孔方向,应谨慎操作避免误入椎间孔。

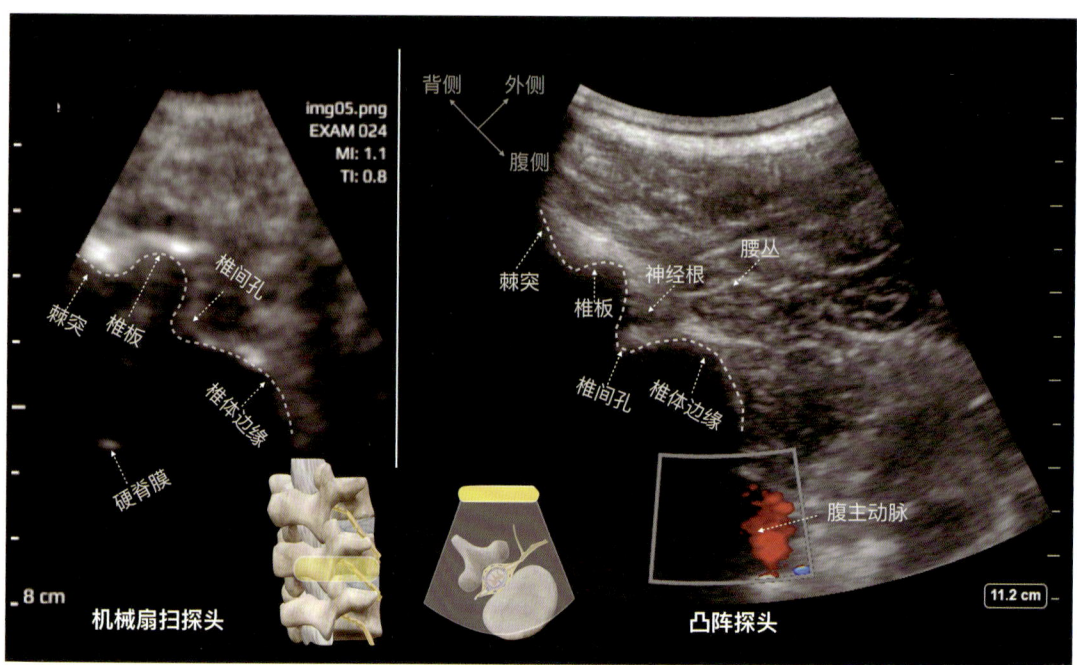

图3-25 腰椎棘突-椎板-椎体横（短）轴旁正中倾斜位扫查探头位置及超声成像

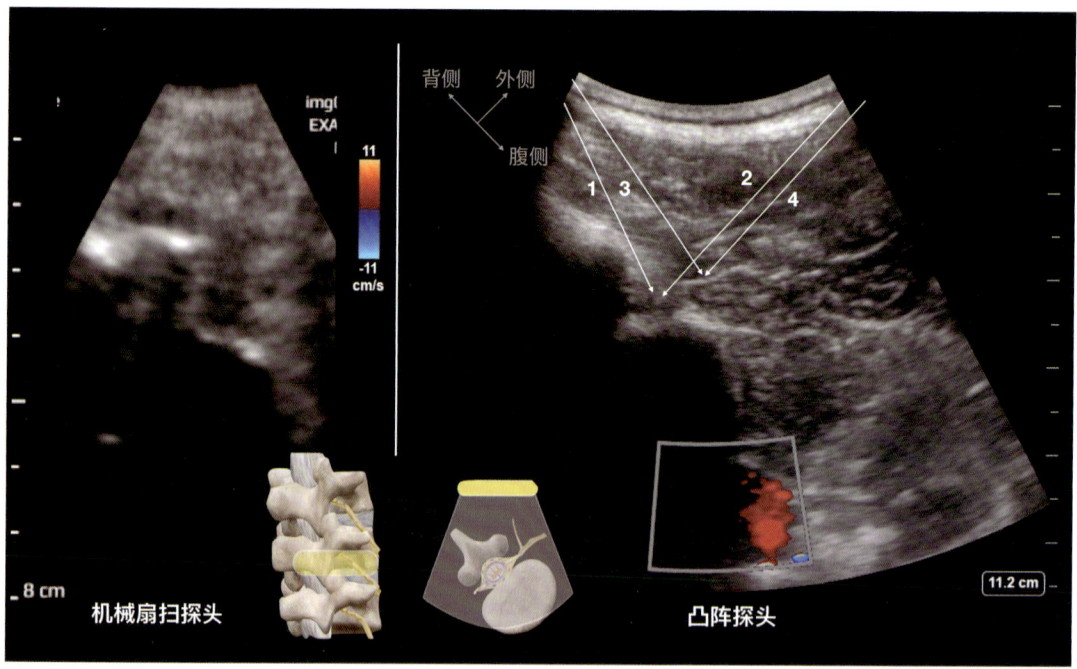

图3-26 利用棘突-椎板-椎体横（短）轴旁正中倾斜位扫查切面行神经根阻滞或疼痛相关治疗的进针路径（白色箭头线1、2）及腰丛阻滞的进针路径（白色箭头线3、4）

6. 关节突关节-椎间盘横（短）轴旁正中倾斜位扫查切面 将探头自上关节突-横突横（短）轴旁正中位扫查切面（图3-15B，图3-19）向横突头侧移动，再平行向外侧移动，同时撬动探头指向前内侧，令超声束射向椎间盘方向。当横突头侧缘消失，超声图像中可同时扫查到弧形椎间盘表面时，可获得关节突关节-椎间盘横（短）轴旁正中倾斜位扫查切面（图3-15F，图3-27）。该切面图像与前述棘突-椎板-椎体横（短）轴旁正中倾斜位扫查切面（图3-15E，图3-25）图像极为相似，不同之处在于在于该切面中通常无法显示棘突，相应位置为棘突间韧带。与骨性棘突不同，棘间韧带通常可被超声束穿过，其下方并非骨性声影暗区。

>> 目标结构及临床应用

- 椎间盘：利用该切面可行椎间盘穿刺，采用由背外侧向腹内侧进针平面内穿刺技术，穿刺针划过横突头侧缘抵达椎间盘（图3-28）。

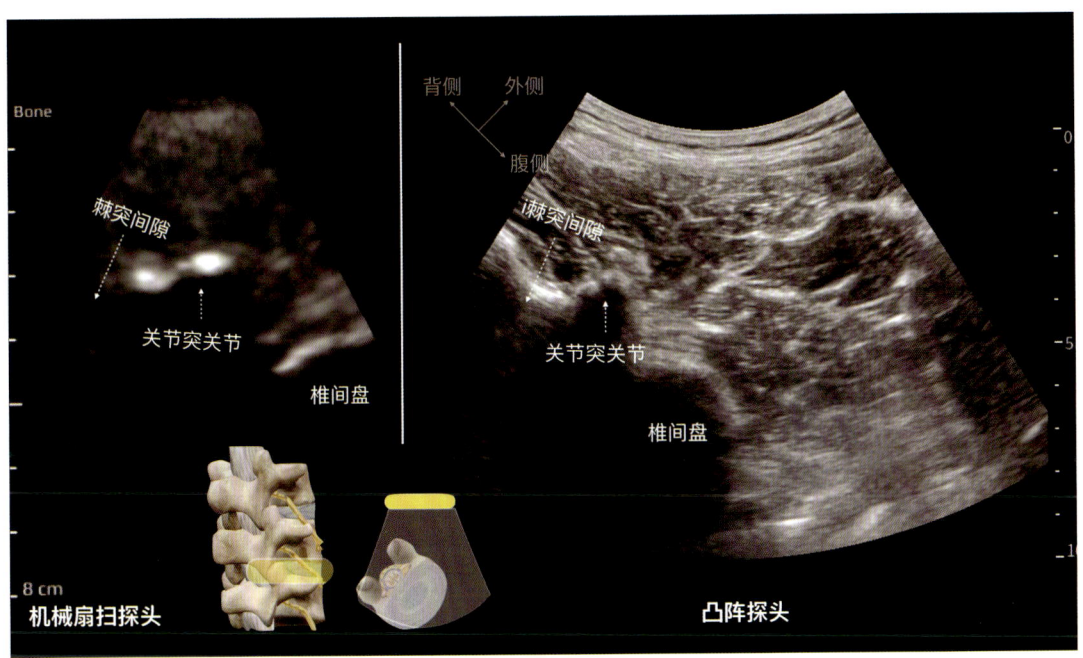

图3-27 腰椎关节突关节-椎间盘横（短）轴旁正中倾斜位扫查探头位置及超声成像

7. 棘突-椎板-椎体横（短）轴侧方扫查切面　将探头自棘突-椎板-椎体横（短）轴旁正中倾斜位扫查切面（图3-15E，图3-25）继续向外侧移动，直至探头垂直指向椎体侧方，并可见椎体前缘搏动的腹主动脉（左侧）或下腔静脉（右侧）（图3-15G，图3-29）。腰交感神经干（链）位于椎体前外侧面，在腰大肌椎体附着点的内侧；右侧在下腔静脉之后，左侧在腹主动脉之后。超声图像中，椎体、腰大肌及腹主动脉（左侧）或下腔静脉（右侧）三者之间形成的夹角区域即为腰交感神经干（链）走行之处。

>> 目标结构及临床应用

- 腰丛神经：可利用该切面行腰丛神经阻滞。可先通过横突-椎体横（短）轴侧方扫查切面（图3-15C，图3-21）定位腰丛位置，之后向尾端移动探头追踪腰丛，直至横突消失，切换至棘突-椎板-椎体横（短）轴旁侧方扫查切面（图3-15G，图3-29）。采用平面内穿刺技术，经经典入路路径，即自棘突旁开3～4cm处进针，从背侧向腹侧穿刺，直至针尖抵达高回声腰丛神经（图3-30，进针路径1）。通常在给予生理盐水或局部麻醉药后，可见腰丛神经呈圆形高回声影。该方法的优势在于，穿刺针与超声束几乎垂直，最大程度优化了针体成像。亦可采用自腹侧向背侧进针平面内穿刺技术（图3-30，进针路径2），但因针尖指向椎间孔方向，应谨慎操作避免误入椎间孔。
- 神经根：可采用平面内穿刺技术，自背外侧向腹内侧进针行神经根阻滞或疼痛相关治疗（图3-30，进针路径3）。亦可采用自腹外侧向背内侧进针（图3-30，进针路径4）的方法，但这种方法穿刺针直接指向椎间孔，应谨慎操作，避免针尖误入自椎间孔刺入椎管内。
- 腰交感神经：可利用该切面行腰交感神经干（链）阻滞。通常采用平面内穿刺技术，从背侧向腹侧进针，直至针尖抵达腰大肌与椎体前侧方之间（图3-30，进针路径5），回抽无血后，给予局部麻醉药，依靠药液的扩散达到阻滞交感神经的目的。为避免血管损伤，通常不必强调必须将针尖置于椎体、腰大肌及腹主动脉（左侧）或下腔静脉（右侧）三者之间形成的夹角区域。

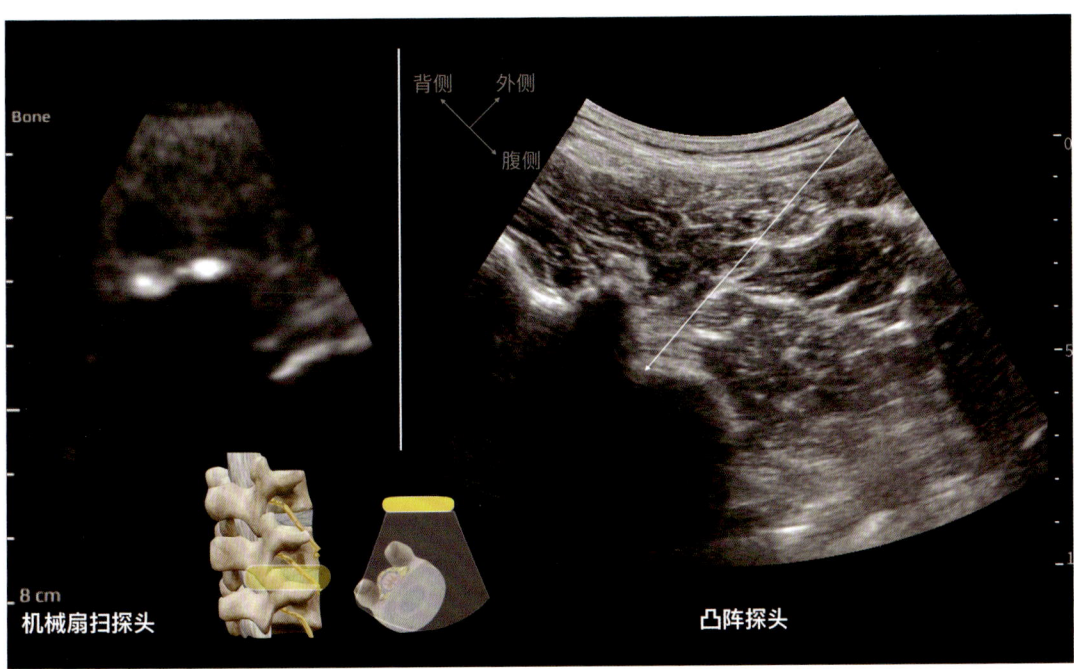

图3-28 利用腰椎关节突关节-椎间盘横（短）轴旁正中倾斜位扫查切面行腰椎间盘穿刺的进针路径（白色箭头线）

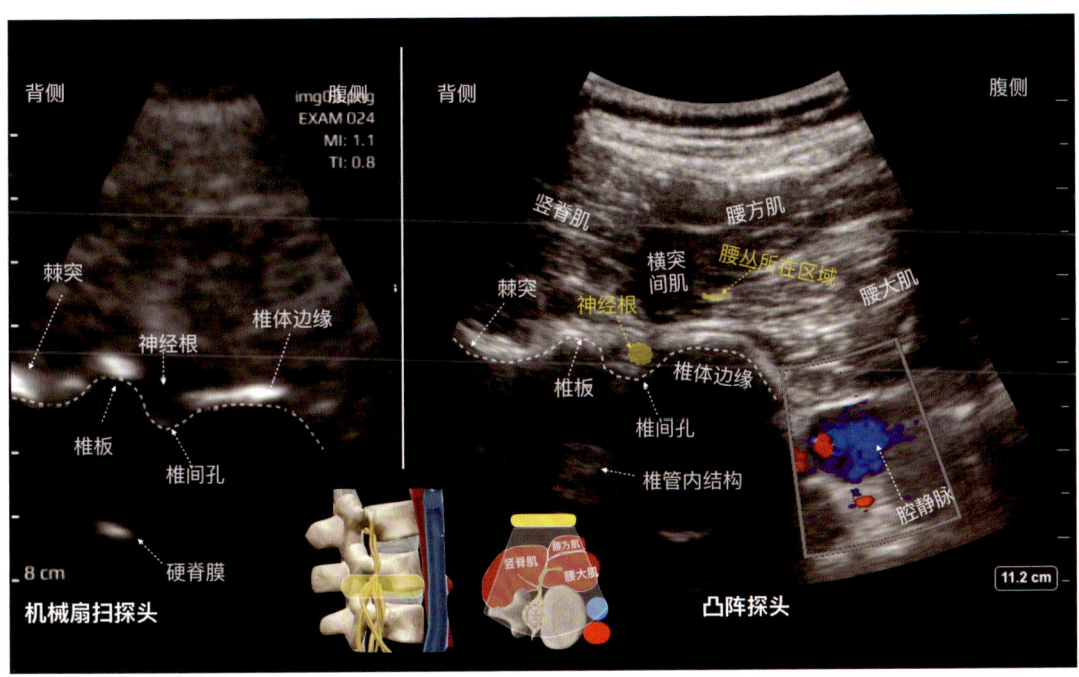

图3-29 腰椎棘突-椎板-椎体横（短）轴旁侧方扫查探头位置及超声成像

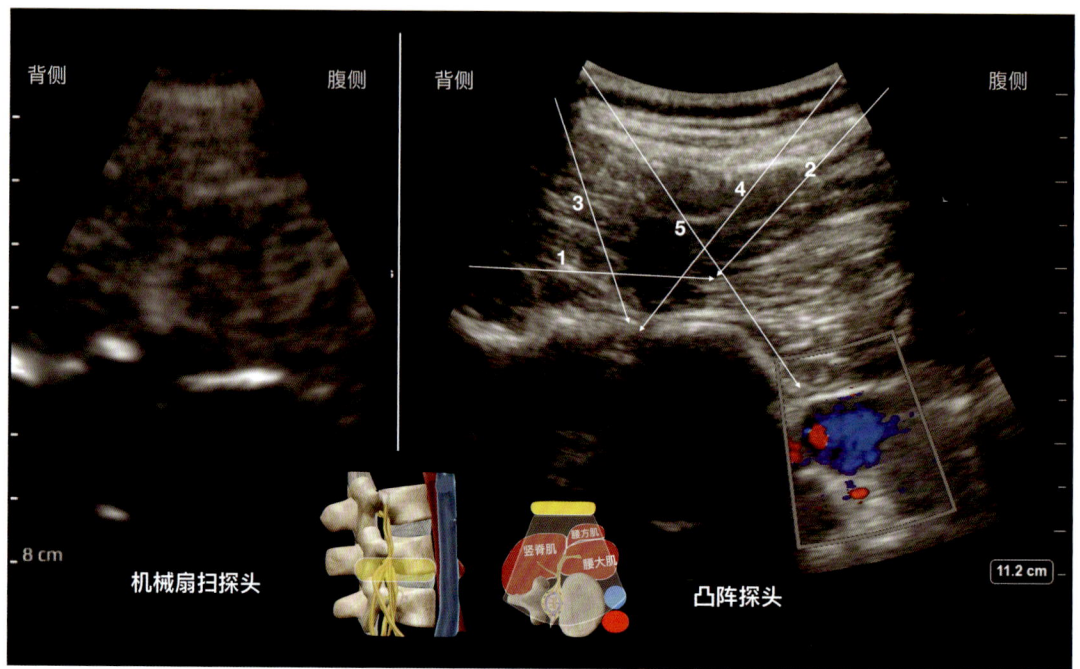

图3-30 利用棘突-椎板-椎体横（短）轴侧方扫查切面行腰丛神经阻滞的进针路径（白色箭头线1、2）、神经根阻滞及疼痛相关治疗的进针路径（白色箭头线3、4）及腰交感神经阻滞或疼痛相关治疗的进针路径（白色箭头线5）

二、第1腰椎（L1）超声扫查

L1脊椎形态结构与L2～L4脊椎相似，但因其头侧与T12脊椎相连，并水平对应腹侧腹主动脉内前方腹腔神经丛所在位置，因此在扫查及临床应用中有其独特用途。

体位：侧卧位或俯卧位。

探头：低频凸阵探头、高频线阵探头或机械扇扫探头。

1. T12-L1横突外侧缘纵（长）轴动态扫查2切面 将探头置于高位腰椎横突纵（长）轴扫查切面（图3-31左）并向外侧移动探头，当探头移动至L1横突外侧缘外侧时，超声图像中横突骨性高回声影立即消失，但由于T12横突有第12肋与之相连（无解剖变异时），会出现横突外侧骨性高回声影持续存在（实为第12肋）并向斜下方走行（图3-31右）。据此可以判断并分别定位L1及T12脊椎位置。

>> 目标结构及临床应用

- L1横突与T12横突：该动态扫查切面可用于定位L1与T12脊椎，并据此定位其他节段腰椎和胸椎。

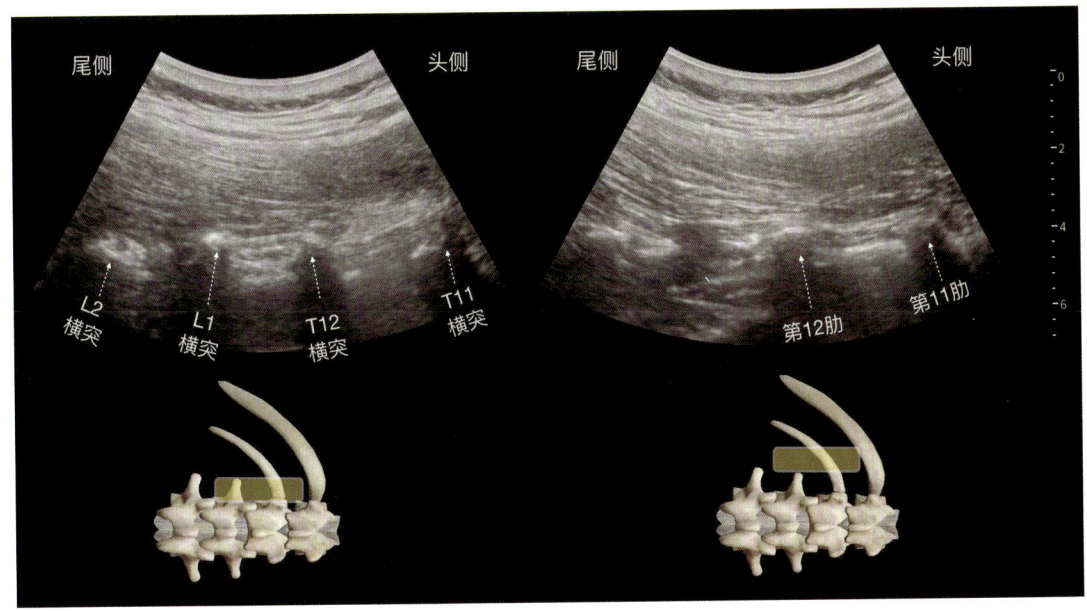

图3-31　T12-L1横突外侧缘纵（长）轴动态扫查2切面探头位置及超声成像

2. T12-L1关节突关节-椎体左侧旁正中斜轴位扫查切面　通常需选择凸阵探头并将深度调至10～12 cm以获得较完整的图像信息。将探头自T12-L1棘突间隙-关节突关节-横突横（短）轴正中位扫查切面（图3-15A，图3-16）向左侧平移，同时调整探头至斜轴位以避开第12肋对超声束的阻挡，并倾斜探头指向前内侧椎体方向。图像中可见内侧的关节突、椎体、椎体前缘搏动的腹主动脉（左侧），以及外侧的肾上腺或肾（图3-32）。腹主动脉位于椎体左前方，为一较大的、搏动性无回声管状结构，可借助彩色多普勒确认。腹腔神经丛由腹腔神经节、终止于该节的内脏大神经及神经节发出的纤维和迷走神经后干的腹腔支共同组成，位于腹主动脉上段前方，围绕腹腔干和肠系膜上动脉的根部，前方有胰腺、门静脉或肠系膜上静脉及脾静脉，左侧有左膈角及左肾上腺，右外侧有右膈角及下腔静脉（图3-33）。其位置绝大多数情况水平对应T12～L1椎体位置，少数平对应T11～T2椎体。

>> **目标结构及临床应用**

- 腹主动脉：可利用该切面行后入路腹腔神经丛阻滞或毁损术。腹腔神经丛位置较深，位于腹主动脉前方或侧方，超声图像中往往难以明确辨识腹腔神经丛，但可将腹主动脉外侧缘作为目标靶点，依靠药物扩散达到阻滞或毁损的目的。采用自背侧向腹侧进针平面内穿刺技术（图3-34，进针路径1、2），避开肾和腹主动脉。穿刺至后腹膜内、接近主动脉时减慢进针速度，直至针尖达腹主动脉旁。回抽无血后，注入少量无菌生理盐水，利用水分离确认针尖位置。确认针尖位置无误后，缓慢注入治疗药物或毁损溶液，注射时阻力应较小。超声引导下后方进针具有穿刺线路短、不易损伤腹腔脏器和动脉等优势，但由于进针路径距神经根较近，仍存在神经根损伤、误入硬脊膜及蛛网膜下腔等风险，操作中应充分利用超声实时可视化优势，避免误伤神经。

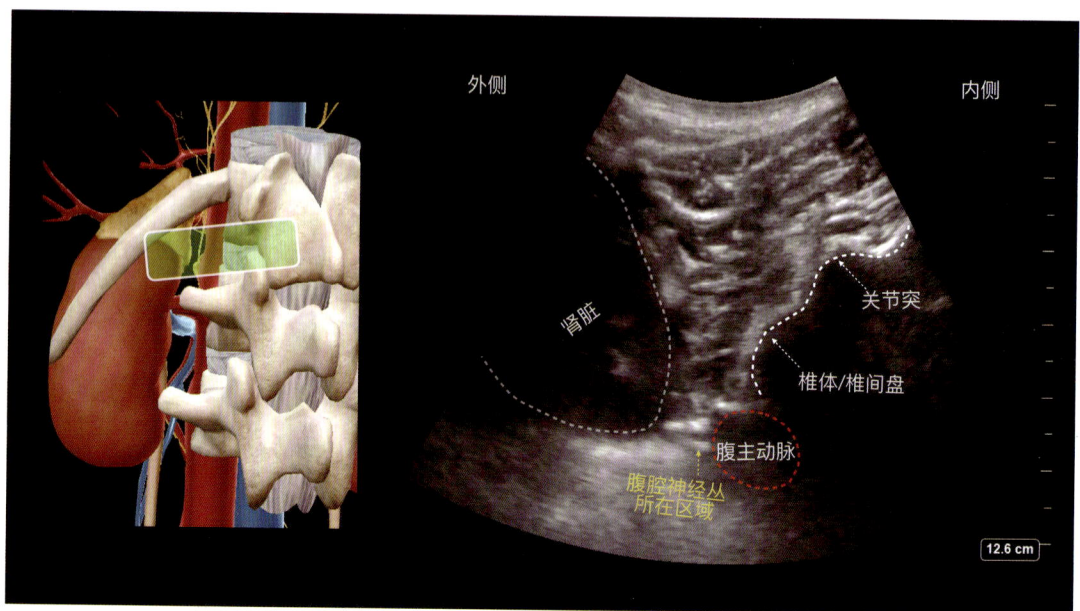

图 3-32　T12-L1 关节突关节 - 椎体左侧旁正中斜轴位扫查探头（绿色透明长方形）位置及超声成像

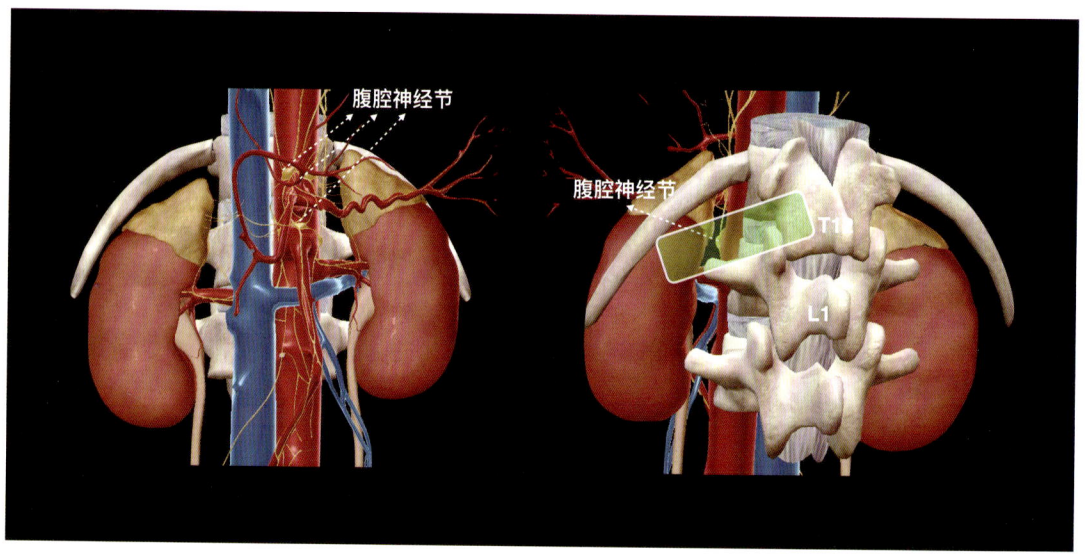

图 3-33　腹腔神经丛解剖位置及超声扫查探头位置

左图为前面观，右图为侧后方观

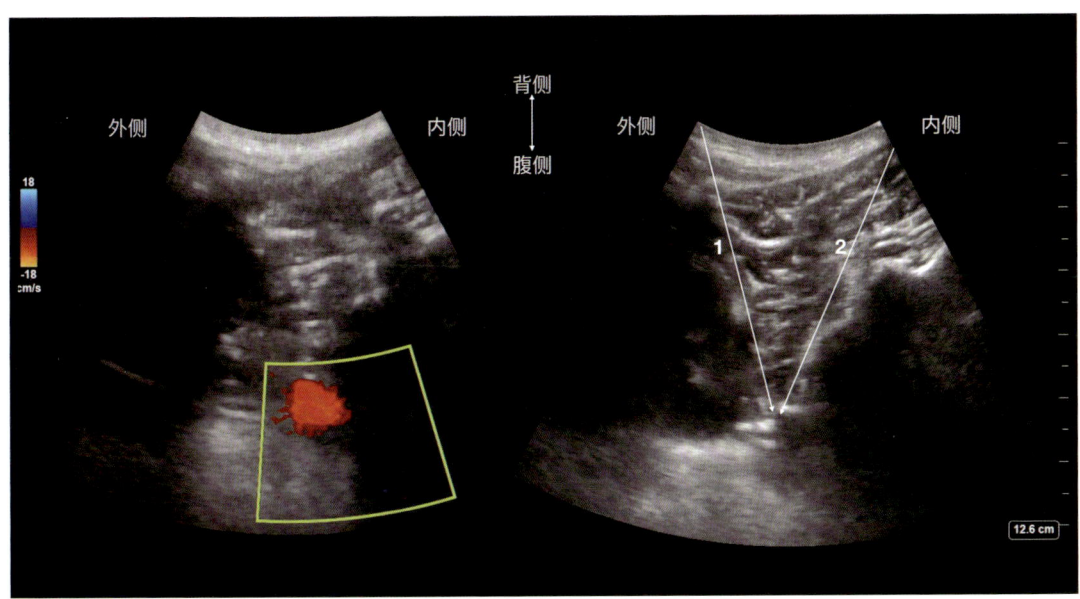

图3-34 利用T12-L1关节突关节-椎体左侧旁正中斜轴位扫查切面行腹腔神经丛阻滞或毁损术的进针路径(白色箭头线1、2)

三、第5腰椎(L5)超声扫查

L5脊椎形态结构与中段(L2～L4)腰椎相似,但因其尾端与骶椎相连、外侧通过髂腰韧带与髂骨相连、前方有腰骶前韧带附着于其椎体前方,局部组织结构与超声成像均与中段腰椎有所不同。

(一)纵(长)轴扫查

患者体位:患者采用坐位、侧卧位或俯卧位。
探头:低频凸阵探头或机械扇扫探头。
临床常用的L5及S1脊椎纵(长)轴扫查切面及其衍生切面共有以下6个(图3-35A～E)。

1. L5-S1棘突纵(长)轴矢状位扫查切面 首先将探头置于骶椎正中嵴行纵轴扫查,可见超声图像中骶正中嵴呈连续无中断"小波浪"高回声线(图4-4)。将探头向头端移动直至超声图像中上述连续骨线头端出现中断,并出现一深在间隙,该间隙即为L5-S1椎间隙,间隙深层为椎管结构,多数情况下(包括在老年患者中)可见高回声腹侧联合体和背侧联合体(图3-35A,图3-36)。L5-S1椎间隙头端为L5棘突,L5棘突骨性高回声表面位置较骶正中嵴略表浅。

> ➢➢ 目标结构及临床应用
>
> • L5-S1棘突间隙:可利用该切面识别并定位L5棘突,并进一步据此定位其他节段腰椎。

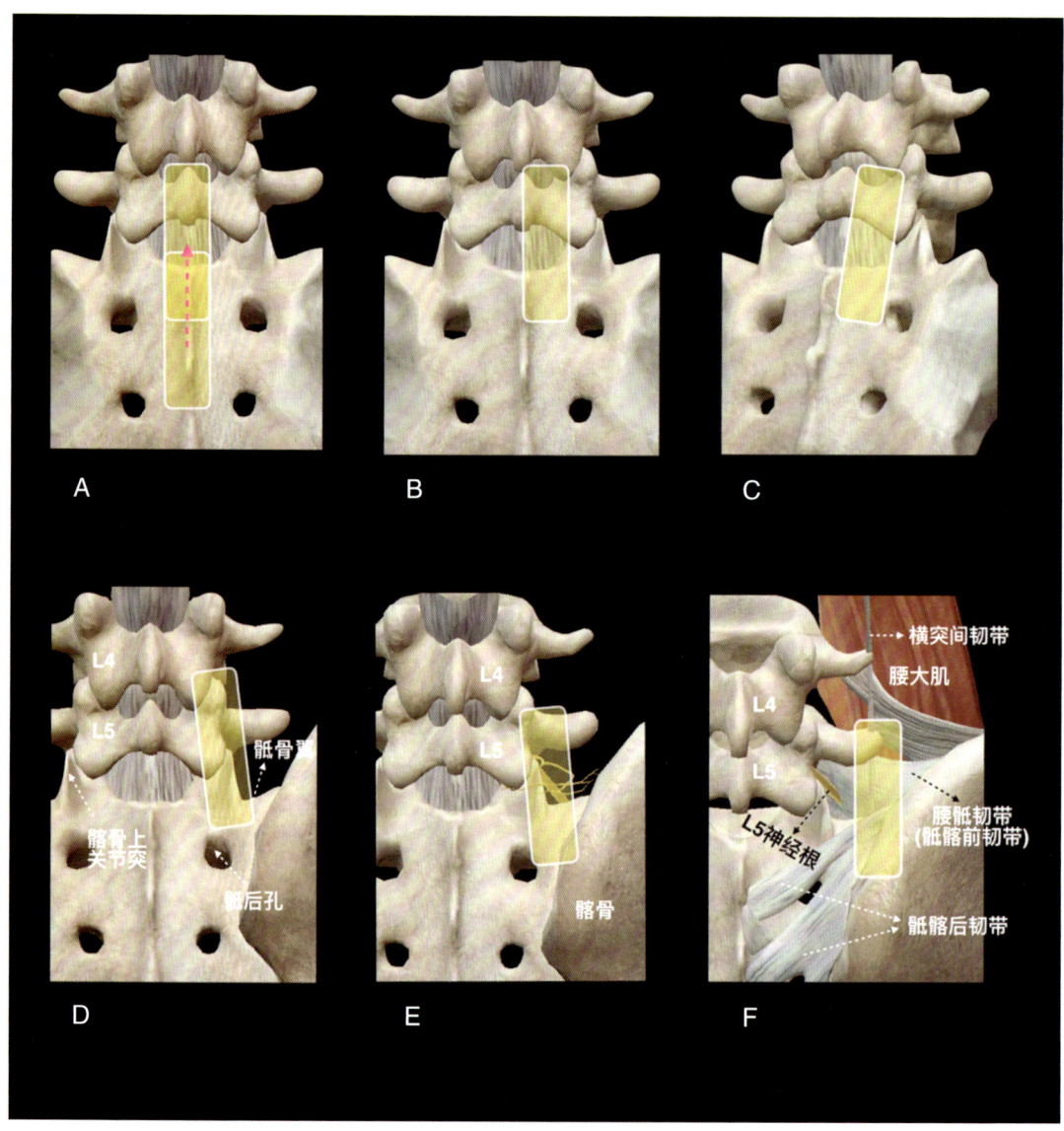

图3-35　L5脊椎纵（长）轴扫查6个切面探头位置

A.L5-S1棘突纵（长）轴矢状位扫查探头背侧观；B.L5-S1椎板纵（长）轴矢状位扫查探头背侧观；C.L5-S1椎板纵（长）轴矢状倾斜位扫查探头背侧观；D.L5-S1关节突关节纵（长）轴矢状位扫查探头背侧观；E.L5横突-骶骨翼根部纵（长）轴矢状位扫查探头背侧观；F.L5横突-骶骨翼外侧纵（长）轴矢状位扫查探头背侧观

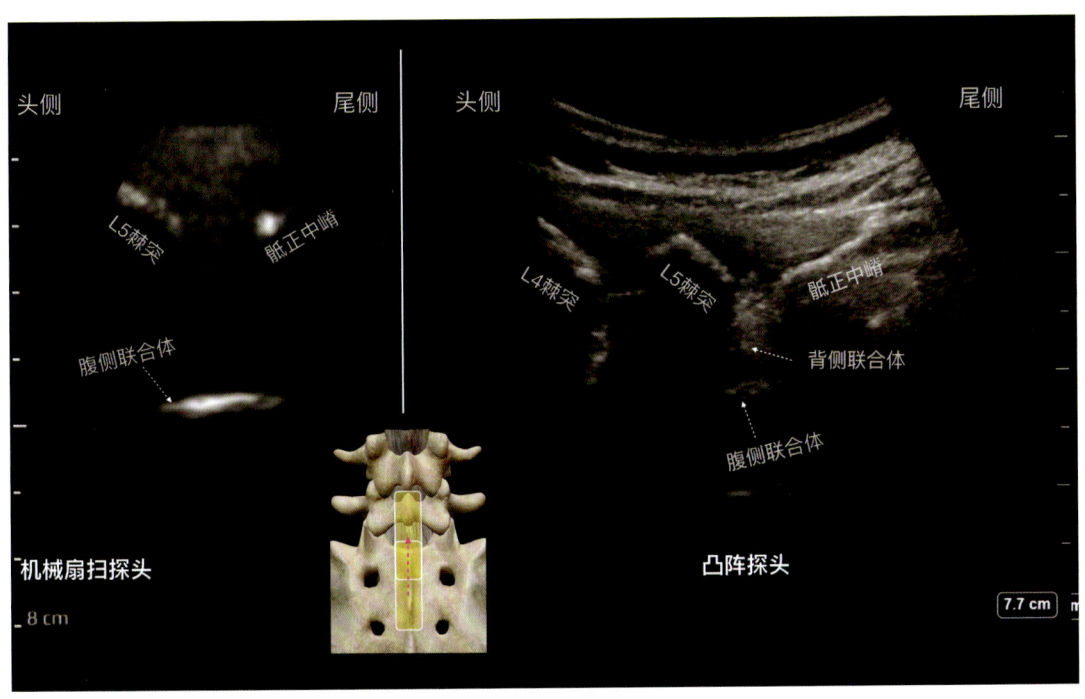

图 3-36　L5-S1 棘突纵（长）轴矢状位扫查探头位置及超声成像

2. L5-S1 椎板纵（长）轴矢状倾斜位扫查切面　将探头自 L5-S1 棘突纵（长）轴扫查切面（图 3-35A，图 3-36）向外侧平行移动，当出现前述"马头征"时，可确认为椎板水平（图 3-35B，图 3-37），为 L5-S1 椎板纵（长）轴矢状位扫查切面。超声图像中可见在 L5、S1 间存在一宽大间隙，通常为腰段椎板间隙中最宽大的间隙。将探头向内侧倾斜（图 3-35C），连续椎板线将中断，可见其间深、浅各有 2 条高回声线状影，分别为腹侧联合体和背侧联合体（部分患者可见硬脊膜、硬膜外腔及黄韧带结构）（图 3-38），该切面为 L5-S1 椎板纵（长）轴矢状倾斜位扫查切面。

>> 目标结构及临床应用

- L5-S1 硬脊膜：与中段腰椎椎板纵（长）轴倾斜位扫查切面相似，临床可用这一切面行实时引导的椎管内穿刺（详见前述）。此外，因该切面图像与 L5 横突-骶骨翼纵（长）轴矢状位扫查切面图像（图 3-41、图 3-43）较为相似，即在 L5 和 S1 骨性结构之间均可见 2 条线状高回声影，前者为腹侧联合体和背侧联合体，后者为腰骶韧带（骶髂前韧带）和横突间韧带（详见下述），临床中较容易混淆。因此，当利用 L5 横突-骶骨翼纵（长）轴矢状位扫查切面（图 3-41、图 3-43）行实时引导 L5 神经根阻滞及疼痛相关治疗或腰骶丛阻滞时，应首先利用 L5-S1 椎板纵（长）轴倾斜位扫查切面（图 3-38）明确椎管位置所在，避免错误定位导致误穿入椎管内。

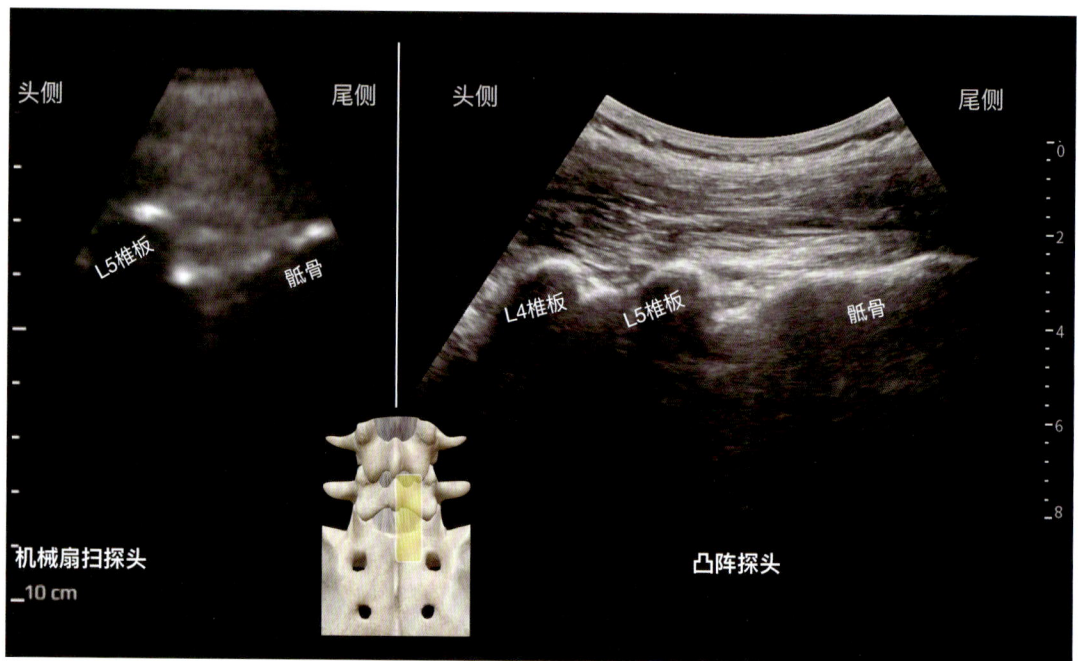

图3-37 L5-S1椎板纵（长）轴矢状位扫查探头位置及超声成像

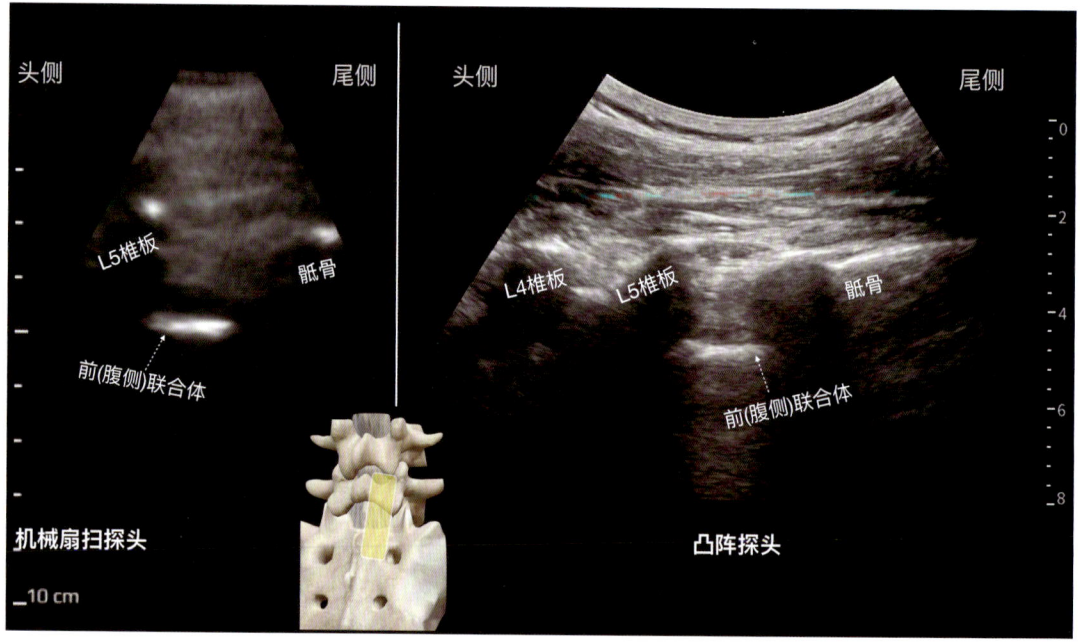

图3-38 L5-S1椎板纵（长）轴矢状倾斜位扫查探头位置及超声成像

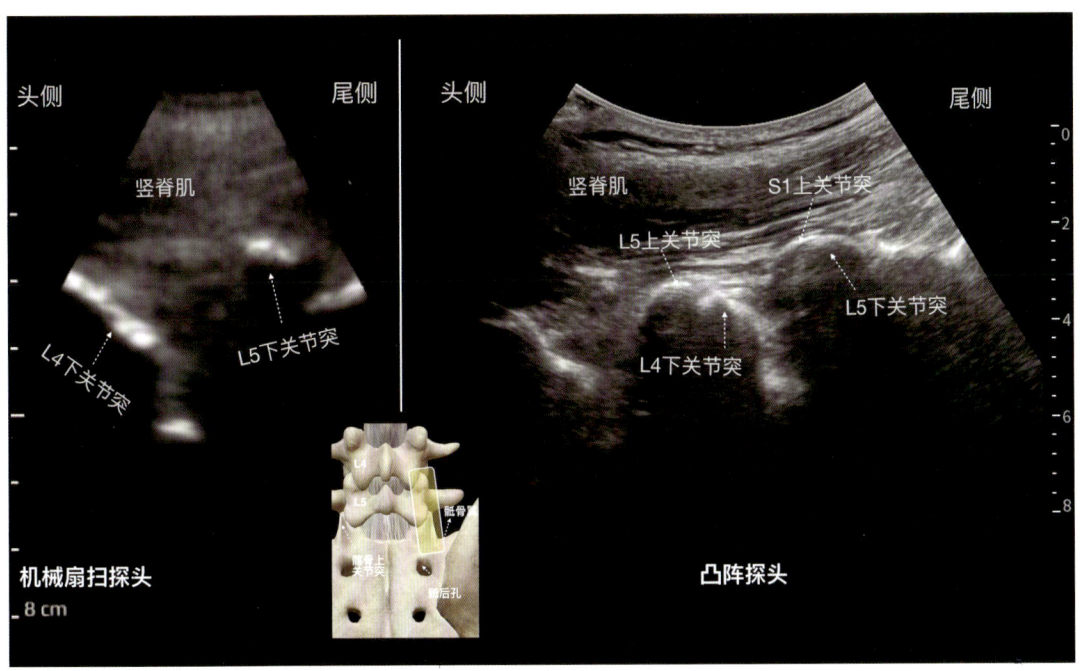

图3-39 L5-S1关节突关节纵（长）轴矢状位扫查探头位置及超声成像

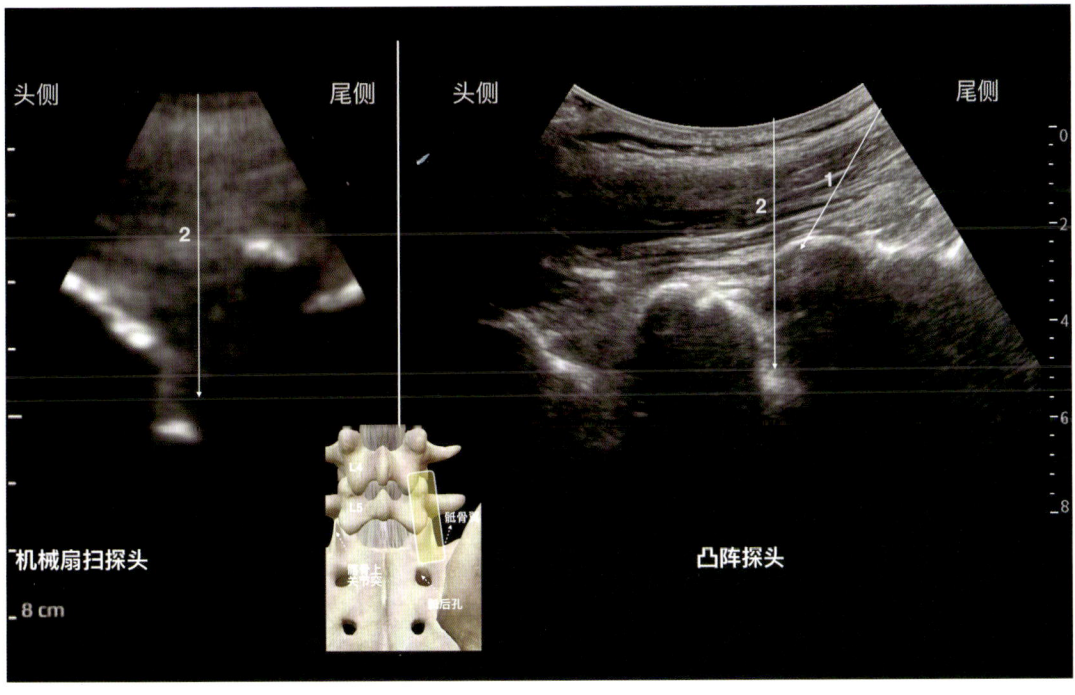

图3-40 利用L5-S1关节突关节纵（长）轴扫查切面L5-S1关节突关节注射治疗的进针路径（白色箭头线1）及L5神经根阻滞或疼痛相关治疗的进针路径（白色箭头线2）

3. L5-S1关节突关节纵（长）轴矢状位扫查切面　将探头自L5-S1椎板纵（长）轴扫查切面（图3-35B，图3-37）向外侧平移，当出现"驼峰征"时，提示已到关节突关节水平。由于L5-S1关节突关节较L4-L5关节突关节更靠近外侧，应将探头尾端略向外侧转动，以便获得L5-S1关节突关节纵（长）轴扫查切面（图3-35D，图3-39）。超声图像中可见L5-S1关节突关节较L4-L5关节突关节略窄小。与中段腰椎关节突关节纵（长）轴扫查切面（图3-9）类似，在L5-S1关节突关节与L4-L5关节突关节之间、靠近L5下关节突头侧，垂直对应的位置是L5神经根出椎间孔位置。骶骨高回声影可能是中断的，其中中断部分为骶后孔。

> **>> 目标结构及临床应用**
>
> - L5-S1关节突关节：该切面可用于行L5-S1关节突关节注射治疗。采用自尾端向头端进针平面内穿刺技术，针尖抵达L5-S1关节突关节腔（图3-40，进针路径1），可给予治疗药物。
> - L5神经根：与中段腰椎类似，可在该切面采用自背侧向腹侧进针平面外穿刺技术（图3-40，进针路径2），行L5神经根阻滞或疼痛相关治疗。进针深度通常超过L5横突水平（横突水平深层），可同时以神经刺激器辅助精准定位神经根。

4. L5横突-骶骨翼根部纵（长）轴矢状位扫查切面　将探头自L5-S1关节突关节纵（长）轴矢状位扫查切面（图3-35D，图3-39）向外侧平移，当关节突关节消失同时图像中出现高回声、位置略低于关节突关节水平的L5横突及尾端的骶骨翼状部时，立即固定探头，获得L5横突-骶骨翼根部纵（长）轴矢状位扫查切面（图3-35E，图3-41）。图像中高回声L5横突和骶骨翼之间由浅至深依次可见：①高回声横突间韧带（通常在探头较靠近横突外侧缘时，成像更为清晰）（图3-44）；②低回声"腰骶隧道"，即L5横突、骶骨翼、横突间韧带与深层腰骶韧带包绕而成的骨性纤维隧道，其间肌肉结构为横突间肌；③线状高回声腰骶韧带。在横突间肌与腰骶韧带（骶髂前韧带）之间有刚从椎间孔发出的L5神经根走行一小段，之后继续向外侧走行，将穿过腰骶韧带（骶髂前韧带）至其腹侧面参与腰骶丛的形成。此外，L5脊神经后内侧支出椎间孔后在骶骨上关节突与骶骨翼之间的骶骨上切迹处走行，即靠近骶骨翼根部走行。该切面图像与后述L5横突-骶骨翼外侧纵（长）轴扫查切面（图3-35F，图3-44）图像十分相似，单独扫查该切面的临床意义在于可用于L5神经根及L5脊神经后内侧支的精准定位与治疗。

> **>> 目标结构及临床应用**
>
> - L5神经根：可利用该切面行L5神经根阻滞或疼痛相关治疗。采用自背侧向腹侧进针平面外穿刺技术，当穿刺针沿L5横突尾侧缘划过并穿过横突间肌后（可有落空感）（图3-42，进针路径1），回抽无血、无脑脊液后，可给予局部麻醉药或治疗药物。注意事项包括：①应在明确局部周围组织结构的基础上再行穿刺，避免错误选择切面而导致椎管内穿刺误操作；②应缓慢进针、避免针尖直接刺伤神经根，可同时应用神经刺激器辅助精准定位神经根；③充分利用彩色多普勒超声（图3-43），避免周围血管穿刺。
> - 骶骨翼：L5脊神经后内侧支走行于骶骨翼根部、骶骨上切迹处，可利用该切面将局部麻醉药或治疗药物注射在高回声骶骨翼表面，对L5脊神经后内侧支行阻滞或疼痛相关治疗。采用自头端向尾端穿刺平面内进针技术（图3-42，进针路径2），当针尖抵达骶骨翼根部表面时稍退针，回抽无血、无脑脊液后，给予治疗药物。

第三章　腰椎超声与应用 | 107

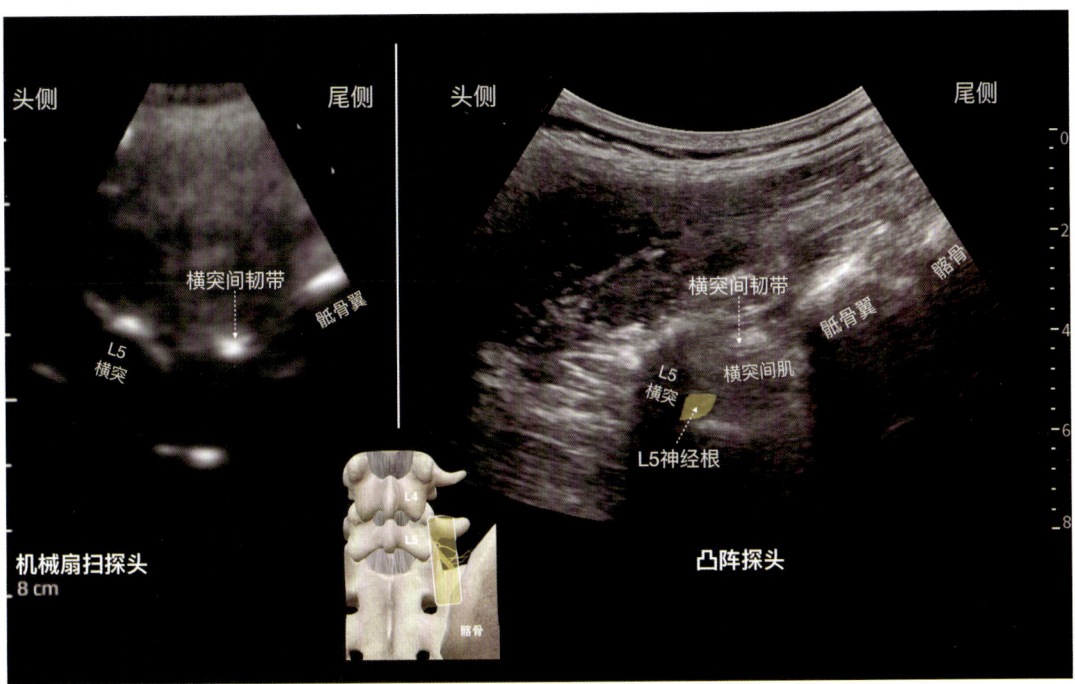

图 3-41　L5 横突 - 骶骨翼根部纵（长）轴矢状位扫查探头位置及超声成像

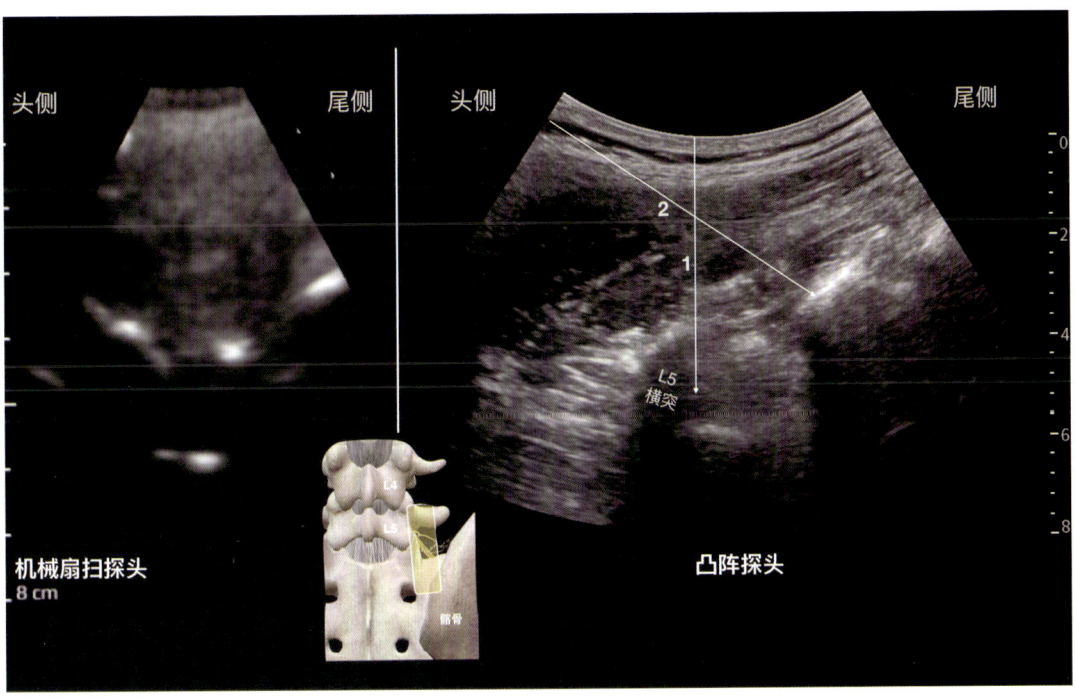

图 3-42　利用 L5 横突 - 骶骨翼根部纵（长）轴矢状位扫查切面行 L5 神经根阻滞或疼痛相关治疗的进针路径（白色箭头线 1）及 L5 脊神经后内侧支阻滞或疼痛相关治疗的进针路径（白色箭头线 2）

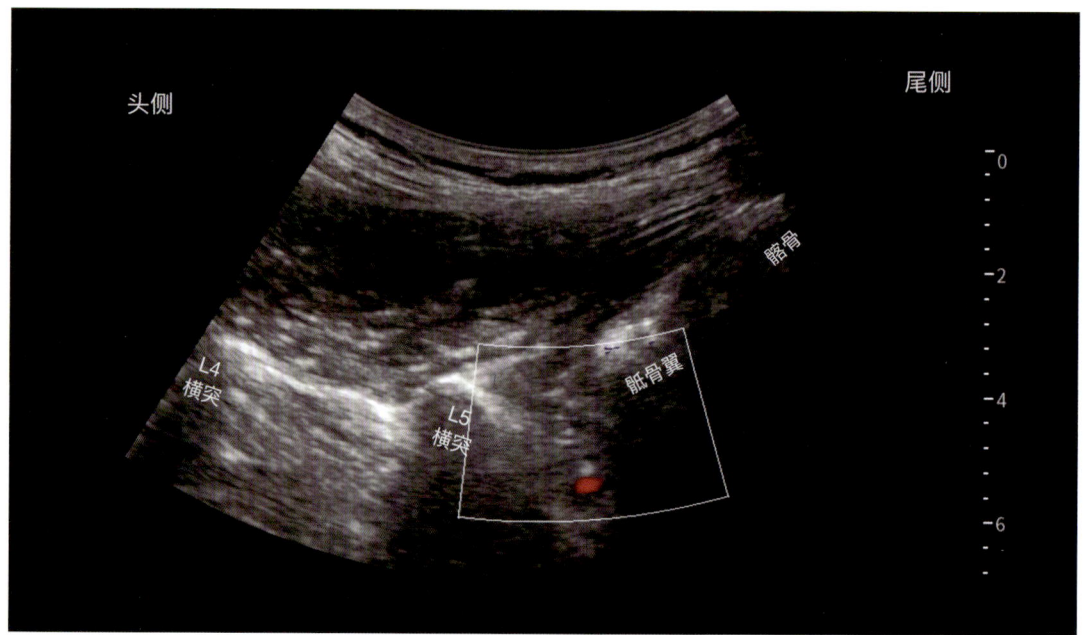

图3-43 在L5横突-骶骨翼根部纵（长）轴矢状位扫查切面，利用彩色多普勒超声探查深层血管位置

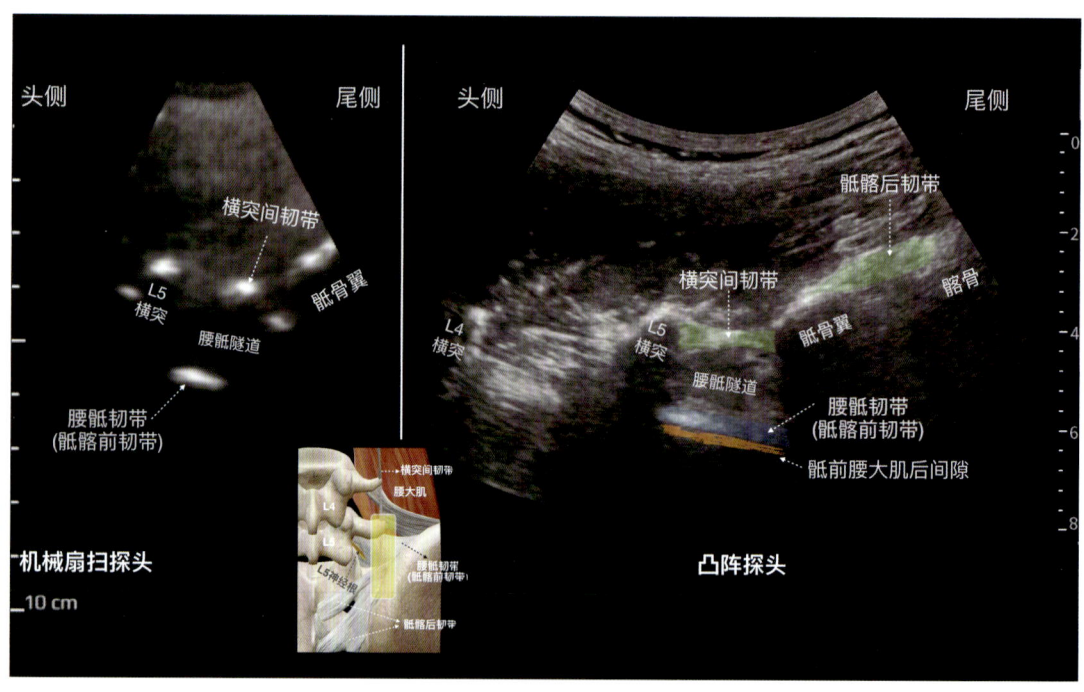

图3-44 L5横突-骶骨翼外侧纵（长）轴矢状位扫查探头位置及超声成像

5. L5横突-骶骨翼外侧纵（长）轴矢状位扫查切面 将探头自L5横突-骶骨翼根部纵（长）轴矢状位扫查切面（图3-35E，图3-41）继续向外侧平移，在靠近L5横突外侧缘时固定探头，获得L5横突-骶骨翼外侧纵（长）轴矢状位扫查切面（图3-35F，图3-44）。图像中高回声L5横突和骶骨翼之间由浅至深依次可见：①高回声横突间韧带；②中低回声"腰骶隧道"，即L5横突、骶骨翼、横突间韧带与深层腰骶韧带包绕而成的骨性纤维隧道，L5神经根在此水平通常已穿出腰骶韧带（骶髂前韧带）至其腹侧面；③线状高回声腰骶韧带（骶髂前韧带），其腹侧面为骶前腰大肌后间隙，腰骶丛神经穿行于此间隙。由于受腰骶韧带（骶髂前韧带）对超声束阻挡的影响，其深层结构通常难以成像。此外，可利用彩色多普勒探查到腰骶隧道间走行血管（图3-43）。

> **≫ 目标结构及临床应用**
>
> - 腰骶隧道：L5神经根出椎间孔后穿行于"腰骶隧道"，之后穿过腰骶韧带加入腰骶丛。利用该切面可将阻滞药物注入"腰骶隧道"，通过药液扩散达到L5神经根阻滞的目的，亦可称"L5椎旁阻滞"。通常采用自背侧向腹侧平面外进针技术（图3-45，进针路径1），穿刺针突破横突间肌后缓慢进针，至针尖抵达腰骶韧带后略退针，回抽无血、无脑脊液后，给予局部麻醉药。注意事项包括：①应在明确局部周围组织结构的基础上再行穿刺，避免错误选择切面而导致椎管内穿刺误操作；②谨防进针过猛导致穿刺针穿过腰骶韧带给药；③充分利用彩色多普勒超声，避免误伤血管。
> - 腰骶韧带：可利用该切面行腰骶丛阻滞。采用自背侧向腹侧穿刺平面外进针技术（图3-45，进针路径2），当针尖突破腰骶韧带后会有落空感，针尖达腰骶韧带腹侧面的骶前腰大肌后间隙无须进一步进针，回抽无血、无脑脊液后，可给予局部麻醉药，通过药液扩散实现腰骶丛阻滞目的。穿刺过程应充分利用超声优势避免血管神经损伤。

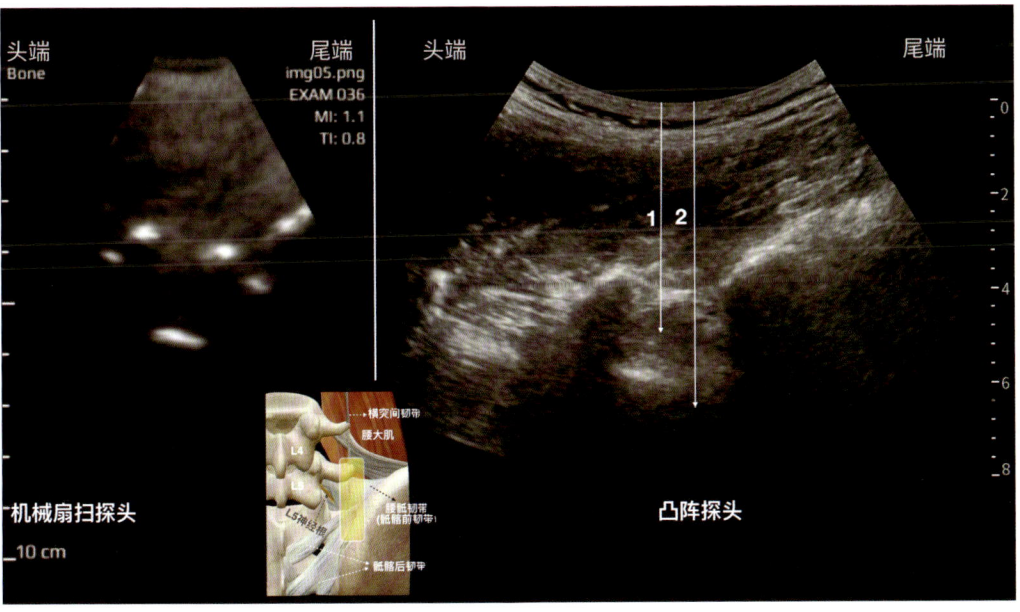

图3-45 利用L5横突-骶骨翼外侧纵（长）轴扫查切面行L5椎旁阻滞的进针路径（白色箭头线1）及腰骶丛阻滞的进针路径（白色箭头线2）

(二)横(短)轴扫查

患者体位:患者采用坐位、侧卧位或俯卧位。

探头:低频凸阵探头、高频线阵探头或机械扇扫探头。

临床常用的L5和S1脊椎扫查切面及其衍生切面共有以下6个(图3-46)。

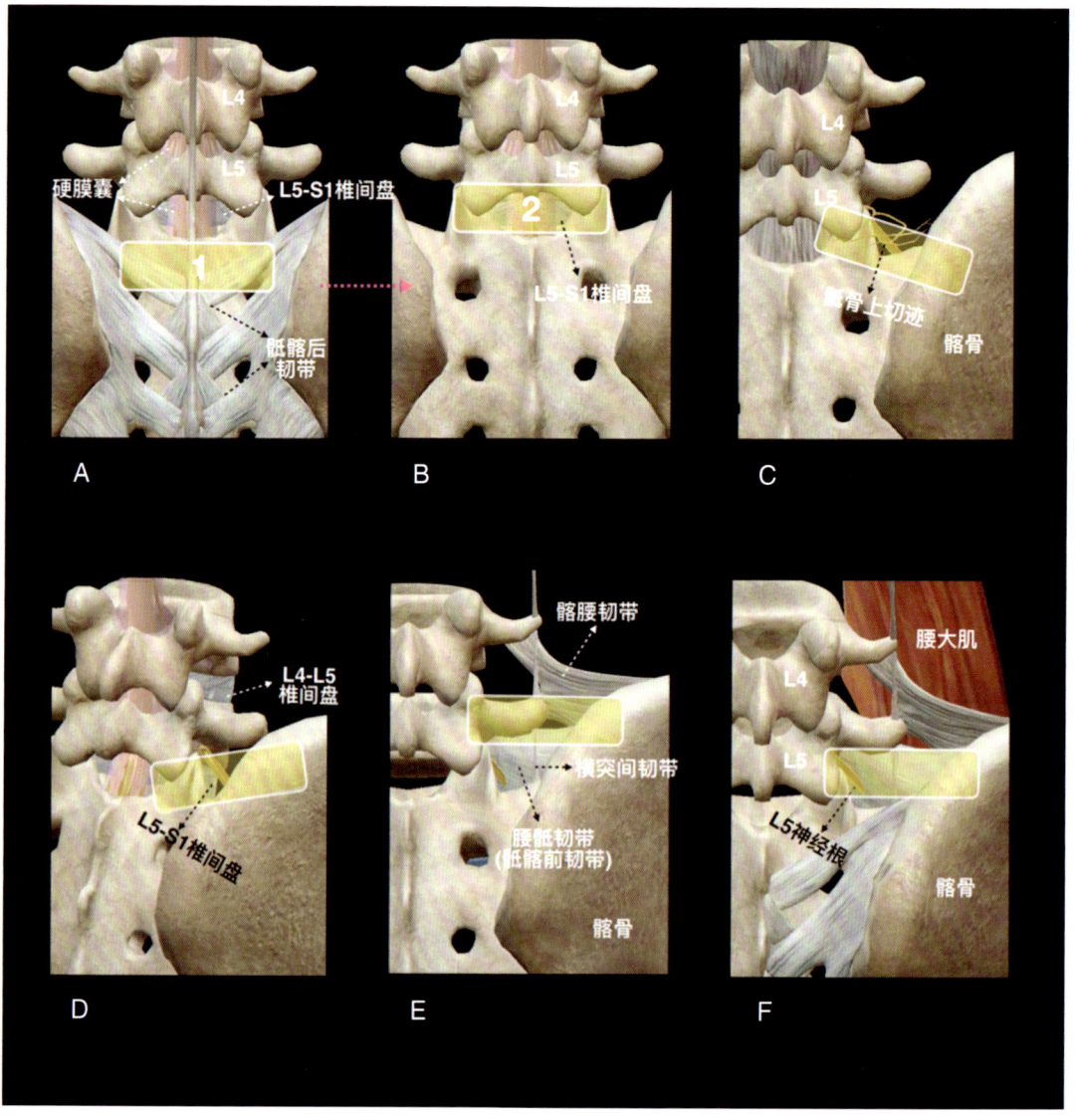

图3-46 L5-S1脊椎横(短)轴扫查各切面探头位置

A.骶骨正中嵴横(短)轴正中位扫查探头背侧观;B.L5-S1椎间隙-关节突关节横(短)轴正中位扫查探头背侧观;C.S1上关节突-骶骨翼旁正中斜轴位扫查探头背侧观;D.S1上关节突-椎间盘旁正中斜轴位扫查探头背侧观;E.L5横突-髂腰韧带横(短)轴旁正中位扫查探头背侧观;F.L5椎板-腰骶隧道横(短)轴旁正中位扫查探头背侧观

1. 定位L5-S1椎间隙-关节突关节横（短）轴正中位连续扫查2切面　将探头置于骶骨正中嵴，自尾端向头端行横（短）轴扫查。当探头位于骶骨横（短）轴正中位（图3-46A1）时，超声图像中骶骨、骶髂后韧带及两旁髂骨相连续呈高回声影，犹如两撇上翘的胡子，又称"胡子征"（图3-47）。探头向头端扫查过程中，当连续骨线形成的两撇"上翘的胡子"突然消失，提示探头位于L5-S1椎间隙，调整探头位置至可见L5-S1关节突关节（图3-46B）。L5-S1椎间隙为腰椎间隙中最宽大的间隙，间隙中可见椎管结构，如硬膜囊等；在此间隙中，硬膜囊距下关节突内侧缘距离也是最宽的（中国人为4～5 mm）。将探头略向头侧倾斜，可见骶骨椎体后缘骨性高回声影回声强度减弱，实际为L5-S1椎间盘影（图3-48）。

>> **目标结构及临床应用**

- L5-S1椎间隙：动态扫查，定位L5-S1椎间隙并据此定位其他腰段脊椎。
- L5-S1关节突关节：可利用该切面行L5-S1关节突关节注射治疗。采用自外侧向内侧平面内进针穿刺技术（图3-49，进针路径1），针尖抵达L5-S1关节突关节腔给予治疗药物。
- L5-S1椎间盘：在此切面基础上，将探头略向头端倾斜，可见腹侧硬脊膜深层出现呈中低回声的椎间盘。可利用该切面在硬膜囊外侧缘与下关节突内侧缘之间行平面外进针L5-S1椎间盘穿刺（图3-49，进针路径2）。

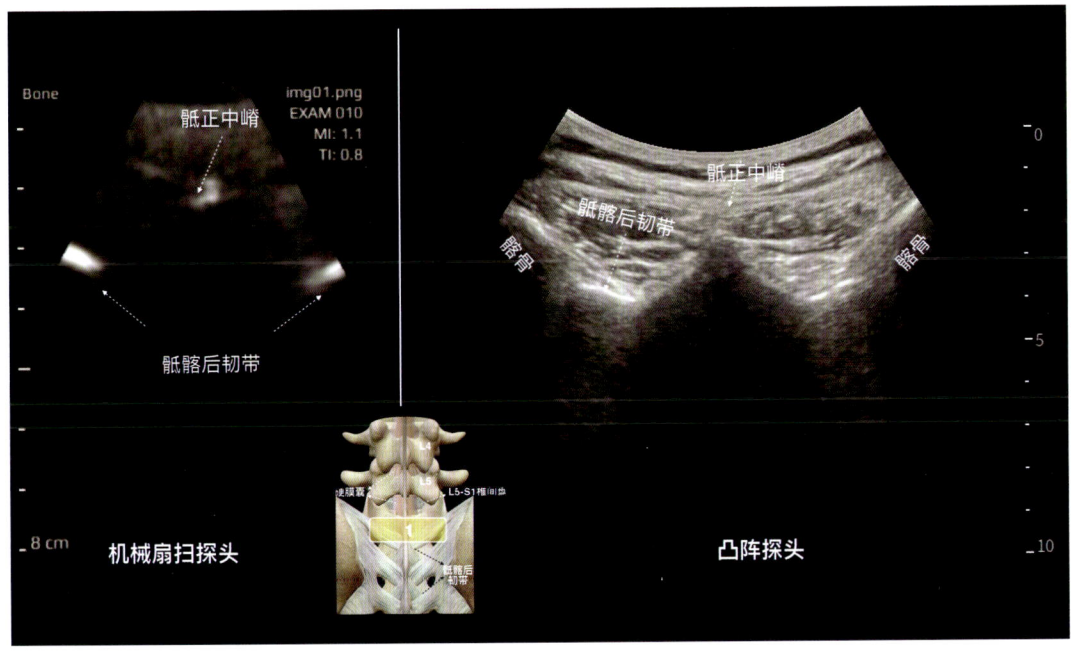

图3-47　骶骨正中嵴横（短）轴正中位扫查探头位置及超声图像

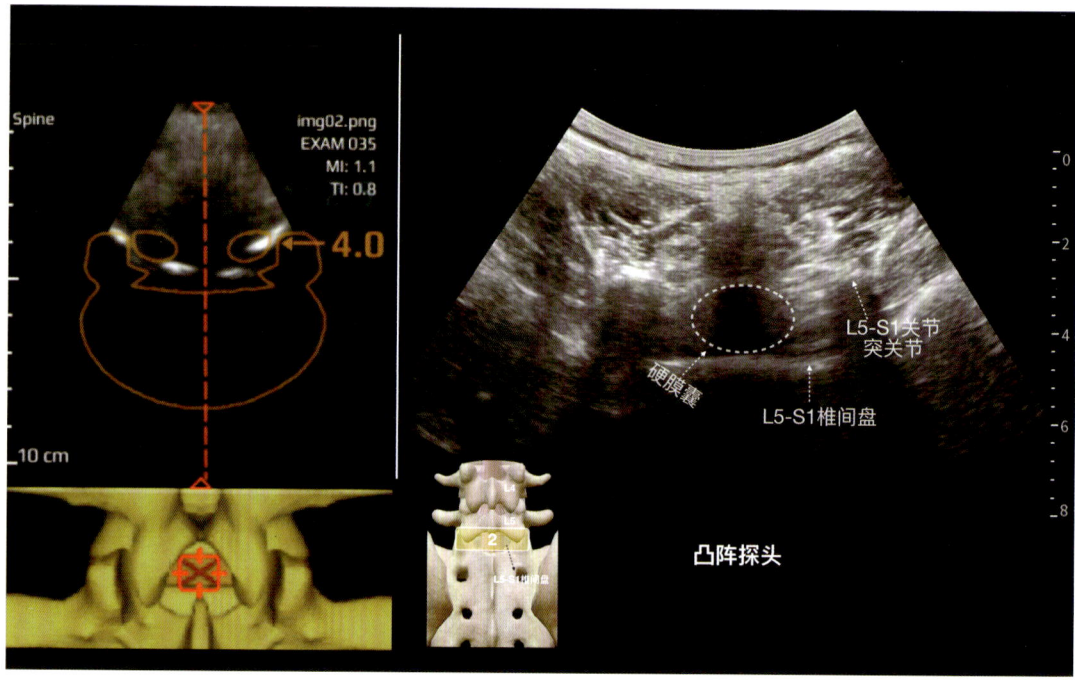

图3-48　L5-S1椎间隙-关节突关节横（短）轴正中位扫查探头位置及超声图像

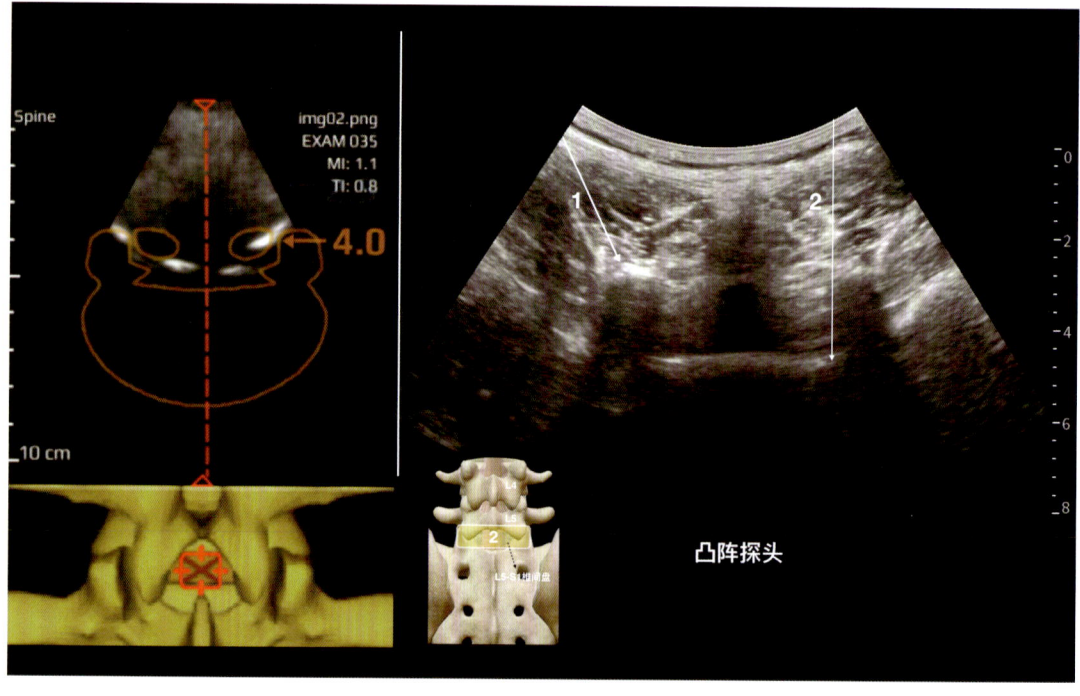

图3-49　利用L5-S1椎间隙-关节突关节横（短）轴正中位扫查切面行L5-S1关节突关节注射治疗的进针路径（白色箭头线1）及后入路L5-S1椎间盘穿刺的进针路径（白色箭头线2）

2. L5-S1关节突关节-骶骨翼旁正中斜轴位扫查切面　将探头自L5-S1椎间隙-关节突关节横（短）轴正中位扫查切面（图3-46B，图3-48）向外侧平行移动，同时探头外侧缘略向尾端转动，直至探头同时扫查到L5-S1关节突关节、骶骨上切迹（S1上关节突与骶骨翼相连接处形成的夹角）、骶骨翼、髂骨，获得L5-S1关节突关节-骶骨翼旁正中斜轴位扫查切面（图3-46C，图3-50）。在骶骨上切迹处有L5脊神经后内侧支走行。斜轴位扫查有利于骶骨上切迹成像。

>> **目标结构及临床应用**

- 骶骨上切迹：可利用该切面定位骶骨上切迹，并行L5脊神经后内侧支阻滞或疼痛相关治疗。采用自外侧向内侧进针平面内穿刺技术（图3-51，进针路径1），或自背侧向腹侧进针平面外穿刺技术（图3-51，进针路径2）；当针尖抵达骶骨上切迹处后稍退针，回抽无血、无脑脊液后给予治疗药物。

3. S1上关节突-L5-S1椎间盘旁正中斜轴位扫查切面　将探头自L5-S1关节突关节-骶骨翼旁正中斜轴位扫查切面（图3-46C，图3-50）调整至横（短）轴位，并向头端平行移动，当图像中骶骨翼上缘消失、骶骨上切迹骨性高回声线中断时，在S1上关节突的深层为L5-S1椎间盘所在位置。为优化成像及便于穿刺进针，将探头尾端略向头端转动，获得S1上关节突-L5-S1椎间盘旁正中斜轴位扫查切面（图3-46D，图3-52）。

>> **目标结构及临床应用**

- L5-S1椎间盘：利用该切面选择自头外侧向足内侧进针平面内穿刺技术可完成L5-S1椎间盘穿刺，目标靶点为骶骨上切迹刚消失处、S1上关节突深层、低于腹侧联合体水平的位置（图3-53）。

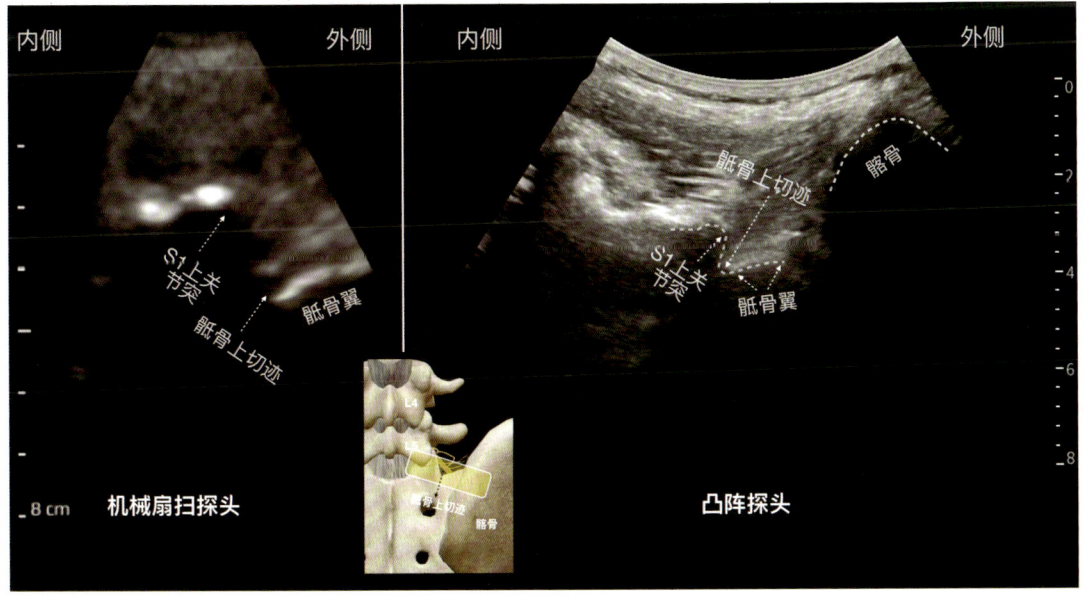

图3-50　L5-S1关节突关节-骶骨翼旁正中斜轴位扫查探头位置及超声成像

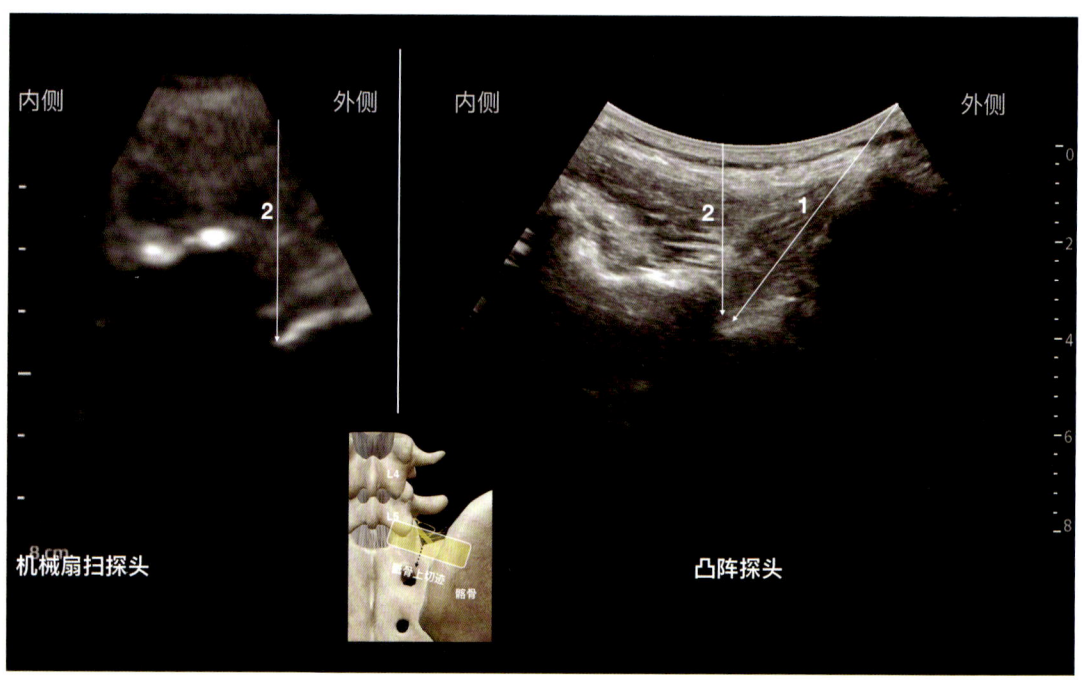

图3-51 利用L5-S1关节突关节-骶骨翼旁正中斜轴位扫查切面行L5脊神经后支阻滞或疼痛相关治疗的进针路径(白色箭头线)

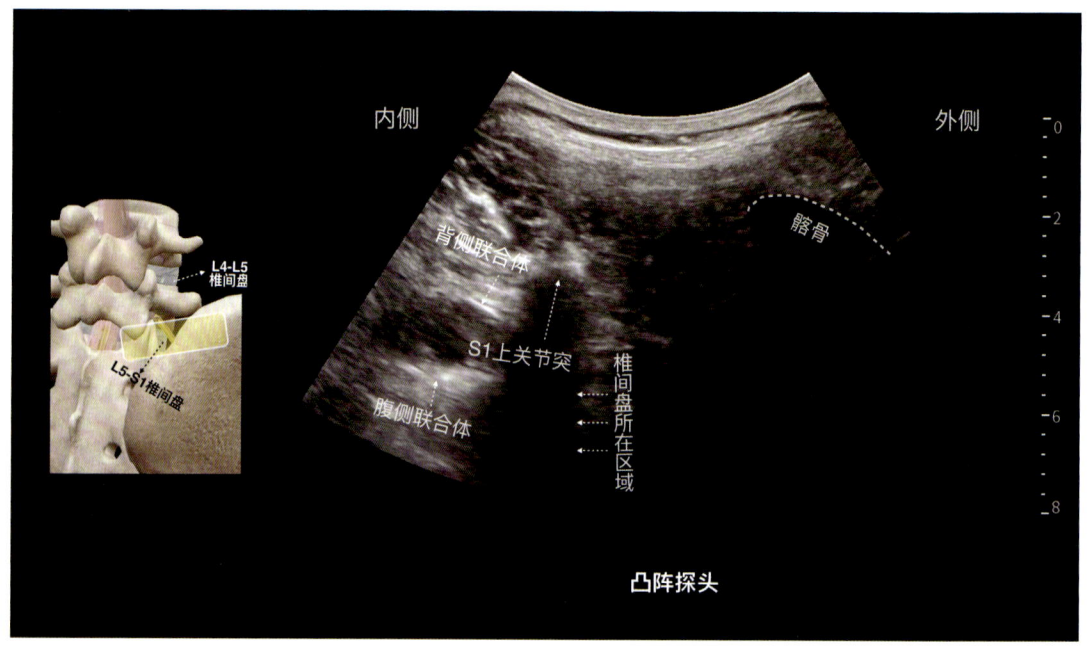

图3-52 S1上关节突-L5-S1椎间盘旁正中斜轴位扫查探头位置及超声成像

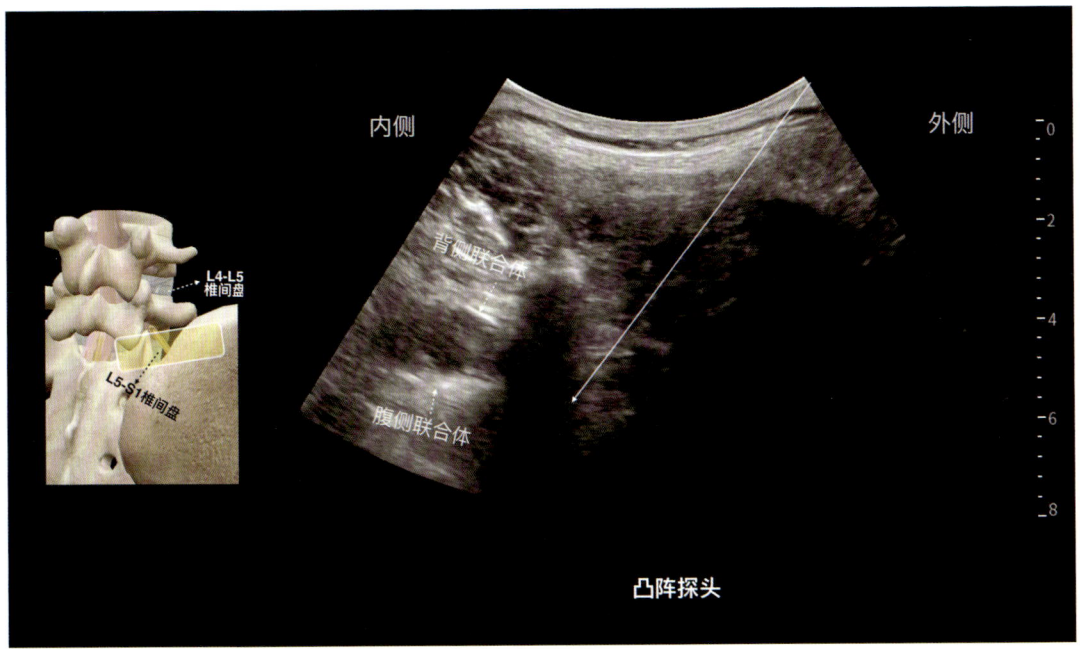

图3-53 利用 S1上关节突-L5-S1椎间盘正中斜轴位扫查切面行L5-S1椎间盘穿刺的进针路径（白色箭头线）

4. L5横突-髂腰韧带横（短）轴旁正中位扫查切面 获得L5-S1椎间隙-关节突关节横（短）轴正中位扫查切面后（图3-46B，图3-48）后，将探头依次向头端、外侧移动探头；或自L5-S1关节突关节-骶骨翼旁正中斜轴位扫查切面（图3-46C，图3-50）将探头调整至横（短）轴位，并向头端平行移动，直至获得L5横突-髂腰韧带横（短）轴旁正中位扫查切面（图3-46E，图3-54）。超声图像中可见L5横突内侧为L5上关节突，外侧与髂腰韧带相连形成连续高回声线，是L5横突横轴位扫查与中段腰椎横突横轴位扫查成像的不同特征所在。

> **>> 目标结构及临床应用**
>
> - L5横突：扫查该切面可用于横（短）轴位定位L5横突，以便进一步精准定位L5横突尾侧椎间孔及L5神经根。
> - 横突根部：L4脊神经后内侧支走行于L5横突根部与L5上关节突相交界处，可利用该切面采用自外侧向内侧进针平面内穿刺技术行L4脊神经后内侧支阻滞或疼痛相关治疗（图3-55，进针路径1）。
> - 髂腰韧带：髂腰韧带炎是导致下腰痛的主要原因之一，利用该切面可行髂腰韧带周围注射治疗。采用平面内穿刺技术，经内侧、外侧进针（图3-55，进针路径2、3）均可，分别在髂腰韧带浅层和深层给予治疗药物。

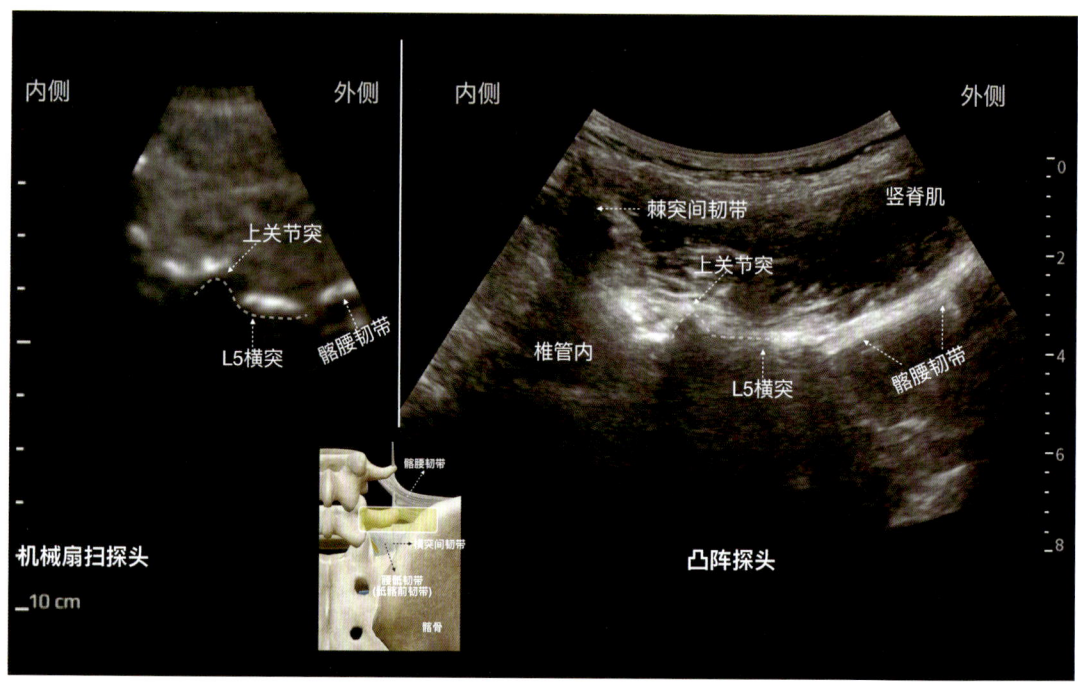

图3-54 L5横突-髂腰韧带横(短)轴旁正中位扫查切面探头位置及超声成像

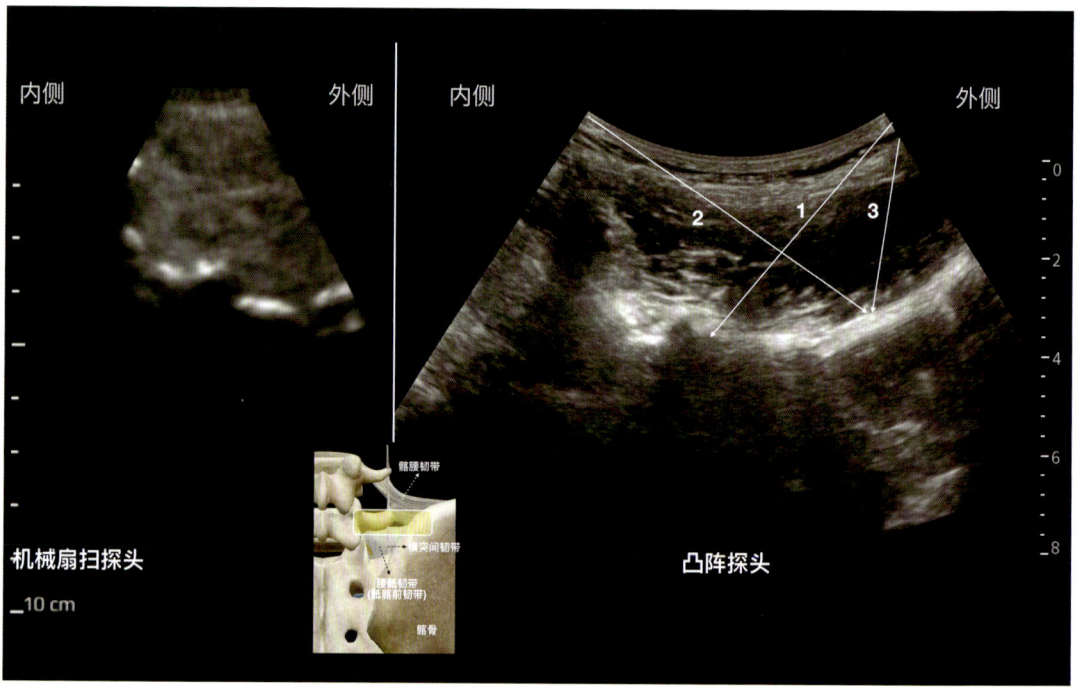

图3-55 利用L5横突-髂腰韧带横(短)轴旁正中位扫查切面行L4脊神经后内侧支阻滞或疼痛相关治疗的进针路径(白色箭头线1)及髂腰韧带周围注射治疗的进针路径(白色箭头线2、3)

5. L5椎板-腰骶隧道横（短）轴旁正中位扫查切面　将探头自L5横突-髂腰韧带横（短）轴旁正中位扫查切面（图3-46E，图3-54）向尾侧平行移动，当横突尾侧缘消失时即获得L5椎板-腰骶隧道横（短）轴旁正中扫查切面（图3-46F，图3-56）。超声图像中可见内侧高回声L5椎板骨性表面、外侧高回声弧线状髂骨面。L5横突与髂骨之间腰骶隧道区域由浅至深依次可见：①高回声横突间韧带（短轴切面），通常位于靠近横突外侧缘的位置；②中低回声"腰骶隧道"，即L5横突、骶骨翼、横突间韧带与深层腰骶韧带包绕而成的骨性纤维隧道（横突间肌位于其间），L5神经根在靠近椎板外侧缘的位置穿行于该隧道（有时在椎板外侧缘、低于椎板水平的位置可见低回声L5神经根）；③线状高回声腰骶韧带，其腹侧面为骶前腰大肌后间隙，腰骶丛神经穿行其中。由于受腰骶韧带对超声束阻挡的影响，腰骶韧带深层结构通常难以成像。此外，可利用彩色多普勒探查腰骶隧道中搏动的动/静脉。

> **>> 目标结构及临床应用**
>
> - **L5神经根**：与中段腰椎类似，L5横突尾侧缘消失的位置对应L5神经根穿出椎间孔的位置，理论上可利用该切面行平面外进针或平面内进针的L5神经根阻滞或疼痛相关治疗（图3-57，进针路径1、2）。然而，由于位置深在且受髂骨的阻挡，临床实际操作并不容易。
> - **腰骶隧道**：L5神经根穿出椎间孔后走行于"腰骶隧道"，之后穿过腰骶韧带加入腰骶丛。利用该切面可将阻滞或治疗药物注入"腰骶隧道"，通过药液扩散达到L5神经根阻滞或治疗的目的，实为L5椎旁阻滞。通常采用自背侧向腹侧平面外进针技术（图3-57，进针路径3），穿刺针突破横突间韧带或横突间肌后缓慢进针，至针尖抵达腰骶韧带后略退针，回抽无血、无脑脊液后，给予局部麻醉药或治疗药物。
> - **腰骶韧带**：利用该切面，将穿刺针穿过腰骶韧带行腰骶丛阻滞。通常采用自背侧向腹侧进针平面外穿刺技术（图3-57，进针路径4），在腰骶韧带外侧区域突破腰骶韧带，有落空感后提示针尖达骶前腰大肌后间隙，无须进一步进针，回抽无血、无脑脊液后，可给予局部麻醉药，通过药液扩散实现腰骶丛阻滞效果。避免靠近腰骶韧带内侧穿刺，以免损伤L5神经根。穿刺过程应充分利用彩色多普勒超声优势，避免血管损伤。

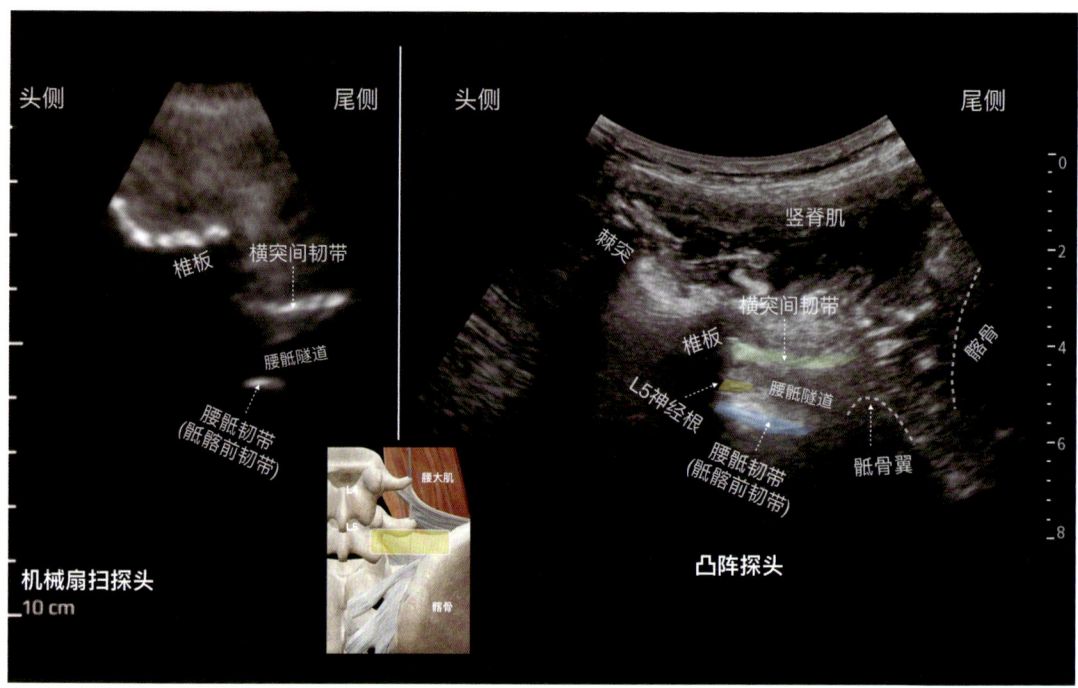

图 3-56　L5 椎板-腰骶隧道横（短）轴旁正中位扫查探头位置及超声成像

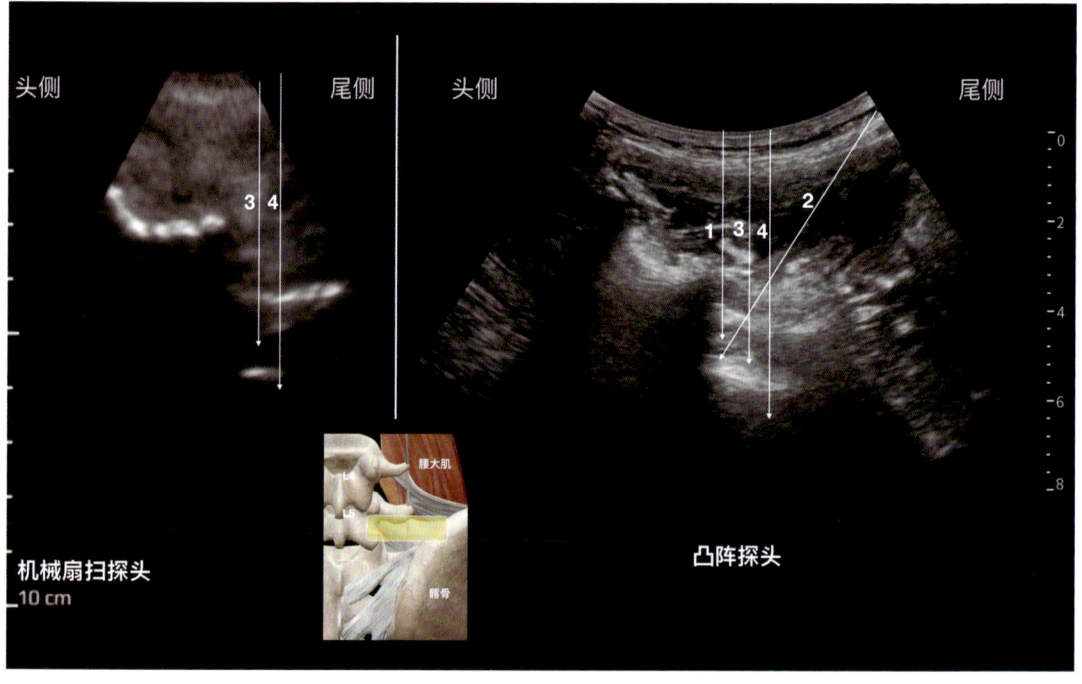

图 3-57　利用 L5 椎板-腰骶隧道横（短）轴旁正中位扫查切面行 L5 神经根阻滞或疼痛相关治疗的进针路径（白色箭头线 1、2）、L5 椎旁阻滞的进针路径（白色箭头线 3）或腰骶丛阻滞的进针路径（白色箭头线 4）

第三节

临床应用扫查切面选择

在腰椎行阻滞或疼痛相关治疗时，各目标结构的临床常用扫查切面见表3-1。

表3-1 腰椎各目标结构的扫查切面选择

阻滞或疼痛相关治疗目标结构	扫查切面选择
定位腰椎节段	T12-L1横突外侧缘纵（长）轴矢状位动态扫查2切面（图3-32） L5-S1棘突纵（长）轴矢状位扫查切面（图3-36） L5-S1椎板纵（长）轴矢状倾斜位扫查切面（图3-38） L5-S1椎间隙-关节突关节横（短）轴正中位扫查（图3-48）切面
棘上韧带/棘间韧带（疼痛治疗）	棘突纵（长）轴矢状位扫查切面（图3-4，3-5） 棘突间隙-关节突关节-横突横（短）轴正中位扫查切面（3-16）
髂腰韧带（疼痛治疗）	L5横突-髂腰韧带横（短）轴旁正中位扫查切面（图3-54）
背侧硬脊膜/背侧联合体（测量深度）	棘突纵（长）轴矢状位扫查切面（图3-4，图3-5） 棘突间隙-关节突关节-横突横（短）轴正中位扫查切面（3-16）
背侧硬脊膜/背侧联合体（实时引导椎管内穿刺）	椎板纵（长）轴矢状倾斜位扫查切面（图3-7） 棘突间隙-关节突关节-横突横（短）轴正中位扫查切面（3-16） L5-S1椎板纵（长）轴矢状倾斜位扫查切面（图3-38）
L1-L5关节突关节	关节突关节纵（长）轴矢状位扫查切面（图3-9） 棘突间隙-关节突关节-横突横（短）轴正中位扫查切面（3-16）
L5-S1关节突关节	L5-S1关节突关节纵（长）轴矢状位扫查切面（图3-39） L5-S1椎间隙-关节突关节横（短）轴正中位扫查（图3-48）切面
L1神经根	关节突关节纵（长）轴矢状位扫查切面（图3-9） 棘突-椎板横（短）轴正中位扫查切面（图3-23）
L2-L4神经根	关节突关节纵（长）轴矢状位扫查切面（图3-9） 棘突-椎板横（短）轴正中位扫查切面（图3-23） 棘突-椎板-椎体横（短）轴旁正中倾斜位扫查切面（图3-25） 棘突-椎板-椎体横（短）轴侧方扫查切面（图3-29）（由于肋骨的阻挡，有时无法用于L2神经根）
L5神经根	L5-S1关节突关节纵（长）轴矢状位扫查切面（图3-39） L5横突-骶骨翼根部纵（长）轴矢状位扫查切面（图3-41） L5椎板-腰骶隧道横（短）轴旁正中扫查切面（图3-56）
L1-L4椎旁（阻滞）	横突纵（长）轴矢状位扫查切面（图3-11）
L5椎旁（阻滞）	L5横突-骶骨翼外侧纵（长）轴矢状位扫查切面（图3-44） L5椎板-腰骶隧道横（短）轴旁正中扫查切面（图3-56）

续 表

阻滞或疼痛相关治疗目标结构	扫查切面选择
L1-L3脊神经背内侧支	上关节突-横突横（短）轴旁正中位扫查切面（图3-19）
L4脊神经背内侧支	L5横突-髂腰韧带横（短）轴旁正中位扫查切面（图3-54）
L5脊神经背内侧支	L5横突-骶骨翼根部纵（长）轴矢状位扫查切面（图3-41） L5-S1关节突关节-骶骨翼旁正中斜轴位扫查切面（图3-50）
腰丛神经	横突-椎体横（短）轴侧方扫查切面（图3-21） 棘突-椎板-椎体横（短）轴旁正中倾斜扫查切面（图3-25） 棘突-椎板-椎体横（短）轴侧方扫查切面（图3-29）
腹腔神经丛	T12-L1关节突关节-椎体左侧旁正中斜轴位扫查切面（图3-32）
腰交感神经	棘突-椎板-椎体横（短）轴侧方扫查切面（图3-29）
腰骶丛（以腰骶韧带为定位标志）	L5横突-骶骨翼外侧纵（长）轴矢状位扫查切面（图3-44） L5椎板-腰骶隧道横（短）轴旁正中位扫查切面（图3-56）
L1-L4椎间盘	关节突关节-椎间盘横（短）轴旁正中倾斜扫查切面（图3-28）
L5-S1椎间盘	L5-S1椎间隙-关节突关节横（短）轴正中位扫查切面（图3-48） S1上关节突-L5-S1椎间盘旁正中斜轴位扫查切面（图3-52）
LIFT三角（Ⅱ型腰方肌阻滞）	横突-椎体横（短）轴侧方扫查切面（图3-21）
腰方肌-筋膜腰大肌肌间（Ⅲ型腰方肌阻滞）	竖脊肌-腰方肌-腰大肌纵（长）轴矢状倾斜位扫查切面（图3-13） 横突-椎体横（短）轴侧方扫查切面（图3-21）
竖脊肌平面（阻滞）	横突纵（长）轴矢状位扫查切面（图3-11） 上关节突-横突横（短）轴旁正中位扫查切面（图3-19）
竖脊肌-腰方肌肌间平面（筋膜/臀上皮神经松解）	竖脊肌-腰方肌-腰大肌纵（长）轴矢状倾斜位扫查切面（图3-13）

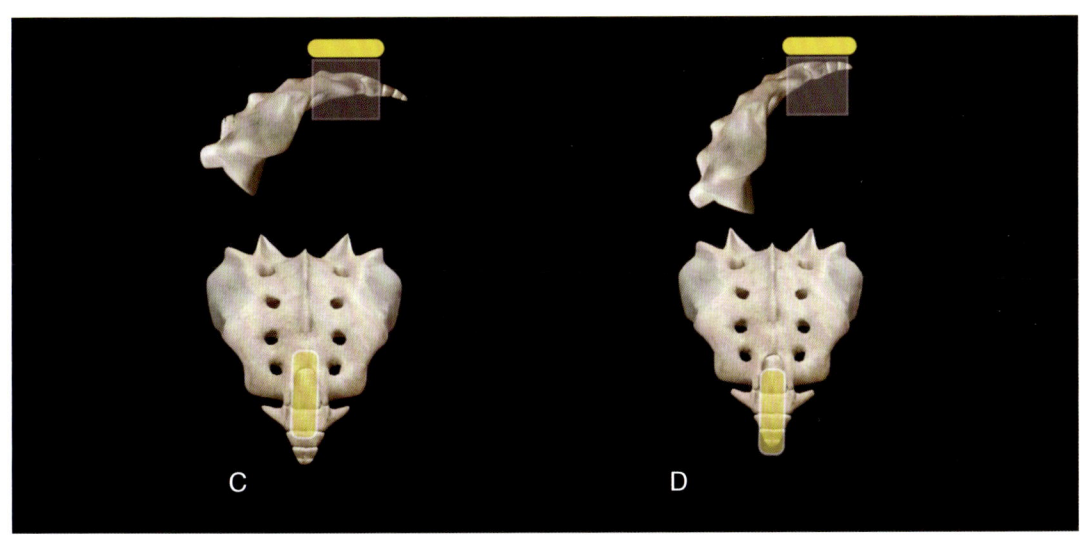

图 4-3 骶尾椎纵（长）轴矢状位扫描常用各切面探头侧面观与背面观

A.骶正中嵴纵（长）轴矢状位扫查背面观（下图）及侧面观（上图）；B.L5-S1关节突关节-S1骶后孔纵（长）轴矢状位扫查背面观（下图）及侧面观（上图）；C.骶裂孔正中位纵（长）轴矢状位扫查探头背面观（下图）及侧面观（上图）；D.骶尾关节-第1尾骨关节正中位纵（长）轴矢状位扫查探头背面观（下图）及侧面观（上图）

1. 骶正中嵴纵（长）轴矢状位扫查切面 将超声纵（长）轴矢状位置于骶骨中线水平（图4-3A），可头尾、内外活动探头确认探头位于骶正中嵴，超声图像中骶正中嵴骨面呈连续、不规则、高回声波浪线（图4-4）。在骶正中嵴不完全融合的患者中，可见高回声骨线有中断，并有超声束透过。将探头沿骶正中嵴向尾端移动，当高回声波浪线完全消失时，提示探头位置已抵达骶裂孔附近（详见下述，图4-7）。

> **➢➢ 目标结构及临床应用**
> - 骶正中嵴：定位骶正中嵴以便进一步向头端定位L5-S1棘突间隙，以及向尾端定位骶裂孔。

2. L5-S1关节突关节-S1骶后孔纵（长）轴矢状位扫查切面 有影像学研究显示，骶后孔与腰椎关节突关节位于同一纵（长）轴矢状位水平。将探头自骶正中嵴纵（长）轴矢状位扫查切面（图4-4）先向外侧、再向头侧平行移动，同时扫查并定位L5-S1关节突关节（图4-3B，图4-5）。仔细观察超声图像，在L5-S1关节突关节尾端观察到的骶骨高回声骨线间出现的第一个"间断"即为S1骶后孔。部分患者骶髂后韧带回声较强，致骶骨高回声骨线不出现"中断"，但仍可观察到在连续高回声线中有可透过超声束的"间隙"，L5-S1关节突关节尾端出现的第一个可透过超声束的骨间"间隙"即为S1骶后孔（图4-5）。

> **➢➢ 目标结构及临床应用**
> - S1骶后孔：利用该切面定位S1骶后孔后，可采用平面外进针技术行S1神经根阻滞或疼痛相关治疗。亦可据此向尾端滑动探头，依次定位S2、S3及S4骶后孔。

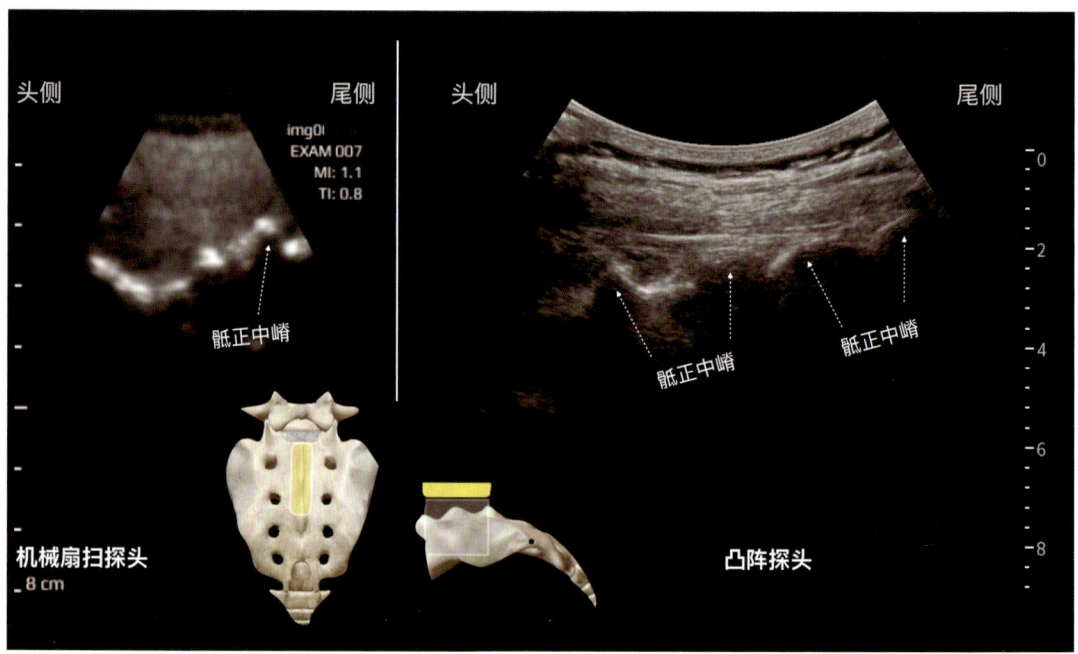

图4-4 骶正中嵴纵（长）轴矢状位扫查探头位置及超声成像

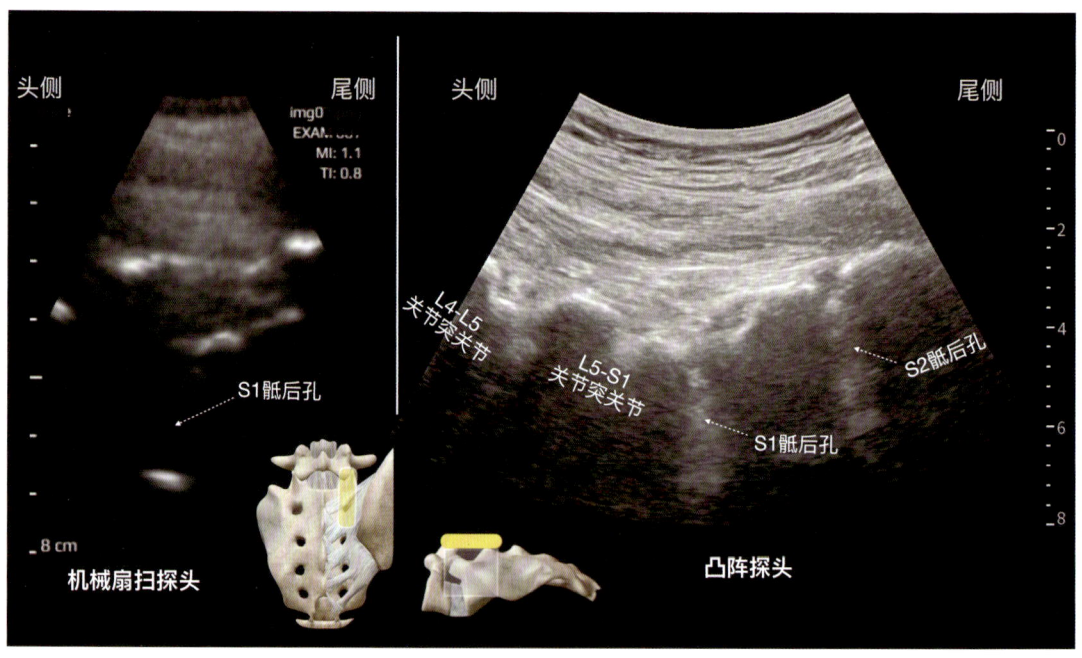

图4-5 L5-S1关节突关节-S1骶后孔纵（长）轴矢状位扫查探头位置及超声成像

3. 骶裂孔正中位纵（长）轴矢状位扫查切面　将探头自骶正中嵴纵（长）轴矢状位扫查切面（图4-4）向尾端滑动（图4-3C），直至骶正中嵴高回声骨线消失，取而代之的是呈中高回声的骶尾韧带，深层高回声线为骶骨底，两者之间低回声区域为骶裂孔入口（图4-7）。

>> **目标结构及临床应用**

- 骶裂孔：利用该切面定位骶尾韧带、骶裂孔及骶骨底后，可行实时引导的平面内进针骶管穿刺（图4-8），通过给予局部麻醉药或疼痛治疗药物实现骶管麻醉或达到骶神经根疼痛治疗的目的。鉴于骶骨对超声束的阻挡，当穿刺针经骶裂孔进入骶管后，针体将无法成像，通常穿刺针进入骶裂孔针深度约 1 cm 后即应停止继续进针，回抽无血、无脑脊液后，可给予局部麻醉药或治疗药物。

4. 骶尾关节-第1尾骨关节正中位纵（长）轴矢状位扫查切面　将探头自骶裂孔正中位纵（长）轴矢状位扫查切面（图4-7）继续向尾端滑动（图4-3D），呈线状、高回声的骶骨底远端出现的第一个"切迹"即为骶尾关节，骶尾关节远端出现的第一个骨性"切迹"为第一尾骨关节（图4-9）。奇状神经节由双侧骶交感干的下端合并而成，通常位于骶尾关节腹侧面、直肠后方。

>> **目标结构及临床应用**

- 骶尾关节：利用该切面定位骶尾关节，经骶尾关节背侧进针至关节腹侧面（针尖突破骶尾前韧带时有落空感）行奇神经节阻滞或疼痛相关治疗。可定位后盲穿，亦可采用平面外穿刺技术在超声引导下完成穿刺，有突破感后即停止进针，回抽无血、无异物后，给予麻醉药物。

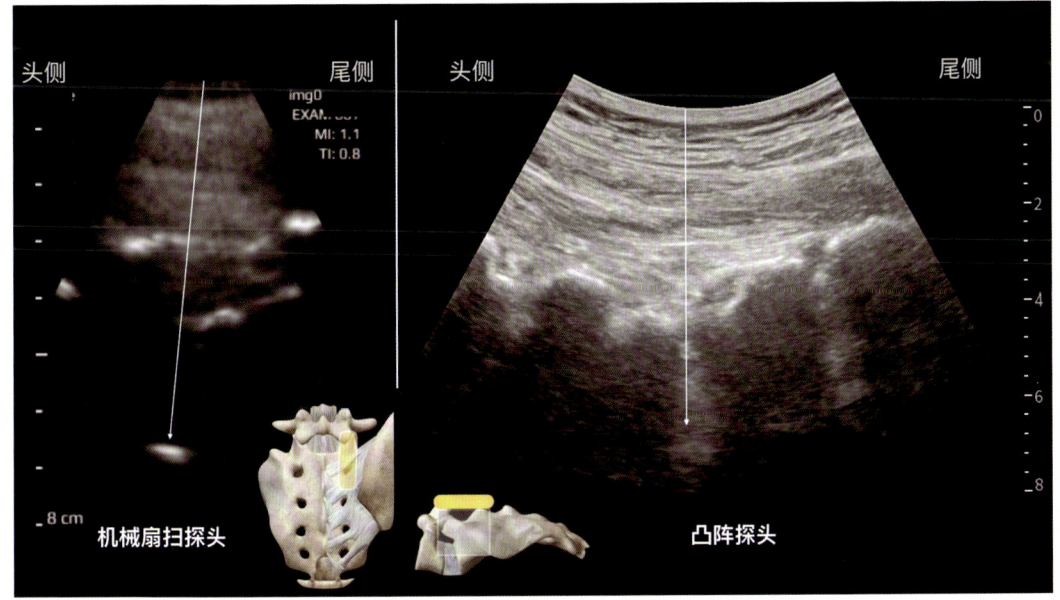

图4-6　利用L5-S1关节突关节-S1骶后孔纵（长）轴矢状位扫查行S1神经根阻滞或疼痛相关治疗的进针路径（白色箭头线）

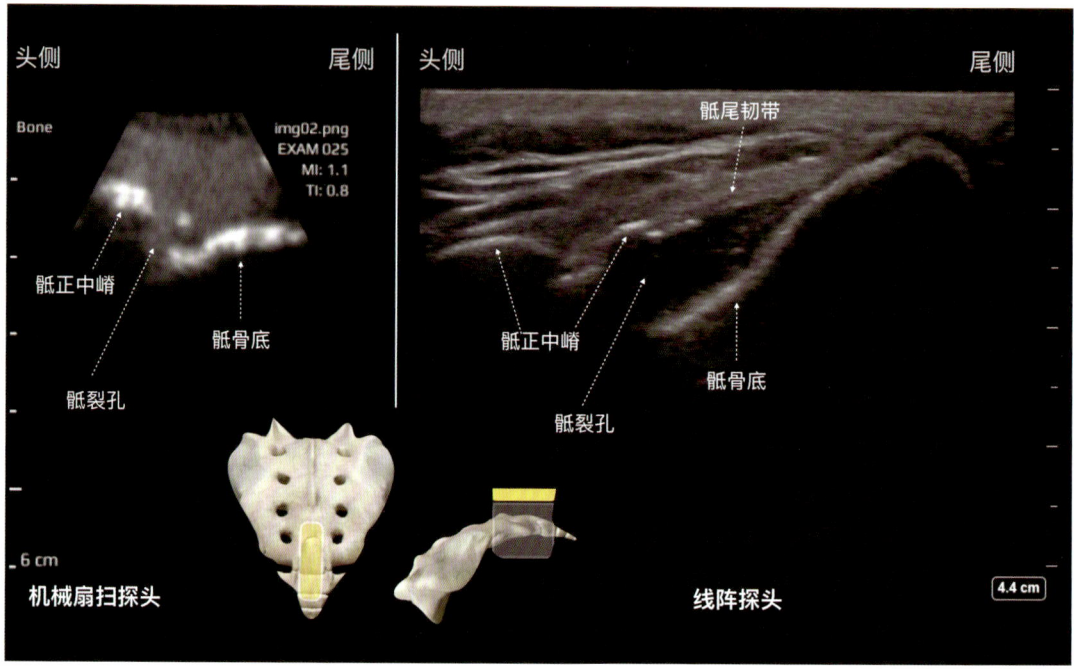

图4-7 骶裂孔正中位纵（长）轴矢状位扫查探头位置及超声成像

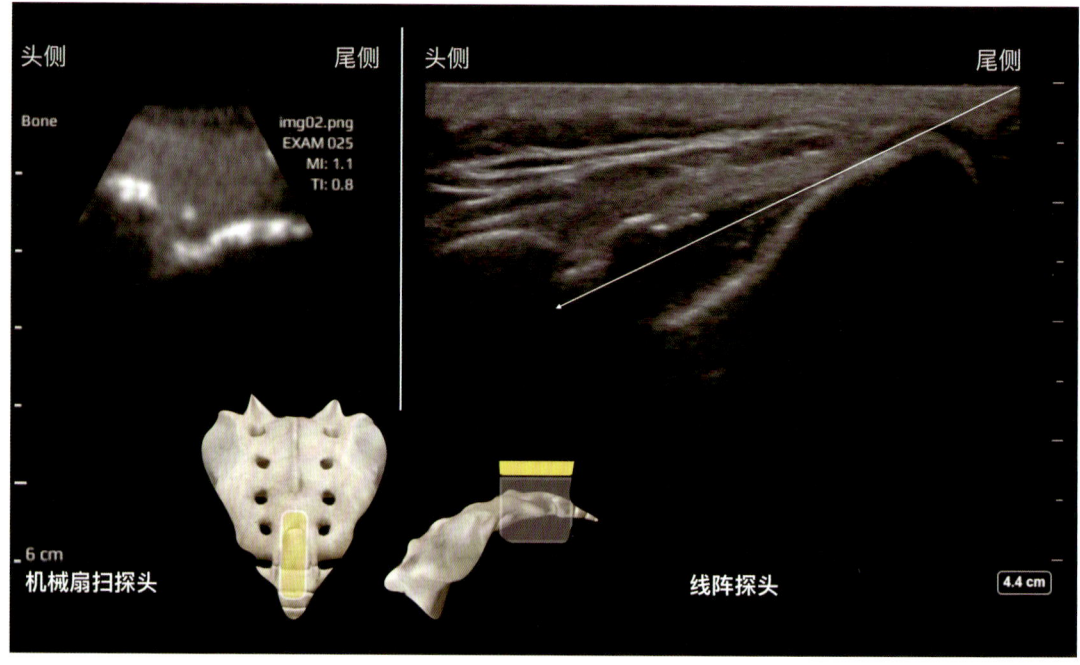

图4-8 利用骶裂孔正中位纵（长）轴矢状位扫查切面行骶管穿刺的进针路径（白色箭头线）

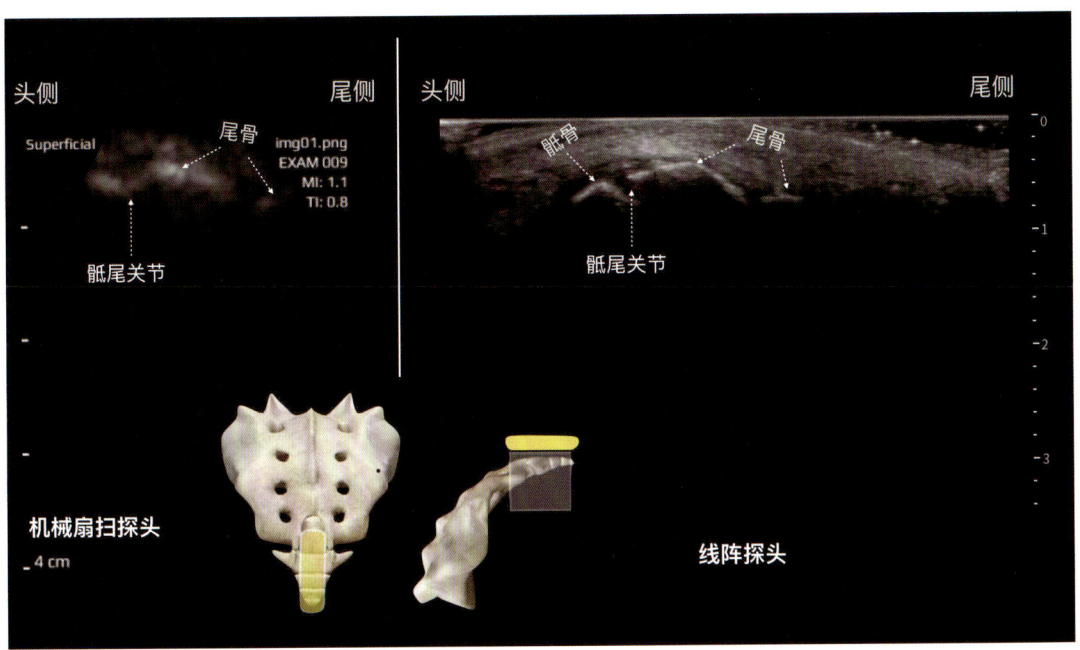

图4-9 骶尾关节-第1尾骨关节正中位纵（长）轴矢状位扫查探头位置及超声成像

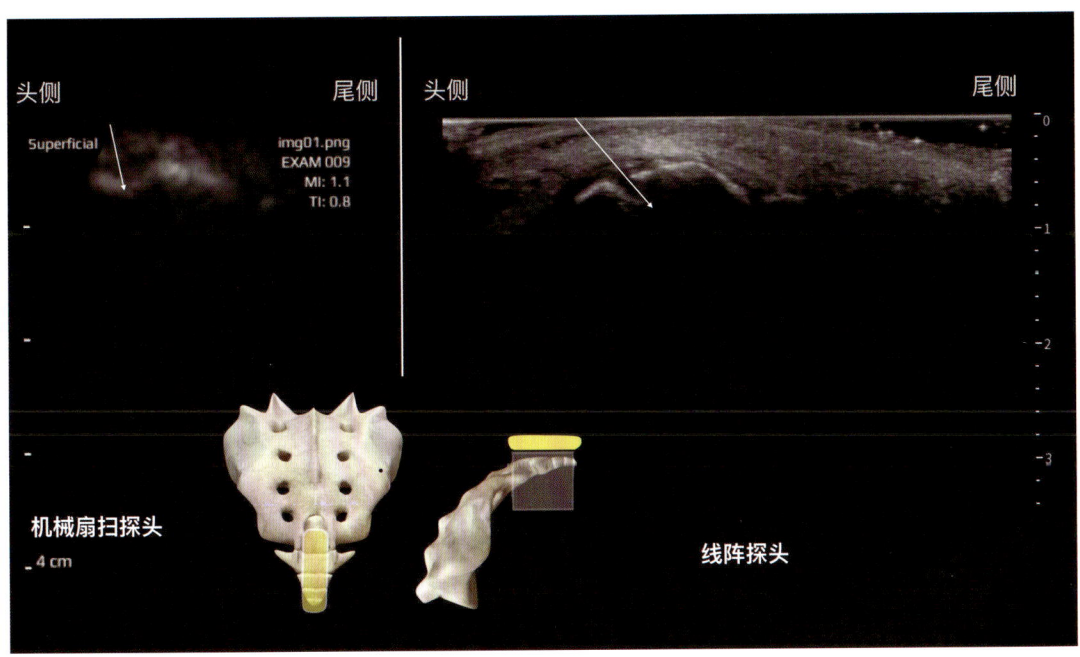

图4-10 利用骶尾关节-第1尾骨关节正中位纵（长）轴矢状位扫查切面行奇神经节阻滞或疼痛相关治疗的进针路径（白色箭头线）

(二)横(短)轴扫查

患者体位:患者采用俯卧位,腹部垫枕,嘱患者脚跟外旋,以放松臀部肌肉。

探头:低频凸阵探头、高频线阵探头或机械扇扫探头。

临床常用的骶尾椎横(短)轴扫查切面及其衍生切面共有以下8个(图4-11)。

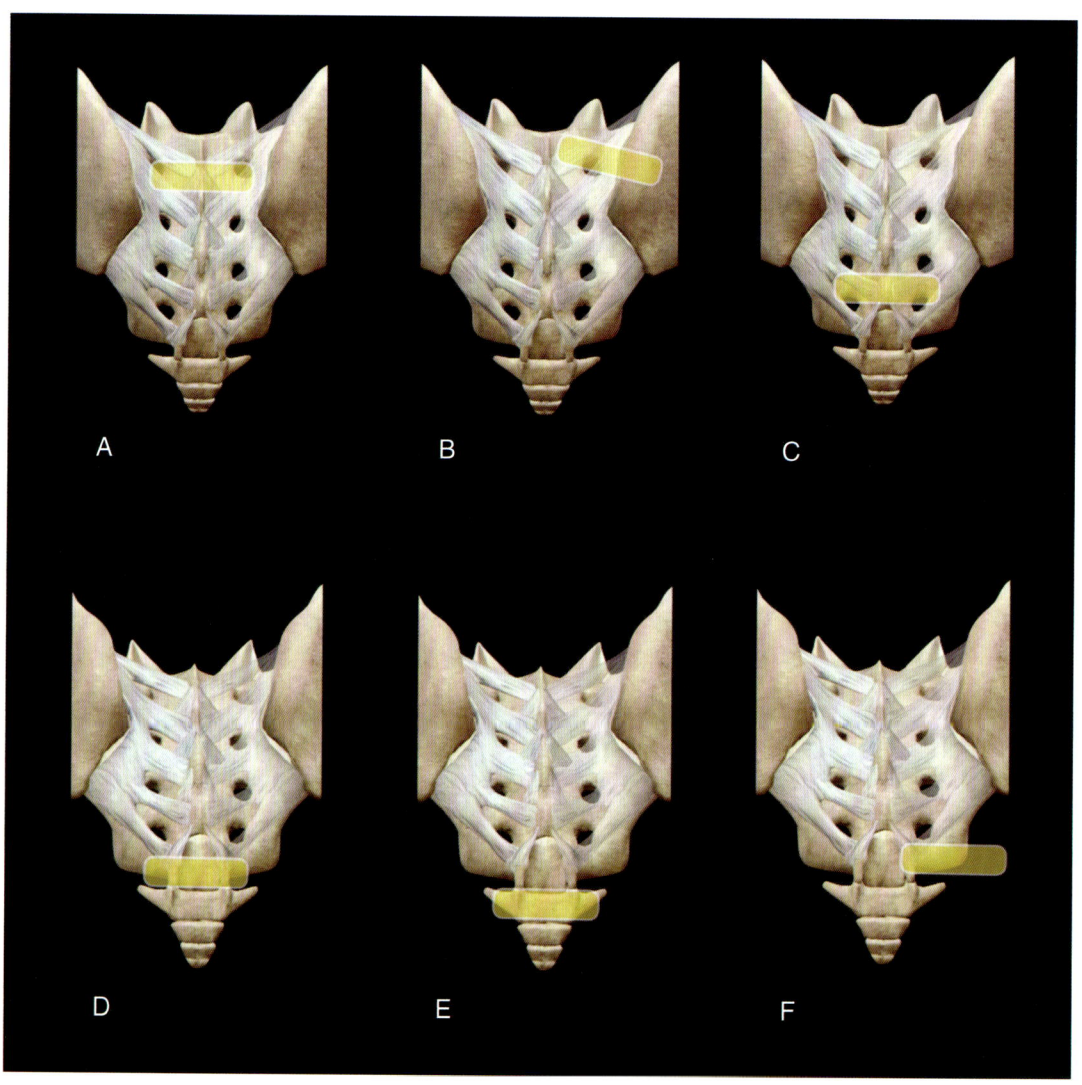

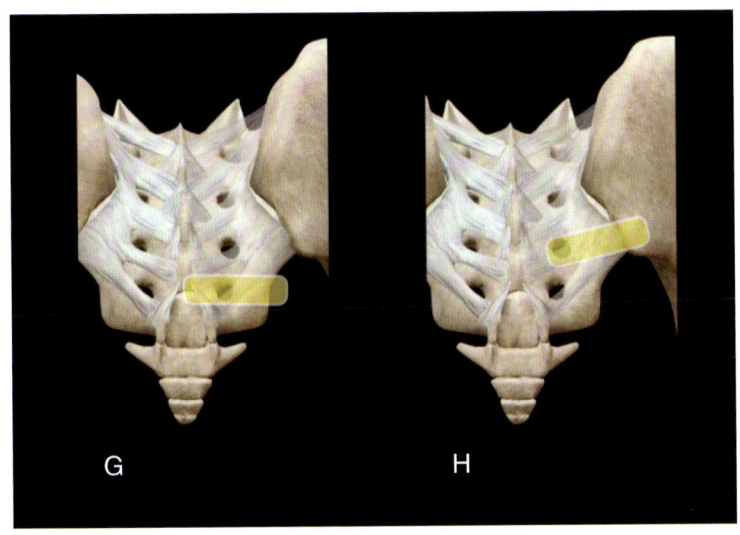

图4-11 骶尾椎横（短）轴扫描常用切面探头位置背面观

A.近端骶正中嵴横（短）轴正中位扫查探头背侧观；B.骶髂关节上开口横（短）轴旁正中扫查探头背侧观；C.远端骶正中嵴横（短）轴正中位扫查探头背侧观；D.骶骨角横（短）轴正中位扫查探头背侧观；E.尾骨角横（短）轴正中位扫查探头背侧观；F.骶骨下角横（短）轴旁正中位扫查探头背侧观；G.第4骶后孔横（短）轴旁正中位扫查探头背侧观；H.第3骶后孔/骶髂关节下口横（短）轴旁正中位扫查探头背侧观

1. 近端骶正中嵴横（短）轴正中位扫查切面 探头纵轴垂直于骶骨中线置于骶骨近端正中位（图4-11A），将骶正中嵴调整至超声图像中线水平（图4-12）。图像中骶正中嵴高高耸起，表面呈高回声，下方为骨性声影；两侧高回声影为骶骨、髂骨翼及覆盖于两者表面的骶髂后韧带，整体形状犹如张开翅膀的蝙蝠，又称"蝙蝠征"；骶正中嵴相当于蝙蝠的头部，骶髂后韧带/骶骨及髂骨翼对应蝙蝠的翅膀，"翅膀"最低位为骶骨表面，如最低处出现骨性"裂隙"允许超声束透过，则提示为骶后孔所在位置。

>> **目标结构及临床应用**

- "蝙蝠征"：寻找近端骶骨特征性影像的主要目的之一是与腰椎影像区分，从而确定骶椎位置及腰骶椎椎间隙，并据此进一步向头端确定腰椎节段。此外，确定腰骶椎间隙后，探头向尾端滑动，在"蝙蝠征"图像中的"翅膀"底端寻找第一个出现的可透过超声束的"裂隙"，即为S1骶后孔；继续向尾端滑动探头，可依次定位S2、S3及S4骶后孔。
- 第1骶后孔：利用该切面定位第1骶后孔后，固定探头，采用平面外进针技术行骶后孔穿刺（图4-13）。当针尖突破骶髂后韧带（有突破感）后，回抽无血、无脑脊液，可给予局部麻醉药，通过药液扩散阻滞骶神经根，这种阻滞方法类似于"腰椎旁阻滞"。如欲精准定位骶神经根，建议同时使用神经刺激器，针尖突破骶髂后韧带后继续缓慢进针，当诱发出臀部跳动感后，可确定针尖已接近骶神经根，可进一步行神经根阻滞或疼痛相关治疗。

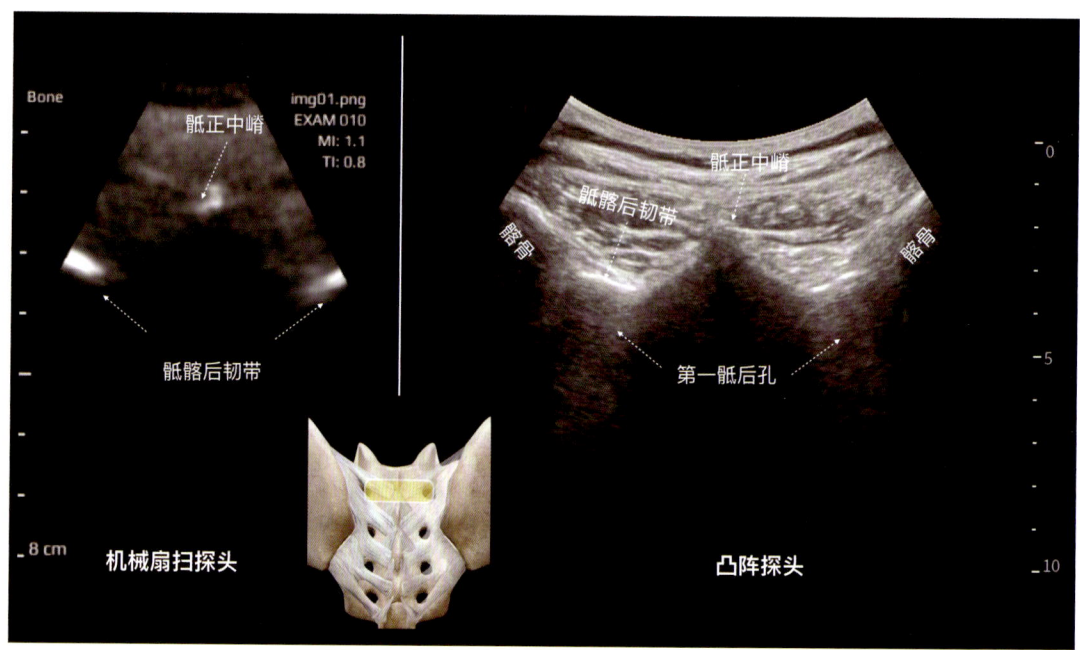

图 4-12　近端骶正中嵴横（短）轴正中位扫查探头位置及超声成像

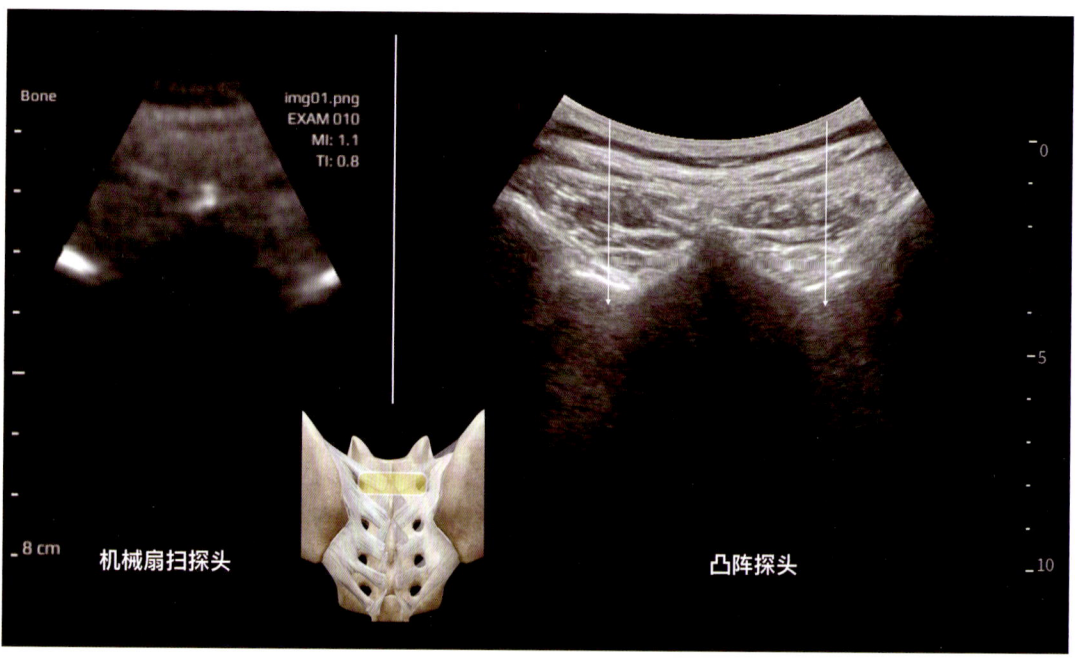

图 4-13　利用近端骶正中嵴横（短）轴正中位扫查行 S1 骶后孔的进针路径

2. 骶髂关节上开口横（短）轴旁正中位扫查切面　行近端骶正中嵴横（短）轴正中位扫查（图4-11A，图4-12），当扫查到S1骶后孔后，将探头向外侧平移，直至扫查到髂骨翼后，将探头内侧缘略向头端转动至斜轴位（图4-11B、图4-14），以使探头纵轴方向与骶髂关节方向倾斜一致（便于穿刺进针）。超声图像中髂骨翼与骶骨外侧嵴之间形成的"缝隙"为骶髂关节上开口处。此处骶髂关节腔隐藏在髂骨翼骨性声影深层，关节腔外有脂肪组织及韧带包绕。

> **>> 目标结构及临床应用**
> - 骶髂关节：可利用该切面行骶髂关节注射治疗，采用自内侧向外侧进针平面内穿刺技术（图4-15），穿刺针穿过骨间韧带（可有突破感）后需进一步进针，当针尖触及骨质后略退针，回抽无血后给予治疗药物。此处骶髂关节位置深在，鉴于髂骨骨性声影的阻挡，仅依赖超声无法精准判断针尖是否进入关节腔，因此，常需辅助放射性影像学检查对针尖位置进行最后定位。然而，也有研究显示骶髂关节周围注射治疗对骶髂关节源性下腰痛依然有治疗作用。

3. 骶角横（短）轴正中位扫查切面　将探头（通常选用线阵探头）自近端骶正中嵴横（短）轴正中位扫查切面（图4-11A，图4-12）向尾端滑动，直至"蝙蝠征"中"蝙蝠"两侧"翅膀"（髂骨翼）消失，仅留有高耸的骶正中嵴（犹如一座小山），获得远端骶正中嵴横（短）轴正中位扫查切面（图4-11C，图4-16），提示探头位置已接近骶骨尾端骶裂孔。进一步向尾端滑动探头（图4-11D），直至图像中骶正中嵴消失，并出现骶角、骶管裂孔及骶尾韧带（图4-17）。超声图像中骶角呈高回声骨性突起，2个骶角平行排列，组成U形图像；两骶角之间可见2层高回声带，浅层为骶尾浅韧带，深层为骶骨底的骨性表面；因图像整体酷似青蛙脸，故又称"青蛙征"。

> **>> 目标结构及临床应用**
> - 骶角：获得骶裂孔横（短）轴正中位扫查切面（图4-17）后可依据"青蛙征"精准定位骶裂孔的位置，之后可将超声探头纵向旋转90°角放置，获得骶裂孔正中位纵（长）轴扫查切面（图4-7）图像，便于超声实时引导下行经骶管硬膜外穿刺。

4. 尾骨角横（短）轴正中位扫查切面　将探头（通常选用线阵探头）自骶角横（短）轴正中位扫查切面（图4-11 D，图4-17）向尾端滑动（图4-11E），可见骶角消失，取而代之的是2个比骶角小的骨性突起，为尾骨角（图4-18）。尾骨角内侧与尾骨底之间有尾神经丛走行。创伤引起的骶、尾骨错位，常导致骶尾部疼痛，可通过尾神经丛阻滞对此进行诊治。

> **>> 目标结构及临床应用**
> - 尾骨角：该切面可用于行尾神经丛阻滞或疼痛相关治疗。通常采用自外侧向内侧进针平面内穿刺技术（图4-19），需行双侧阻滞。

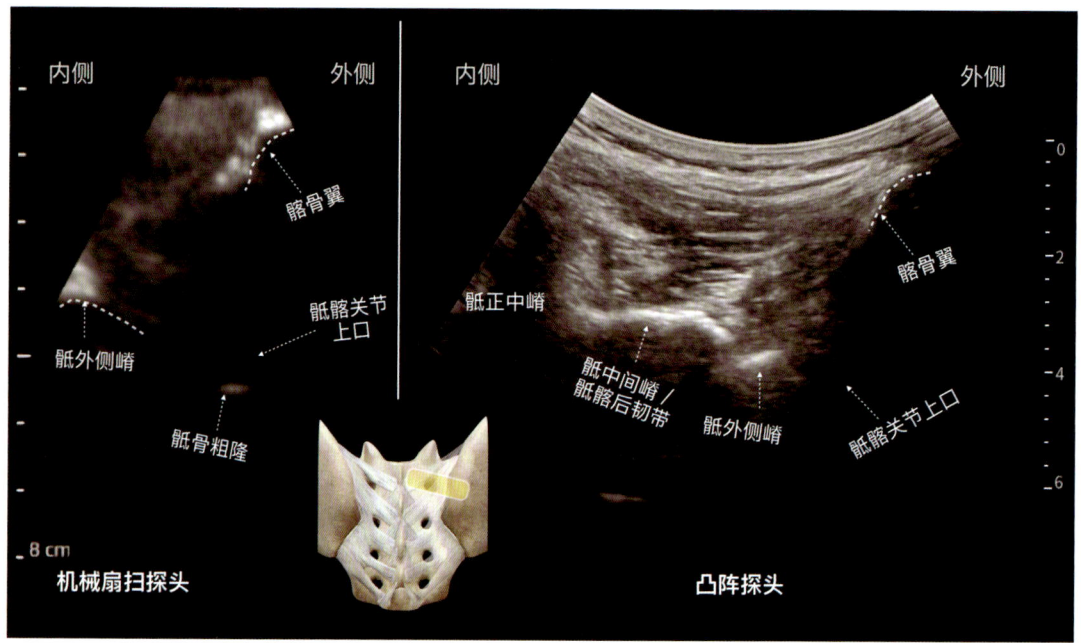

图4-14 骶髂关节上开口横(短)轴旁正中位扫查探头位置及超声成像

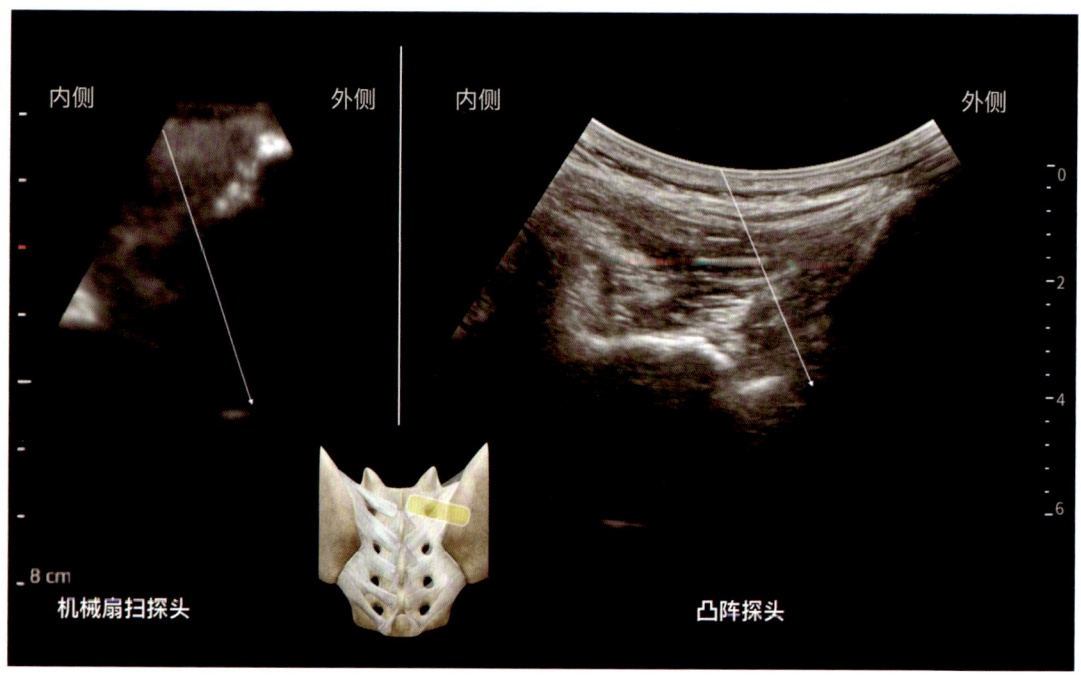

图4-15 利用骶髂关节上开口旁正中斜轴位扫查切面行骶髂关节穿刺的进针路径(白色箭头线)

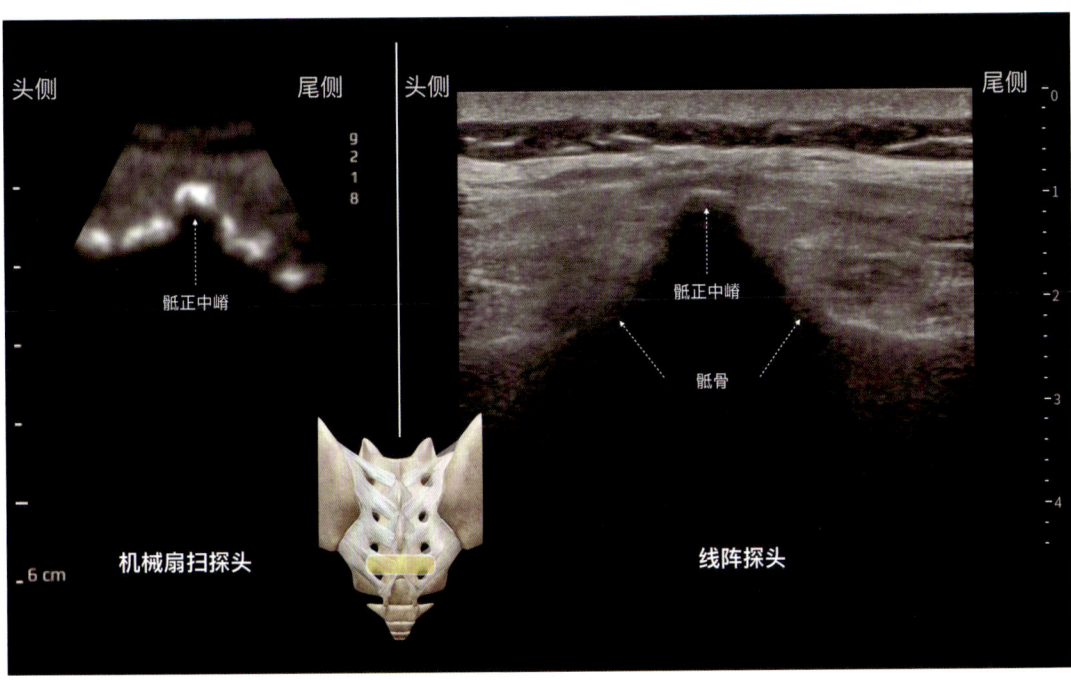

图4-16 远端骶正中嵴横（短）轴正中位扫查切面探头位置及超声成像

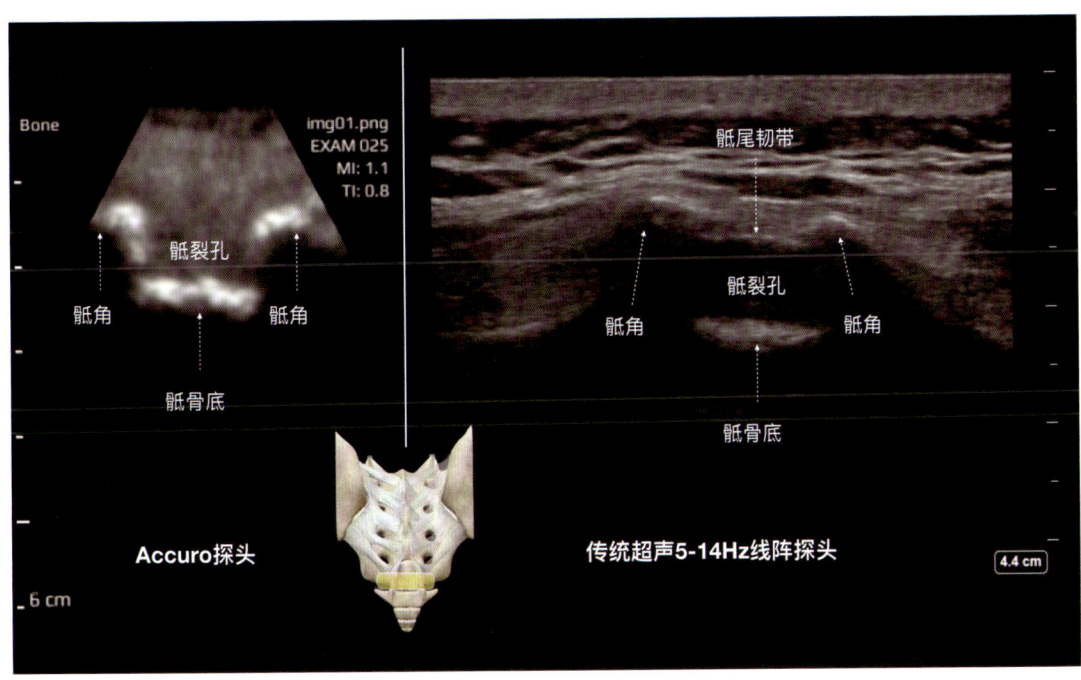

图4-17 骶角横（短）轴正中位扫查切面探头位置及超声成像

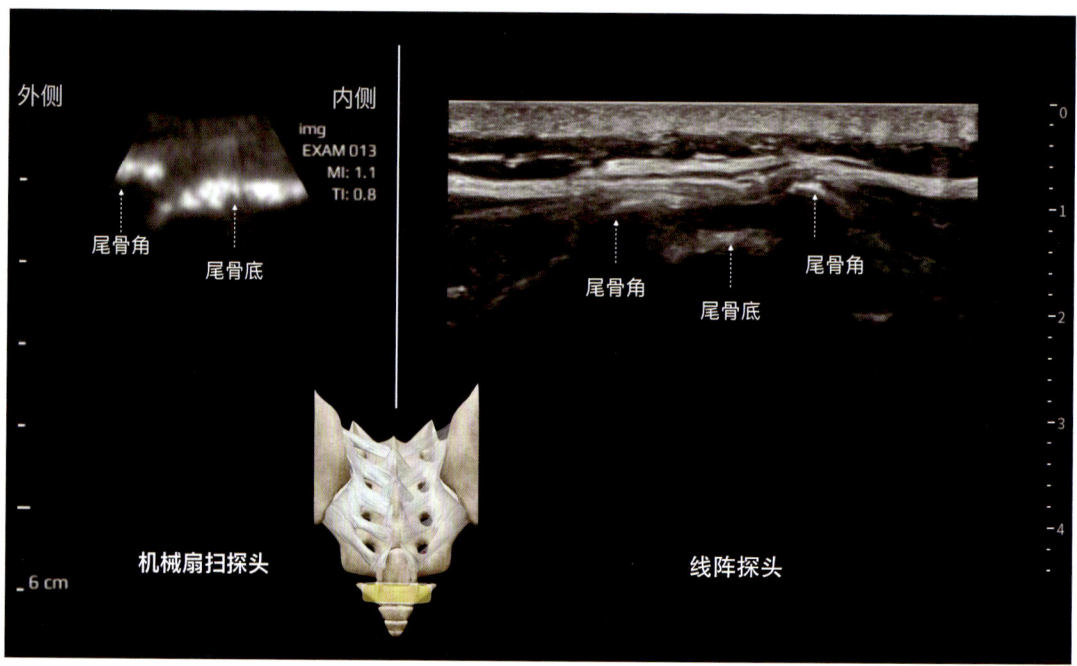

图4-18 尾骨角横（短）轴正中位扫查切面探头位置及超声成像

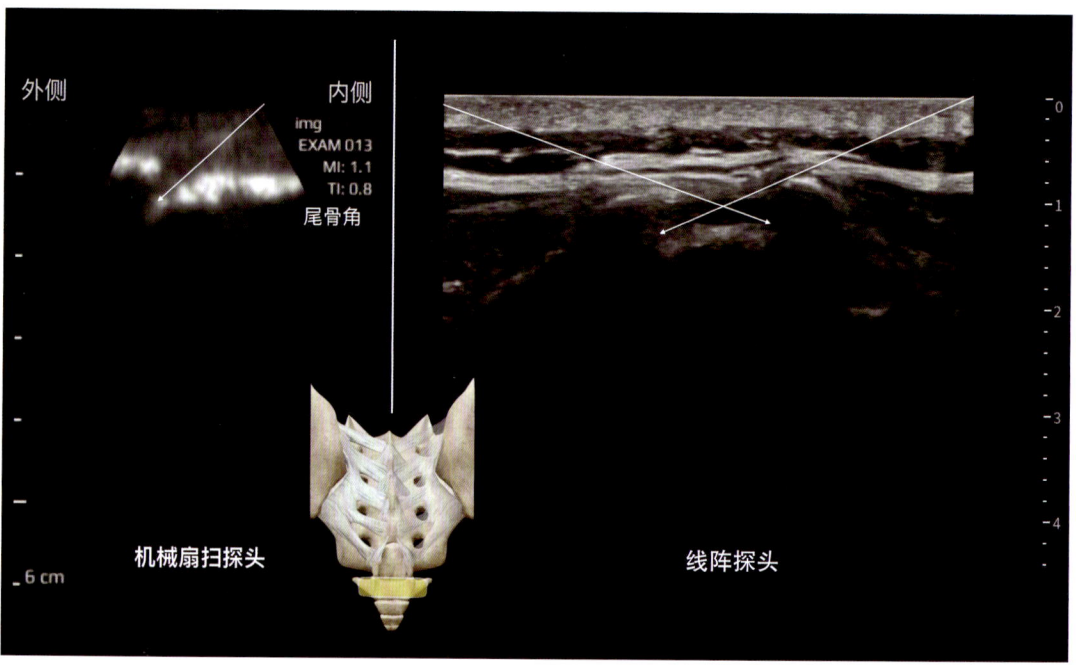

图4-19 利用尾骨角横（短）轴正中位扫查切面行尾骨神经阻滞或疼痛相关治疗的进针路径（白色箭头线）

5. 第4骶后孔横（短）轴旁正中位扫查切面 将探头自骶角横（短）轴正中位扫查切面（图4-11D，图4-17）向外侧平移，当探头位于旁正中位时再略向头端移动（图4-11F），直至图像中内侧出现一高回声骨线影，为骶尾下侧角，此时获得骶骨下侧角横（短）轴旁正中位扫查切面图像（图4-20）。将探头自骶骨下侧角继续向头端平移（图4-11G），当连续骶骨背侧高回声骨皮质间出现第1个可允许超声束穿过的骨性"裂隙"时，可定位该裂隙为第4骶裂孔，该切面为第4骶后孔横（短）轴旁正中位扫查切面（图4-21）。

>> 目标结构及临床应用

- 第4骶后孔：首先可利用第4骶后孔横（短）轴旁正中位扫查切面（图4-21）进一步定位头端S3、S2及S1骶后孔。此外，可利用该切面行平面外进针骶后孔穿刺（图4-22），阻滞S4骶神经根或行疼痛相关治疗。穿刺针自背侧进针，当针尖突破骶髂后韧带（有突破感）后，回抽无血、无脑脊液，可给予局部麻醉药，通过药液扩散阻滞骶神经根，这种阻滞方法类似于"腰椎旁阻滞"。如欲精准定位骶神经根，建议同时使用神经刺激器，针尖突破骶髂后韧带后继续缓慢进针，当诱发出臀部跳动感后，可确定针尖已接近骶神经根，可进一步行神经根阻滞或疼痛相关治疗。

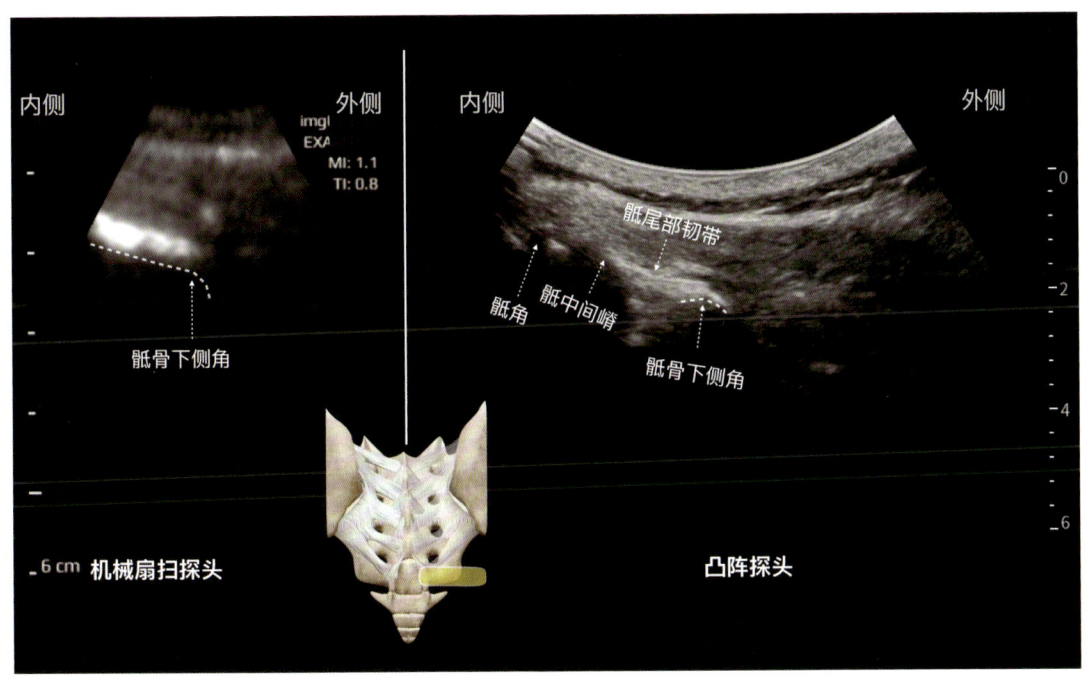

图4-20 骶骨下侧角横（短）轴旁正中位扫查探头位置及超声成像

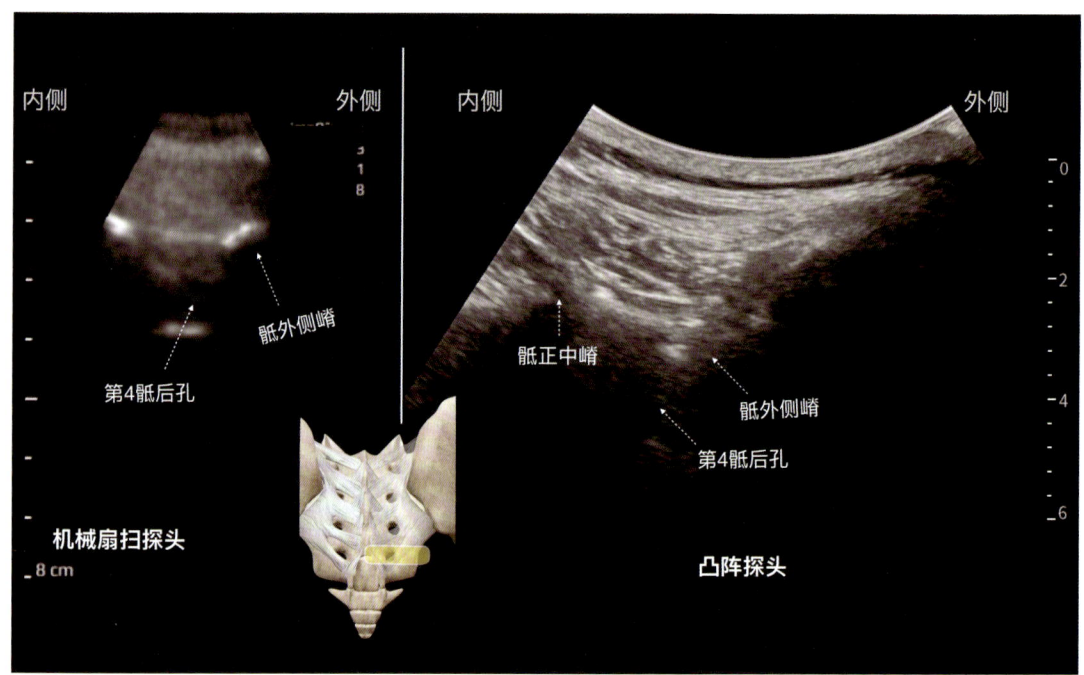

图4-21 第4骶后孔横（短）轴旁正中位扫查探头位置及超声成像

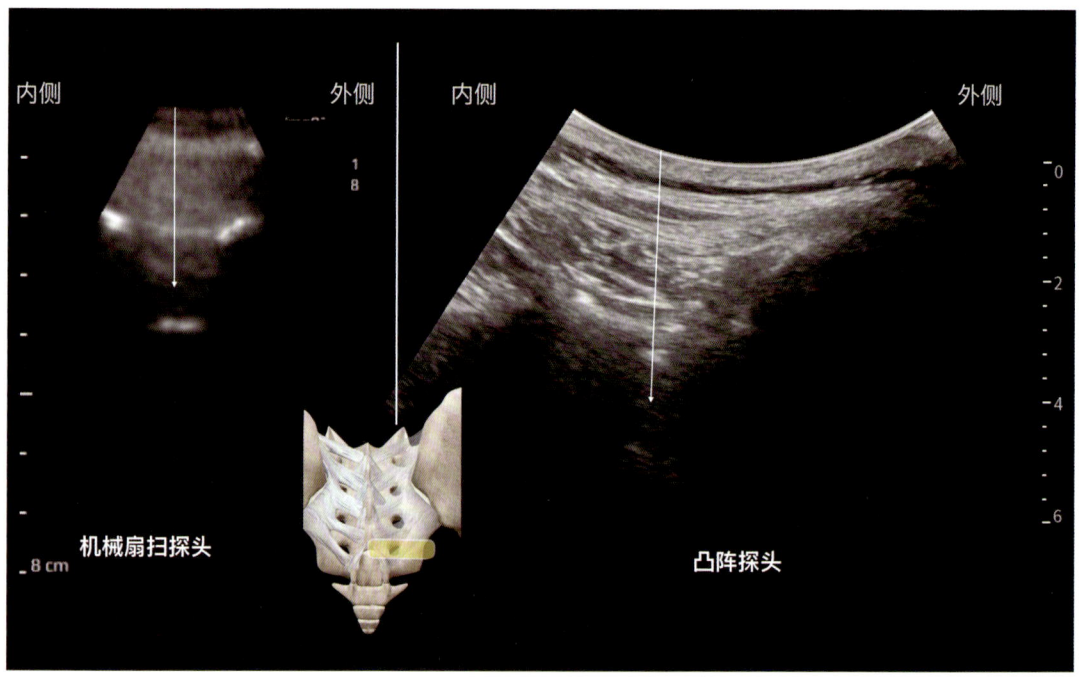

图4-22 利用第4骶后孔横（短）轴旁正中位扫查切面行第4骶后孔穿刺的进针路径（白色箭头线）

6. 第3骶后孔/骶髂关节下口横（短）轴旁正中位扫查切面　将探头自第4骶后孔横（短）轴旁正中位扫查切面（图4-11G，图4-21）向头侧平移，直至扫查到S3骶后孔（图4-11H、图4-23），外侧可见髂后下棘高回声骨面；适当旋转探头角度，令探头纵轴对向骶髂关节倾斜方向（便于穿刺进针）；骶骨外侧嵴与髂后下棘之间的骨性裂隙为骶髂关节下口（图4-23）。骶髂关节下口是骶髂关节腔距离体表相对最近的部位。

>> **目标结构及临床应用**

- S3骶后孔：可利用该切面行平面外进针S3骶后孔穿刺（图4-24，进针路径1），阻滞S3骶神经根或行疼痛相关治疗。穿刺针自背侧进针，当针尖突破骶髂后韧带（有突破感）后，回抽无血、无脑脊液，可给予局部麻醉药，通过药液扩散阻滞骶神经根，这种阻滞方法类似于"腰椎旁阻滞"。如欲精准定位骶神经根，建议同时使用神经刺激器，针尖突破骶髂后韧带后，继续缓慢进针，当诱发出臀部跳动感后，可确定针尖已接近骶神经根，可进一步行神经根阻滞或疼痛相关治疗。
- 骶髂关节下口：利用该切面行骶髂关节穿刺进针路径相对最短。采用自内侧向外侧进针平面内穿刺技术（图4-24，进针路径2），穿刺针穿过骨间韧带（可有突破感）后需进一步进针，当针尖触及骨质后略退针，回抽无血后，给予治疗药物。鉴于髂骨骨性声影的阻挡，仅依赖超声无法精准判断针尖是否进入关节腔，因此，常需辅助放射性影像学检查对针尖位置进行最后定位。然而，也有研究显示骶髂关节周围注射治疗对骶髂关节源性下腰痛依然有治疗作用。

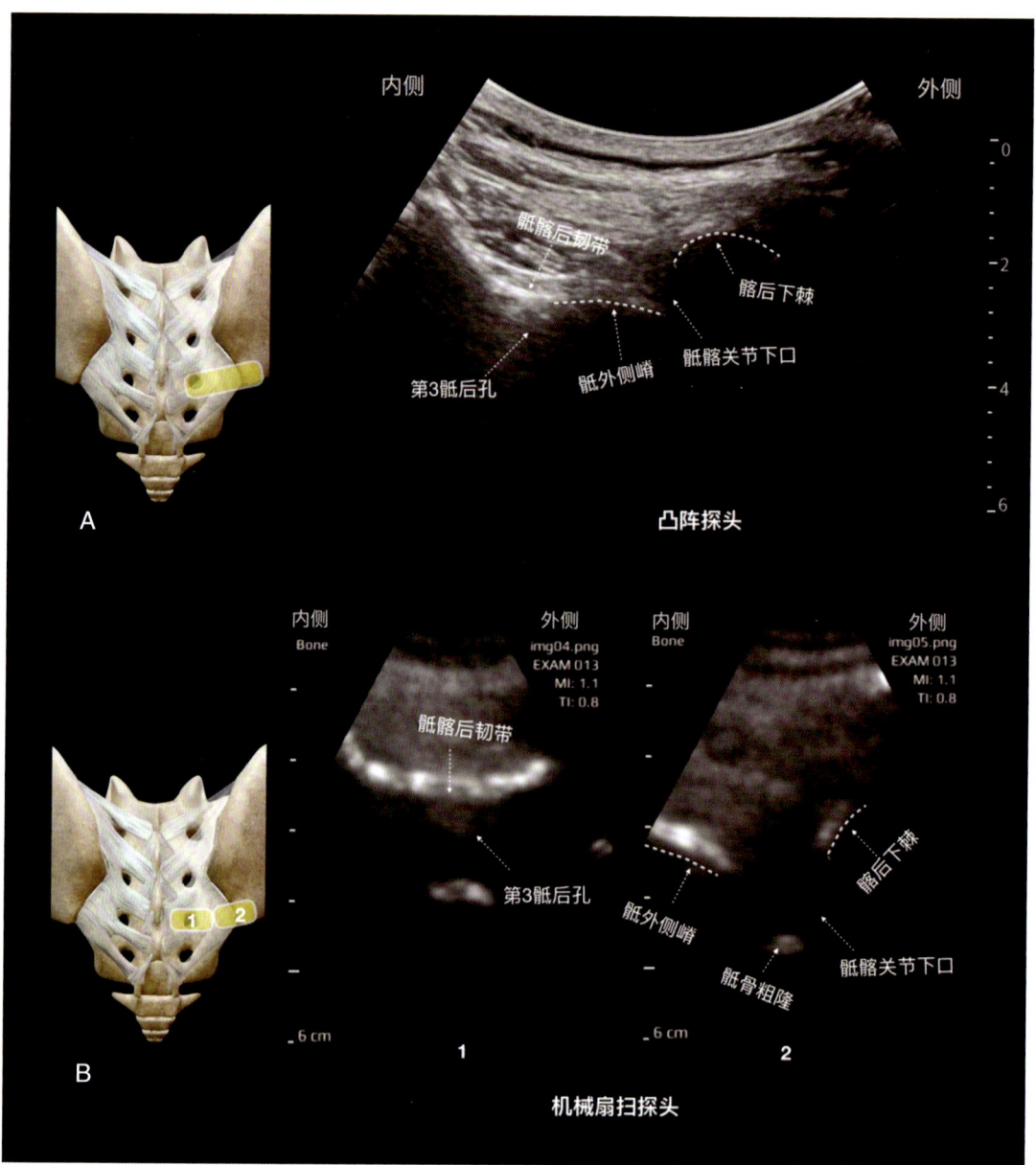

图4-23 第3骶后孔/骶髂关节下口旁正中斜轴位扫查探头位置及超声成像
A.凸阵探头位置及超声成像；B.机械扇扫探头位置及超声成像

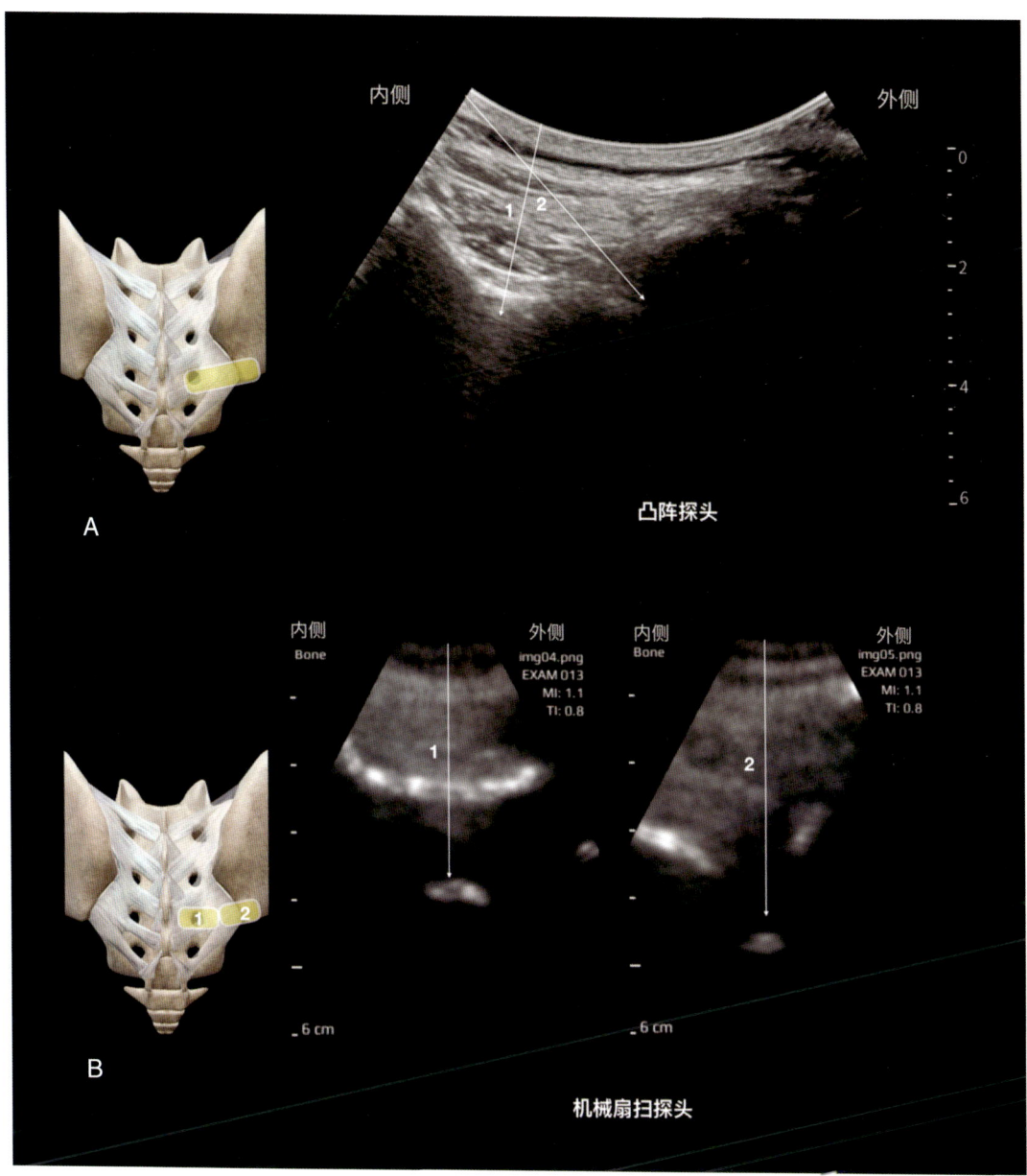

图4-24 利用第3骶后孔/骶髂关节下口旁正中斜轴位扫查切面行S3骶后孔穿刺的进针路径（白色箭头线1）及骶髂关节下口穿刺的进针路径（白色箭头线2）

A.凸阵探头位置及超声成像；B.机械扇扫探头位置及超声成像

第三节 临床应用扫查切面选择

在骶尾椎行阻滞或疼痛相关治疗时，各目标结构的临床常用扫查切面见表4-1。

表4-1 骶尾椎各目标结构的扫查切面选择

阻滞或疼痛相关治疗目标结构	扫查切面选择
S1骶后孔	关节突关节-S1骶后孔纵（长）轴扫查切面（图4-5） 近端骶正中嵴横（短）轴正中位扫查切面（图4-12）
S4骶后孔	第4骶后孔横（短）轴旁正中位扫查切面（图4-21）
S3骶后孔	第3骶后孔/骶髂关节下口横（短）轴旁正中位扫查切面（图4-23）
骶裂孔（骶管阻滞）	骶裂孔正中位纵（长）轴扫查切面（图4-7）
尾骨角（尾神经丛）	尾骨角横（短）轴正中位扫查切面（图4-18）
骶尾关节（奇神经节）	骶尾关节-第1尾骨关节正中位纵（长）轴扫查切面（图4-9）
骶髂关节上开口	骶髂关节上开口横（短）轴旁正中位扫查切面（图4-14）
骶髂关节下开口	第3骶后孔/骶髂关节下口横（短）轴旁正中位扫查切面（图4-23）

参考文献

[1] Narouze S, Samer N.Atlas of ultrasound-guided procedures in Interventional pain management.Springer New York, 2011.

[2] Waldman, Steven D.Comprehensive atlas of ultrasound-guided pain management injection techniques (1st).Wolter Kluwer, 2014.

[3] Karmakar MK, Manoj K.Musculoskeletal ultrasound for regional anaesthesia and pain medicine (2nd ed). CU Medicine Hong Kong, 2016.

[4] Chang KV, Wu WT, Özçakar L.Ultrasound-Guided Interventions of the Cervical Spine and Nerves.Phys Med Rehabil Clin N Am, 2018, 29(1): 93-103.

[5] Won SJ, Lee UY, Cho SU, et al.Feasibility of Ultrasound Guided Atlanto-occipital Joint Injection.Ann Rehabil Med, 2012, 36(5): 627-632.

[6] Galiano K, Obwegeser AA, Bodner G, et al.Ultrasound-guided periradicular injections in the middle to lower cervical spine: an imaging study of a new approach.Reg Anesth Pain Med, 2005, 30(4): 391-396.

[7] Finlayson RJ, Gupta G, Alhujairi M, et al.Cervical medial branch block: a novel technique using ultrasound guidance.Reg Anesth Pain Med, 2012, 37(2): 219-223.

[8] Narouze S.Ultrasound-guided stellate ganglion block: safety and efficacy.Curr Pain Headache Rep, 2014, 18(6): 424.

[9] Li J, Yin Y, Ye L, et al.Pulsed radiofrequency of C2 dorsal root ganglion under ultrasound guidance for chronic migraine: a case report.J Pain Res, 2018, 11: 1915-1919.

[10] Pingree MJ, Sole JS, O'Brien TG, et al.Clinical Efficacy of an Ultrasound-Guided Greater Occipital Nerve Block at the Level of C2.Reg Anesth Pain Med, 2017, 42(1): 99-104.

[11] Kariya K, Usui Y, Higashi N, et al.Anatomical basis for simultaneous block of greater and third occipital nerves, with an ultrasound-guided technique.SJ Anesth, 2018, 32(4): 483-492.

[12] Fadayomi O, Kendall MC, Nader A.Ultrasound-Guided Pulsed Radiofrequency of C2 Dorsal Root Ganglion as Adjuvant Treatment for Chronic Headache Disorders: A Case Report.A A Pract, 2019, 12(11): 396-398.

[13] Vanderhoek MD, Hoang HT, Goff B, et al.Ultrasound-guided greater occipital nerve blocks and pulsed radiofrequency ablation for diagnosis and treatment of occipital neuralgia.Anesth Pain Med, 2013, 3(2): 256-259.

[14] Jee H, Lee JH, Kim J, et al.Ultrasound-guided selective nerve root block versus fluoroscopy-guided transforaminal block for the treatment of radicular pain in the lower cervical spine: a randomized, blinded, controlled study.Skeletal Radiol, 2013, 42(1): 69-78.

[15] Loizides A, Obernauer J, Peer S, et al.Ultrasound-guided injections in the middle and lower cervical spine.Med Ultrason, 2012, 14(3): 235-238.

[16] Chang KV, Wu WT, Özçakar L.Ultrasound-Guided C7 Cervical Medial Branch Block Using the In-Plane Approach.Am J Phys Med Rehabil, 2017, 96(9): e164.

[17] Salman A, Arzola C, Tharmaratnam U, et al.Ultrasound imaging of the thoracic spine in paramedian sagittal oblique plane: the correlation between estimated and actual depth to the epidural space.Reg

Anesth Pain Med, 2011, 36 (6): 542-547.

[18] Stulc SM, Hurdle MF, Pingree MJ, et al.Ultrasound-guided thoracic facet injections: description of a technique.J Ultrasound Med, 2011, 30 (3): 357-362.

[19] Karmakar MK, Li JW, Kwok WH.Ultrasound-guided lumbar plexus block using a transverse scan through the lumbar intertransverse space: a prospective case series.Reg Anesth Pain Med, 2015, 40 (1): 75-81.

[20] Nielsen MV, Bendtsen TF, Børglum J.Superiority of ultrasound-guided Shamrock lumbar plexus block. Minerva Anestesiol, 2018, 4 (1): 115-121.

[21] Ryu JH, Lee CS, Kim YC, et al.Ultrasound-Assisted Versus Fluoroscopic-Guided Lumbar Sympathetic Ganglion Block: A Prospective and Randomized Study.Anesth Analg, 2018, 126 (4): 1362-1368.

[22] Chin KJ, Perlas A.Ultrasonography of the lumbar spine for neuraxial and lumbar plexus blocks.Curr Opin Anaesthesiol, 2011, 24 (5): 567-572.

[23] Sato M, Simizu S, Kadota R, et al.Ultrasound and nerve stimulation-guided L5 nerve root block.Spine (Phila Pa 1976), 2009, 34 (24): 2669-2673.

[24] Sato M, Mikawa Y, Matuda A.Ultrasound and electrical nerve stimulation-guided S1 nerve root block.J Anesth, 2013, 27 (5): 775-777.

[25] Bendtsen TF, Pedersen EM, Haroutounian S, et al.The suprasacral parallel shift vs lumbar plexus blockade with ultrasound guidance in healthy volunteers——a randomised controlled trial.Anaesthesia, 2014, 69 (11): 1227-1240.

[26] Cha YD, Choi JK, Yang CW, et al.Relationship between first dorsal sacral foramen and lumbar facet joint connecting line in South Korea populations: Retrospective study.Medicine (Baltimore), 2017, 96 (29): e7544.

[27] Klauser A, De Zordo T, Feuchtner G, et al.Feasibility of ultrasound-guided sacroiliac joint injection considering sonoanatomic landmarks at two different levels in cadavers and patients.Arthritis Rheum, 2008, 59 (11): 1618-1624.

[28] Perry JM, Colberg RE, Dault SL, et al.A Cadaveric Study Assessing the Accuracy of Ultrasound-Guided Sacroiliac Joint Injections.PM R, 2016, 8 (12): 1168-1172.

[29] Yoon KB, Kim SH, Park SJ, et al.Clinical Effectiveness of Ultrasound-guided Costotransverse Joint Injection in Thoracic Back Pain Patients.Korean J Pain, 2016, 29 (3): 197-201.

[30] Chen CP, Lew HL, Tsai WC, et al.Ultrasound-guided injection techniques for the low back and hip joint.Am J Phys Med Rehabil, 2011, 90 (10): 860-867.

[31] Greher M, Moriggl B, Peng PW, et al.Ultrasound-Guided Approach for L5 Dorsal Ramus Block and Fluoroscopic Evaluation in Unpreselected Cadavers.Reg Anesth Pain Med, 2015, 40 (6): 713-717.

[32] Chi M, Chen AS.Ultrasound for Lumbar Spinal Procedures.Phys Med Rehabil Clin N Am, 2018, 29 (1): 49-60.

[33] Hurdle MF.Ultrasound-Guided Spinal Procedures for Pain: A Review.Phys Med Rehabil Clin N Am, 2016, 27 (3): 673-686.

[34] Loizides A, Peer S, Plaikner M, et al.Ultrasound-guided injections in the lumbar spine.Med Ultrason, 2011, 13 (1): 54-58.

[35] Hoydonckx Y, Peng P.Echo-guided invasive pain therapy: indications and limitations.Curr Opin Anaesthesiol, 2018, 31 (6): 739-748.

学习培训及学分申请办法

一、《国家级继续医学教育项目教材》经国家卫生和计划生育委员会（现更名为国家卫生健康委员会）科教司、全国继续医学教育委员会批准，由全国继续医学教育委员会、中华医学会联合主办，中华医学电子音像出版社编辑出版，面向全国医学领域不同学科、不同专业的临床医生，专门用于继续医学教育培训。

二、学员学习教材后，在规定时间（自出版日期起 1 年）内可向本教材编委会申请继续医学教育 Ⅱ 类学分证书，具体办法如下：

方法一：PC 激活

1. 访问"中华医学教育在线"网站 cmeonline.cma-cmc.com.cn，注册、登录。
2. 点击首页右侧"图书答题"按钮，或个人中心"线下图书"按钮。
3. 刮开本书封底防伪标涂层，输入序号激活图书。
4. 在个人中心"我的课程"栏目下，找到本书，按步骤进行考核，成绩必须合格才能申请证书。
5. 在"我的课程"－"已经完成"，或"申请证书"栏目下，申请证书。

方法二：手机激活

1. 微信扫描二维码 关注"中华医学教育在线"官方微信并注册。
2. 点开个人中心"图书激活"，刮开本书封底防伪标涂层，输入序号激活图书。
3. 在个人中心"我的课程"栏目下，找到本书，按步骤进行考核，成绩必须合格才能申请证书。
4. 登录 PC 端网站，在"我的课程"－"已经完成"，或"申请证书"栏目下，申请证书。

三、证书查询

在 PC 端首页右上方帮助中心"查询证书"中输入姓名和课程名称进行查询。

《国家级继续医学教育项目教材》编委会